临床麻醉病例精粹

the Essence of Clinical Cases in Anesthesia

(第2版)

主 编 张 欢

北京大学医学出版社

LINCHUANG MAZUI BINGLI JINGCUI

图书在版编目（CIP）数据

临床麻醉病例精粹／张欢主编. —北京：北京大学医学出版社，2014.9
 ISBN 978-7-5659-0899-6

Ⅰ. ①临… Ⅱ. ①张… Ⅲ. ①麻醉学—病案 Ⅳ. ①R614

中国版本图书馆 CIP 数据核字（2014）第 161213 号

临床麻醉病例精粹（第 2 版）

主　　编：张　欢
出版发行：北京大学医学出版社
地　　址：（100191）北京市海淀区学院路 38 号　北京大学医学部院内
电　　话：发行部 010-82802230；图书邮购 010-82802495
网　　址：http：//www.pumpress.com.cn
E - mail：booksale@bjmu.edu.cn
印　　刷：北京佳信达欣艺术印刷有限公司
经　　销：新华书店
责任编辑：王智敏　　责任校对：金彤文　　责任印制：罗德刚
开　　本：889mm×1194mm　1/24　印张：15.75　插页：4　字数：424 千字
版　　次：2014 年 9 月第 2 版　2014 年 9 月第 1 次印刷
书　　号：ISBN 978-7-5659-0899-6
定　　价：59.00 元

版权所有，违者必究

（凡属质量问题请与本社发行部联系退换）

编写人员

（按姓氏笔画排序）

于 玲	于 瑶	马瑞云	王 广	王 倩
王 莹	王晓丹	冯 艺	乔 青	关 烁
刘怡昭	吉晓琳	孙宏伟	安海燕	许军军
闫红珊	张 红	张 欢	张 明	张 洁
张熙哲	李 君	杨拔贤	辛 玲	周 一
周燕艳	金荒漠	姚 兰	姜 燕	姜俪凡
姜陆洋	祝 娟	赵 东	郭 环	高 岚
海 艇	黄作本	梁汉生	彭 云	谢立刚
潘 芳	鞠 辉			

2 版前言

人类医学的发展，个人医术的提高离不开总结和归纳。在每个临床医生的成长过程中，都曾经经历过令人难以忘怀的病例，每当回想起来或感自豪，或留遗憾。对这些病例及时加以总结，无论对于自身成长和经验积累，还是同行交流引以为鉴，其重要性不言而喻。正是由于这一原因，无论是杂志中的病例报道，还是历次会议中的临床病例讨论，都始终是最吸引临床医生的内容之一。一份完整翔实的病例分析，令人仿如真实地参与其中，或为同行的精湛技艺拍手叫绝，发出"人外有人，天外有天"的感叹；或为他人在诊疗过程中所付出的沉痛代价扼腕痛惜，引以为戒。在对病例的深入剖析中，既可以增强对疾病病理生理变化的认知，加深对治疗原则的理解，也能以最生动的形式加以借鉴和反思。

北京大学人民医院是一所有着近百年历史的大型三甲综合性医院，年均手术量26000余例。临床麻醉特点为手术科室齐全，病种包罗万象，复杂重症患者所占比例高。本书所收集的69个病例选自近年来我院麻醉科临床实践中的真实案例，均由亲身经历临床全过程的麻醉医生完成撰写。病例资料内容丰富，讨论分析过程既结合患者疾病的病理生理特点，又融入了此类患者麻醉处理的原则及个人的临床经验或教训，旨在为奋战在临床一线的麻醉医生尤其是青年医生提供借鉴。

《临床麻醉病例精粹》第1版出版后，受到来自业内前辈、专家和同道的广大读者好评，在不到2年的时间里全部售罄，这既是对我们前期工作的巨大肯定，也是对所有编者的鼓舞和鞭策。在第1版的基础上，第2版新增了18个病例，涉及心脏外科、血管外科、胸外科、普通外科、泌尿外科、骨科、产科及儿科等多个专科病种，并延续原来的写作体例和风格,力求实用。

　　作为本书的主编,我衷心感谢曾给予过帮助的各位前辈和同道,也特别感谢北京大学人民医院麻醉科的同事在繁重的临床工作之余,搜集相关资料认真撰写所付出的辛勤劳动,同时还要感谢北京大学医学出版社编辑的支持。在今后的临床工作中,我们将继续收集、提炼、整理有代表性的病例,与同行交流,共同提高。恳请广大麻醉医生批评指正。

张　欢
2014 年 8 月于北京

本书常用缩略语

英文缩写	中文名称
ASO	大动脉调转手术
ABP	动脉血压
ACT	活化凝血时间
BNP	B型钠尿肽
BE	碱过剩
BP	血压
CTA	CT血管造影
CDFI	彩色多普勒血流显像
CK-MB	肌酸激酶同工酶
CPAP	连续气道正压通气
CPB	心肺转流术
CO	心排血量
CVP	中心静脉压
D-dimer	D-二聚体
ECG	心电图
$ETCO_2$	潮气末端二氧化碳
FEV_1	第一秒用力呼气量
FVC	功能残气量
HR	心率
HB	血红蛋白
HCT	血细胞比容

IABP	主动脉内球囊反搏
Lac	血清乳酸
LAP	左心房压
LVEF	左心室射血分数
LVEDV	左心室舒张末期容积
LVEDP	左心室舒张末压
MYO	肌红蛋白
MAP	平均动脉压
NIBP	无创血压
NO	一氧化氮
$PaCO_2$	动脉血二氧化碳分压
PaO_2	动脉血氧分压
PAWP	肺动脉楔压
PAP	肺动脉压
PVOD	肺血管梗阻性疾病
PVR	肺血管阻力
RBC	红细胞
RR	呼吸频率
$PetCO_2$	呼气末二氧化碳分压
PEEP	呼气末正压通气
PT	凝血酶原时间
PLT	血小板
SpO_2	动脉血氧饱和度
SV	每搏输出量
SVR	全身血管阻力
TnI	肌钙蛋白
TEE	经食管超声心动图
VSD	室间隔缺损

目　　录

第一部分　心脏外科和血管外科 ……………………………………………… 1
　病例 1　急性心肌梗死患者行非体外循环冠状动脉旁路移植术 …………… 3
　病例 2　主动脉内球囊反搏辅助下行非体外循环冠状动脉旁路移植术 …… 8
　病例 3　二尖瓣狭窄 …………………………………………………………… 13
　病例 4　二尖瓣关闭不全 ……………………………………………………… 18
　病例 5　主动脉瓣狭窄 ………………………………………………………… 23
　病例 6　主动脉瓣关闭不全 …………………………………………………… 28
　病例 7　重症联合瓣膜性心脏病 ……………………………………………… 32
　病例 8　左心房巨大黏液瘤 …………………………………………………… 36
　病例 9　先心病室间隔缺损 …………………………………………………… 41
　病例 10　先心病肺动脉狭窄 …………………………………………………… 46
　病例 11　先心病大动脉转位 …………………………………………………… 51
　病例 12　先心病右心室双出口 ………………………………………………… 56
　病例 13　先心病合并肺动脉高压 ……………………………………………… 62
　病例 14　先心病主动脉狭窄 …………………………………………………… 67
　病例 15　先心病法洛四联症 …………………………………………………… 72
　病例 16　颈动脉内膜剥脱术 …………………………………………………… 78
　病例 17　主动脉夹层动脉瘤手术的麻醉 ……………………………………… 83
　病例 18　巴德-吉亚利综合征 ………………………………………………… 89
　病例 19　下腔静脉-右心室巨大肿物手术的麻醉 …………………………… 93
　病例 20　急性心脏压塞 ………………………………………………………… 98
　病例 21　更换起搏器手术患者的麻醉 ………………………………………… 103
　病例 22　经食管超声心动图（TEE）在心脏手术中的应用（一）………… 107
　病例 23　经食管超声心动图（TEE）在心脏手术中的应用（二）………… 111

第二部分　胸外科 …… 117

- 病例 24　开胸肺叶切除术术中低氧血症 …… 119
- 病例 25　支气管封堵管的非常规使用 …… 125
- 病例 26　颈部电视纵隔镜淋巴结活检术 …… 129
- 病例 27　无痛超声支气管镜检查患者的麻醉 …… 133
- 病例 28　气管隆嵴手术气道重建 …… 138
- 病例 29　硬质气管镜下气管（支气管）内肿瘤切除术 …… 141
- 病例 30　长 Q-T 综合征 …… 146
- 病例 31　重症肌无力 …… 151
- 病例 32　心包内全肺切除术后心脏疝 …… 156
- 病例 33　巨大纵隔肿物的麻醉管理 …… 162

第三部分　神经外科 …… 171

- 病例 34　颅内动脉瘤术中控制性降压 …… 173

第四部分　普通外科和泌尿外科 …… 177

- 病例 35　二次肝移植术中门静脉开放后心搏骤停抢救成功 …… 179
- 病例 36　慢性肾衰竭长期透析 …… 184
- 病例 37　腹腔镜肾手术相关并发症 …… 189
- 病例 38　脓毒性休克 …… 194

第五部分　代谢及内分泌 …… 199

- 病例 39　过度肥胖患者的麻醉 …… 201
- 病例 40　嗜铬细胞瘤切除术 …… 207

第六部分　骨科 …… 215

- 病例 41　骨科肿瘤手术大量出血 …… 217
- 病例 42　老年患者骨折复位内固定术中发生肺栓塞 …… 221
- 病例 43　过氧化氢冲洗骨髓腔致肺氧气栓塞 …… 226

第七部分　困难气道 …… 231

- 病例 44　甲状腺切除术后出血致呼吸道梗阻 …… 233
- 病例 45　强直性脊柱炎困难气道 …… 236

第八部分　产科 …… 239

- 病例 46　产科相关外周神经并发症 …… 241
- 病例 47　妊娠期高血压疾病子痫前期 …… 245

病例 48	妊娠合并血小板减少	250
病例 49	合并自身免疫性疾病产妇剖宫产手术的麻醉	255
病例 50	产科高危合并症（妊娠急性脂肪肝）的麻醉	261
病例 51	轻比重腰麻在老年骨科手术和剖宫产手术中的临床应用	268

第九部分　麻醉并发症　273

病例 52	术中严重过敏反应	275
病例 53	输血引发的严重过敏反应	281
病例 54	支气管痉挛	286
病例 55	环枸关节脱位	291
病例 56	区域阻滞麻醉与围术期抗凝药的使用	295
病例 57	肺栓塞	300
病例 58	中心静脉穿刺误入锁骨下动脉	303
病例 59	饱胃外伤患者行全身麻醉	307
病例 60	术中低体温	310
病例 61	先天性喉软骨发育不全早产儿的麻醉	314
病例 62	阿片类药物依赖患者的术后急性疼痛治疗	317

第十部分　电解质紊乱及酸碱平衡失常　321

病例 63	电解质紊乱	323
病例 64	酸碱平衡失常	328

第十一部分　心脏病患者非心脏手术　335

病例 65	合并多种系统疾病高龄患者的下肢神经阻滞	337
病例 66	术中快速心房颤动	341
病例 67	合并扩张型心肌病患者行胃癌根治术	345
病例 68	安置永久性起搏器患者行肺叶切除术	350

第十二部分　无痛检查手术　355

病例 69	无痛胃肠镜患者的麻醉	357

第一部分

心脏外科和血管外科

病 例 1

急性心肌梗死患者行非体外循环冠状动脉旁路移植术

安海燕,杨拔贤

病例介绍

患者,男性,59岁,体重50 kg,1天前走路时出现心绞痛,持续1小时,含服丹参片后症状减轻,到我院门诊就诊行心电图检查示"$V_1 \sim V_3$呈rS型,r波上升不良,ST-T改变",为进一步治疗收入我院。既往否认其他系统疾患,无手术史,无过敏史。吸烟30年,20支/日。入院查体:血压(BP) 85/60 mmHg,心率(HR) 72次/分,律齐,心音弱,各瓣膜听诊区未闻及病理性杂音。余无阳性体征。入院即刻查心肌梗死三项示:肌酸激酶同工酶(CK-MB) 45.3 ng/ml,肌红蛋白(MYO) 186 ng/ml,肌钙蛋白(TnI) 2.51 ng/ml。心脏超声结果:左心室射血分数(LVEF)为60%。入院诊断为急性前壁心肌梗死,心功能Ⅰ级(Killip分级)。入院后给予阿司匹林、氯吡格雷(商品名:波立维)、低分子肝素皮下注射抗凝等治疗后患者胸痛未见明显缓解。急诊行冠状动脉造影:左主干90%狭窄,前降支95%狭窄,回旋支90%狭窄。患者有心脏外科手术指征,急诊行冠状动脉旁路移植术。患者入手术室前给予东莨菪碱0.3 mg、吗啡5 mg肌内注射,硝酸甘油0.3 μg/(kg·min)带入手术室,入室BP 90/55 mmHg,HR 70次/

分,动脉血氧饱和度(SpO_2)98%。开放静脉,静脉给予咪达唑仑 2 mg,经左侧桡动脉放置动脉导管直接测压,补充羟乙基淀粉 130/0.4 氯化钠注射液(商品名:万汶)200 ml 后行诱导插管,诱导用药总量为依托咪酯 20 mg,芬太尼 0.3 mg,哌库溴铵 5 mg,历时 8 分钟,这当中血压曾降至 75/45 mmHg,经静脉给予去氧肾上腺素 50 μg,气管插管顺利,无心血管反应。随后经右侧颈内静脉置入漂浮导管,中心静脉压(CVP)10 mmHg,肺动脉楔压(PAWP)11 mmHg。查血气:pH 7.42,动脉血二氧化碳分压($PaCO_2$)37 mmHg,动脉血氧分压(PaO_2)356 mmHg,血细胞比容(HCT)31%,碱过剩(BE)0.5 mmol/L,K^+ 3.5 mmol/L。麻醉采用芬太尼+丙泊酚+异氟烷维持。分别于切皮、劈胸骨时追加芬太尼,芬太尼总量为 0.8 mg。心排血量(CO)初始值为 2.5 L/min,血压波动在 85～90/45～55 mmHg,遂给予多巴胺 3 μg/(kg·min)泵入,搬动心脏时血压轻度下降,未予处理,可迅速恢复,术中调整多巴胺用量,逐步升至 6 μg/(kg·min),血压维持平稳,波动在 85～100/50～60 mmHg。冠状动脉旁路移植术完成后患者 CO 升至 5.6 L/min,术中实入液体 2000 ml,出血 200 ml,尿量 600 ml,术中 CVP 波动于 6～10 mmHg,体温波动于 36.0～36.5℃,术毕患者安返重症监护病房。

病理生理特点

冠状动脉突然发生阻塞,局部心肌由于血供中断而发生缺血坏死。左冠状动脉前降支阻塞最常见,主要产生前壁、心室间隔前部及部分侧壁的心肌梗死,这与该患者冠状动脉造影结果相符合。急性心肌梗死因心肌严重缺血坏死,可出现四种异常形式的心肌收缩运动,包括非同步收缩运动、运动功能减退、不能运动、反常运动,常常导致左心室功能不全、心肌功能下降。而非梗死区心肌运动则通过 Frank-Starling 机制和血循环中儿茶酚胺类物质的增加而代偿性增强，即呈高动力性收缩状态。

当心肌梗死面积较大时，左心室功能抑制明显，每搏输出量降低，左心室充盈压升高。此时，膜电位明显降低，促使出现慢反应动作电位。慢反应的自律活动随膜电位减小而不断增高。心脏内的潜在起搏点可由于这种特殊自律活动而形成异位节律，常见为室性期前收缩（也称"早搏"）。此外缺血区心肌细胞缺血性损害程度不一致，造成复极化的速度不均匀或有部分极化状态存在，易引起折返性室性心动过速。若同时合并房室传导阻滞、二尖瓣关闭不全，则血流动力学更趋恶化。但如果心肌梗死不严重，正常心肌可以代偿以维持左心室功能。

麻醉管理特点及经验教训

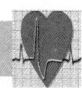

随着心肌保护及外科技术的进步，近年来的观点认为，对于确诊为急性心肌梗死的患者，在无法实施经皮腔内冠状动脉成形术（PTCA）时，应考虑施行冠状动脉旁路移植术。因为早期重建冠状动脉血运可缩小心肌梗死范围，保护局部及整体的心肌功能，提高患者的生存率，但由于急性心肌梗死的病理生理改变，使麻醉处理难度大、风险高。

急性心肌梗死患者行冠状动脉旁路移植术的麻醉管理原则为：维持心肌的氧供需平衡，预防心肌缺血，保护心脏功能。但冠状动脉粥样硬化性心脏病（简称"冠心病"）患者的冠状动脉储备能力差，难以通过增加冠状动脉血流来弥补心肌氧耗增加，因此，维持氧供需平衡的重点在于降低心肌氧耗，这是手术成功和降低早期死亡率的关键。具体做法是：①控制心率（<70次/分）：首先要维持足够的麻醉深度，其次应用血管活性药物，最常用的是艾司洛尔，但要注意此类患者药物的耐受力低，应用时要防止心功能恶化。②维持血压稳定：足够的灌注压对维持侧支循环和狭窄远端的心肌灌注至关重要，因此必须维持有效的灌注压；同时应用硝酸甘油以增加冠状动脉血流。

冠心病患者应给予术前用药，防止出现患者因手术紧张，导致心率、血压升高的情况。该患者术前心功能较好，术前用药选择东莨菪碱 0.3 mg、吗啡 5 mg，使其进入手术室时处于镇静状态。但患者处在心肌梗死的亚急性期，药物耐受性差，因此未应用咪达唑仑。

心功能较好的冠心病患者诱导期最常用的阿片类药物仍然是芬太尼，剂量为 10～20 μg/kg。丙泊酚和咪达唑仑对循环都有不同程度的抑制作用，而依托咪酯的心脏抑制作用轻微，临床广泛应用于冠心病患者的麻醉诱导。肌松药可以选择维库溴铵或者哌库溴铵。麻醉诱导必须达到足够的深度以抑制插管应激反应，同时尽量避免对循环功能的过度抑制。该患者入手术室后给予咪达唑仑 2 mg，在进一步镇静的前提下，桡动脉穿刺置管。考虑患者处于心肌梗死的亚急性期，我们减小芬太尼用量，但增加了镇静药物的用量，选择依托咪酯（0.4 mg/kg）＋芬太尼（6 μg/kg）＋哌库溴铵（0.1 mg/kg）进行麻醉诱导，诱导期在给予依托咪酯 6 mg＋芬太尼 0.2 mg 时出现血压下降，给予去氧肾上腺素，纠正血压，气管插管顺利，无心血管反应。注意诱导期要缓慢、间断给药。

冠心病患者的麻醉维持要力求血流动力学平稳，在切皮和劈胸骨等刺激大的手术步骤前应加深麻醉。如果术后不考虑早期拔除气管插管，术中可以采用中、大剂量芬太尼复合低浓度吸入麻醉。如果患者心功能较好，希望早期拔管，可以选择小、中剂量芬太尼复合丙泊酚静脉输注及低浓度吸入麻醉。

患者经漂浮导管监测 CO 较低，血压也较低，遂给予低剂量的多巴胺[3 μg/(kg·min)]泵入。一般在冠状动脉吻合期间，由于心脏位置的变化，血压会有所降低，一般如果平均压低于 60 mmHg 或收缩压低于 80 mmHg，同时伴有心律失常或 ST-T 改变，就要即刻处理，一般给予去氧肾上腺素 50～100 μg。我们不推荐单次给予多巴胺，因为它在升高血压的同时会引起心率的增加，增加氧耗，也不利于外科医生操作。术中持续泵入硝酸甘油，防止冠状动脉吻合期间血管张力增加及痉挛，但要注意剂量应不影响血压。

低体温可以导致冠状动脉痉挛和心肌氧耗增加，因此术中要积极保温，北京大学人民医院常规给患者电温毯保温，维持外周和中心体温＞36℃。

麻醉管理重点小结

1. 麻醉前要积极评估患者心功能，做好术前准备，给予恰当的术前用药。急性心肌梗死患者应加强围术期心脏功能的维护，术前给予抗凝、扩张冠状动脉（简称"扩冠"）治疗。还应考虑应用 β 受体阻滞剂，有效控制心率，充分降低心肌的氧耗。

2. 麻醉诱导应做到个体化，必须达到足够的深度以抑制插管应激反应，同时尽量避免对循环功能的过度抑制。

3. 麻醉期间要维持血流动力学平稳，维护心肌的氧供需平衡，预防心肌缺血，保护心脏功能。

参 考 文 献

[1] Shanewise JS, Ramsay JG. Off-pump coronary surgery: how do the anesthetic considerations differ? Anesthesiol Clin North Am, 2003, 21: 613-623.
[2] Chassot PG, Van der Linden P, Zaugg M. Off-pump coronary artery bypass surgery: physiology and anaesthetic management. Br J Anaesth, 2004, 92: 400-413.

… 病 例 2

主动脉内球囊反搏辅助下行非体外循环冠状动脉旁路移植术

安海燕，杨拔贤

病例介绍

患者，女性，65岁，体重50 kg，1天前情绪激动时出现心绞痛，到我院门诊查心肌梗死三项示：CK-MB 16.3 ng/ml，MYO 244 ng/ml，TnI 4.38 ng/ml。心电图检查示"Ⅱ、Ⅲ、aVF导联可见病理性Q波，T波倒置，V_1~V_6导联ST段压低0.05~0.20 mV"。超声心动图检查示：节段性室壁运动异常（左心室前室间隔、左心室下壁），左心室射血分数（LVEF）为50%。为进一步诊治收入院。既往高血压史十余年，规律服药，血压控制在130/80 mmHg左右，5年前下壁心肌梗死。无过敏史。入院查体：BP 114/60 mmHg，HR 70次/分，心界稍大，律齐，心音弱，各瓣膜听诊区未闻及病理性杂音。双肺底可闻及湿啰音，大于1/2肺野。余无阳性体征。入院诊断为冠状动脉粥样硬化性心脏病，急性前壁心肌梗死，陈旧性下壁心肌梗死，急性左心衰，心功能Ⅳ级（Killip分级），高血压病。入院后给予吸氧、抗凝、扩冠、治疗心力衰竭等治疗。入院后患者多次发作心绞痛，心力衰竭控制亦不理想，说明药物治疗效果不好，拟行有创治疗。冠状动脉造影：右冠状动脉中段90%狭窄，前降支95%狭窄，回旋支90%狭窄，

病例 2 主动脉内球囊反搏辅助下行非体外循环冠状动脉旁路移植术

造影过程中再次出现心绞痛，血压降至 70～90/45～60 mmHg，给予多巴胺泵入，血压亦仅能维持在 80～90/50～60 mmHg，准备急诊行冠状动脉旁路移植术。患者入手术室时，血压 85/55 mmHg，HR 90 次/分，SpO_2 100%。多巴胺 10 μg/(kg·min)，硝酸甘油 0.6 μg/(kg·min)，经左侧桡动脉放置动脉导管直接测压，静脉给予东莨菪碱 0.3 mg、咪达唑仑 1 mg 后，血压降至 75/45 mmHg，于是放置主动脉内球囊反搏（IABP），多巴胺停用，血压回升并稳定在 120/80 mmHg，补充羟乙基淀粉 130/0.4 氯化钠注射液 200 ml 后行诱导插管，诱导用药总量为依托咪酯 20 mg、芬太尼 0.6 mg、哌库溴铵 5 mg，历时 7 分钟，气管插管顺利，无心血管反应。随后经右侧颈内静脉置入漂浮导管，CVP 12 mmHg，PAWP 10 mmHg。查血气：pH 7.40，$PaCO_2$ 35 mmHg，PaO_2 376 mmHg，HCT 32%，BE 1.5 mmol/L，K^+ 3.6 mmol/L。麻醉采用芬太尼+丙泊酚+异氟烷维持。分别于切皮、劈胸骨时追加芬太尼，芬太尼总量为 0.8 mg。CO 初始值为 3.3 L/min，血压波动在 100～130/50～60 mmHg，搬动心脏时血压下降，给予去氧肾上腺素 50 μg 纠正血压。冠状动脉旁路移植术完成后患者 CO 降至 2.8 L/min，手术时间 4.5 小时，术中实入液体 1500 ml，出血 100 ml，尿量 300 ml，术中 CVP 波动于 6～10 mmHg，术毕加用多巴酚丁胺 2 μg/(kg·min) 泵入，患者安返重症监护病房。

病理生理特点

急性心肌梗死因心肌严重缺血坏死，可出现心肌非同步收缩运动、运动功能减退、不能运动、反常运动，常常导致左心室功能不全，心肌功能下降。而非梗死区心肌运动则通过 Frank-Starling 机制和血循环中儿茶酚胺类物质的增加而代偿性增强,即呈高动力性收缩状态。

陈旧性心肌梗死部分心肌失去功能,硬度增加,表现为运动减弱或丧失,对侧运动无代偿性增强或明显减弱,使舒张期左心房压升高,充盈受到限制。而该患者此次再发前壁心肌梗死,结果左心室功能抑制明显,出现衰竭,导致每搏输出量降低,左心室充盈压升高,左心房压升高,肺静脉回流障碍,最终肺循环毛细血管静水压升高,造成肺水肿。

主动脉内球囊反搏(IABP)是由固定在导管的圆柱形气囊构成,将其安放在胸主动脉部位。当心脏舒张时气囊充气,心脏收缩时气囊放气。由此产生双重血流动力学效应:心脏舒张气囊充气使血流向前,提高舒张压和冠状动脉的灌注。气囊在心脏收缩之前放气降低收缩压(心脏后负荷)从而改善了左心室射血,全身重要器官灌注增加。IABP能有效地增加心肌氧供和减少耗氧量,使冠心病患者从中受益。

麻醉管理特点及经验教训

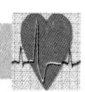

急性心肌梗死并发心力衰竭,是引起急性心肌梗死患者死亡的主要原因之一。该患者属于高危患者,麻醉处理难度大,风险极高。虽然随着心肌保护及外科技术的进步,非体外循环冠状动脉旁路移植术的并发症比传统体外循环下冠状动脉旁路移植术要少,但危重患者血流动力学不稳定,术中再血管化操作中,心脏暴露和冠状动脉远段吻合困难。而IABP可以改善心肌氧供,减轻左心室负荷,改善冠状动脉灌注,改善心肌供血,使每搏输出量及心排血量增加。在治疗急性心肌梗死合并心源性休克、左心功能不全时有明显的效果。术前使用IABP能减少冠状动脉旁路移植术围术期心肌缺血,提高高危患者冠状动脉旁路移植术的安全性。但如何掌握应用IABP的时机?错过使用时机,会增加患者死亡率。所以要在出现严重低心排血量之前,病情尚处于可逆的情况下应用IABP,以提高辅助效果,降低死亡率,不必拘泥于血流动力学指标和血管活性药物的用量大小。急性心肌梗死患者IABP应用指征:①冠状动脉造影时出现冠状动脉综合征者;②反复心绞痛发作伴心功能恶化者;③术中体外循环心脏复跳后血流动力学指标难以维持者。

危重患者术前应充分评估病情,该患者于冠状动脉造影时出现冠状动脉综合征,给予血管活性药物,血压维持不满意,入手术室后给予小量镇静药即引起血压下降,说明患者心功能差,当即决定放置IABP,取得满意效果。

病例 2　主动脉内球囊反搏辅助下行非体外循环冠状动脉旁路移植术

对冠心病患者一般应给予术前用药，避免患者焦虑，进而增加心肌氧耗。但对危重患者主张入手术室后，在监测条件下，小量给予镇静、镇痛药物。麻醉诱导必须达到足够的深度才能抑制插管应激反应，同时尽量避免对循环功能的过度抑制。由于丙泊酚和咪达唑仑对循环都有不同程度的抑制作用，而依托咪酯的心脏抑制作用轻微，临床广泛应用于冠心病患者的麻醉诱导。诱导期最常用的芬太尼剂量为 $10\sim20\,\mu g/kg$。肌松药可以选择维库溴铵或者哌库溴铵。该患者置入 IABP 后，血流动力学维持稳定，此时诱导期选用依托咪酯（0.4 mg/kg）＋芬太尼（$10\,\mu g/kg$）＋哌库溴铵进行麻醉诱导，诱导期血压无明显波动，气管插管顺利，无心血管反应。注意诱导期要缓慢、间断给药。

麻醉维持要力求血流动力学平稳，在切皮和劈胸骨等刺激大的手术步骤前应加深麻醉。术中可以采用中、大剂量芬太尼复合低浓度吸入麻醉，或者选择小、中剂量芬太尼复合丙泊酚静脉输注及低浓度吸入麻醉。

在冠状动脉吻合期间，由于心脏位置的变化，血压会有所降低，如果平均压低于 60 mmHg 或收缩压低于 80 mmHg，同时伴有心律失常或 ST-T 改变，就要即刻处理，一般给予去氧肾上腺素 $50\sim100\,\mu g$。我们不推荐单次给予多巴胺，因为它在升高血压的同时会引起心率的增加，增加氧耗，也不利于外科医生操作。术中持续泵入硝酸甘油，防止冠状动脉吻合期间血管张力增加及痉挛，但要注意剂量应不影响血压。

低体温可以导致冠状动脉痉挛和心肌氧耗增加，因此术中要积极保温，北京大学人民医院常规给患者电温毯保温，维持外周和中心体温＞36℃。

急性心肌梗死患者行冠状动脉旁路移植术的麻醉重点为维持心肌的氧供需平衡，预防心肌缺血、保护心脏功能。该患者放置 IABP 后，通过增加冠状动脉血流来提高氧供。降低心肌氧耗的具体做法是：①控制心率（＜70 次/分）：首先要维持足够的麻醉深度，其次应用血管活性药物，最常用的是艾司洛尔，但要注意此类患者药物的耐受力低，应用时要防止心功能恶化。②维持血压稳定：足够的灌注压对维持侧支循环和狭窄远端的心肌灌注至关重要，因此必须维持有效的灌注压；同时应用硝酸甘油以增加冠状动脉血流。

麻醉管理重点小结

1. 掌握 IABP 放置时机是此类急性心肌梗死危重患者治疗成功的关键。

2. 麻醉诱导必须达到足够的深度以抑制插管应激反应，同时尽量避免对循环功能的过度抑制，应做到用药个体化。

3. 麻醉期间要维持血流动力学平稳，维护心肌的氧供需平衡，预防心肌缺血，保护心脏功能。

参考文献

[1] Chassot PG，Van der Linden P，Zaugg M. Off-pump coronary artery bypass surgery：physiology and anaesthetic management. Br J Anaesth，2004，92：400-413.

[2] Kim KB，Lim C，Ahn H，et al. Intraaortic balloon pump therapy facilitates posterior vessel off-pump coronary artery bypass grafting in high-risk patients. Ann Thorac Surg，2001，71（6）：1964-1968.

病例 3

二尖瓣狭窄

张 红

病例介绍

患者，女性，67岁，50 kg，主因"反复发作性心悸、胸闷30年，加重伴双下肢水肿2个月"入院。患者30年前即出现活动后心悸、气短、胸闷等不适，且症状逐年加重，于当地医院诊断为"风湿性心脏病"，不规律服用强心、利尿药物。2个月前症状再次加重，并出现双下肢重度水肿，夜间不能平卧，咳嗽，动则气喘，腹胀纳差。入院时查体可见患者颈静脉充盈，肝-颈静脉回流征（一），双肺未闻及干、湿啰音。心尖搏动位于左侧第5肋间锁骨中线外侧0.5 cm，叩诊双侧浊音界扩大。听诊HR 84次/分，心律绝对不齐，心音S1强弱不等，二尖瓣听诊区可闻及双期2/6~3/6级杂音，三尖瓣听诊区可闻及2/6级收缩期杂音，P2＞A2。肝肋下四指可触及。双下肢重度可凹性水肿。入院后超声心动图示：主肺动脉内径增宽，肺动脉收缩压约73 mmHg，双房显著扩大（左心房前后径6.6 cm，右心房长径10.4 cm），右心室扩大（前后径4.4 cm），左心室内径正常，左心房后壁可见中等回声团块附着（约6.3 cm×5.3 cm）；二尖瓣前后叶均增厚，舒张期粘连，开放受限，估测开放面积约0.72 cm^2；三尖瓣重度反流，左心室射血分数（LVEF）65%。心电图示：心房颤动（简称"房颤"），室性早搏。X线胸片示：心影增大，右侧少量胸腔积液可能。腹部B超示：肝淤血，盆腔少量积液。B型钠尿肽（BNP）：2818 pg/ml，显著升高。其余检查基本正常。患者"风湿性心脏病、二尖瓣重度狭窄、三尖瓣反流、肺动脉高压、左心房血栓、心房颤动、心界扩大，心功能Ⅳ级（NYHA分级）"诊断基本明确。入院后积极给予强心、利尿、扩血管等治疗，心功能显著改善，胸闷、气喘症状消失，夜间可平卧，双下肢水肿消失，肝缩小，食欲增加。行冠状动脉造影，提示冠状动脉无明显狭窄。遂于入院13天后于全麻低温体外循环下行左心房取栓、二尖瓣置换术及三尖瓣成形术。

术前药吗啡4 mg，盐酸戊乙奎醚注射液（商品名：长托宁）0.5 mg，咪达唑仑3 mg肌注。入室患者生命体征较平稳，血压120/70 mmHg，房颤律，室率约90～100次/分，脉搏氧饱和度（SpO_2）95%。面罩吸氧，开放外周静脉后，羟乙基淀粉130/0.4氯化钠注射液500 ml静滴。静脉分次给予咪达唑仑2 mg以镇静，面罩吸氧。建立有创血压监测后，以依托咪酯10 mg、芬太尼0.7 mg、哌库溴铵6 mg诱导插管。诱导药缓慢、分次静注，诱导过程中血压下降明显，约80/50 mmHg时分次静推去氧肾上腺素100 μg后，即刻静脉持续泵注多巴胺3 μg/(kg·min)，血压基本可维持在110～120/50～60 mmHg，室率60～70次/分，顺利插管后接麻醉机控制呼吸，予以异氟烷0.8%～1%持续吸入、丙泊酚10～20 ml/h持续泵入，间断追加少量咪达唑仑、芬太尼及哌库溴铵维持麻醉，同时硝酸甘油0.3 μg/(kg·min)泵注。颈内静脉置管监测中心静脉压8 mmHg。术中监测血气，调整麻醉机呼吸参数，避免缺氧、二氧化碳蓄积，防止并纠正酸碱、水电解质失衡。术中打开心包后可见心脏明显增大，主肺动脉明显增宽，主动脉：主肺动脉直径＝1∶2。常规建立体外循环，并行循环下降温，阻断上、下腔静脉及升主动脉后，经主动脉根部注入含血高钾停跳液，心脏停搏满意。行右心房切口经房间隔充分清除左心房内血栓约200g，行二尖瓣置换术。缝合排气后开放升主动脉，多巴胺、硝酸甘油泵注，复温满意，复查血气结果正常，仍为心室颤动律，10J电击除颤一次，心脏复律，仍为房颤律，室率约90～110次/分。探查三尖瓣，可见瓣环扩张，瓣叶对合不良，行三尖瓣成形术后顺利撤除体外循环。之后血压基本可维持在80～100/50～60mmHg。逐层关胸，术毕患者安返ICU。术中约失血1000ml，尿量800ml，输入晶体液1500ml，胶体液500ml，压积红细胞400ml，血浆200ml。术后一天拔管，10天出院。

病理生理特点

二尖瓣狭窄几乎都是继发于风湿性心脏病，由瓣叶增厚和瓣叶结合处融合产生，晚期发展为瓣叶的钙化和瓣索的增厚。二尖瓣瓣口狭窄，面积减少，通过瓣口的血流梗阻，产生跨瓣压，限制了舒张期血流入左心室，从而导致左心房压（LAP）上升，升高的左心房压影响肺静脉回流，进而引起肺动脉压力增加，肺动脉高压将导致右心室压力增加，部分患者出现腹水和外周水肿等右心室衰竭的表现。左心房增大几乎是二尖瓣狭窄的共同表现，也是房颤发生的高危因素。

二尖瓣狭窄导致了左心室前负荷储备的下降，前向血流通过狭窄的二尖瓣有赖于足够的前负荷。但二尖瓣狭窄患者已有左心房压升高，输液过多使处于充血性心力衰竭边缘的患者易发生急性肺水肿。

心动过速可缩短舒张期，要在缩短的舒张时间内维持左心室前负荷，必须加大跨膜的血流速度，从而导致房-室间跨膜压差的增加，使左心房压进一步大大增加。因此心率过快非常危险。

房颤及二尖瓣狭窄使血液在左心房内淤积，容易形成血栓。血栓脱落并随血液流动至脑及全身，可造成卒中或重要脏器的栓塞。而逐渐增大的血栓也会进一步影响心内血液的正常流动。随着病变程度的加重，患者通常有肺血管阻力增高。缺氧、酸中毒、高碳酸血症或麻醉药使用不当会造成肺动脉压的进一步升高，特别应注意避免。

麻醉管理特点及经验教训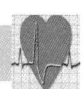

此患者入院时病情较重，心功能较差，表现明显的右心衰症状。入院后不急于手术，而是积极进行强心、利尿、扩血管治疗，使心功能显著改善，由原来的 NYHA 分级Ⅳ级降至Ⅱ级。此类患者属择期手术，术前应做好充分准备，改善心功能、控制感染、纠正水电解质紊乱、控制合并症，以使患者在最佳状态下接受手术，从而可大大降低麻醉手术的风险，并增加手术成功率。术前服用的控制心率的药物，如洋地黄、β受体阻滞剂、钙通道阻滞剂和胺碘酮等应在围术期内继续使用。

根据患者的精神状态，可给予适当的术前药，防止焦虑、紧张引起的心率增快。此患者入室时的心率偏快，术前药剂量还可加大一些，以保证充分镇静，防止紧张、焦虑引发心率增快而致的心衰。但应避免镇静过度所致的低氧血症、高碳酸血症以及急性前负荷降低。患者入室后吸氧开放静脉，分次静脉给予咪达唑仑 1.5 mg 至镇静满意，较快的心率（90 次/分左右）也同时得以控制（70～80 次/分）。抗胆碱药选择对心率无明显影响的盐酸戊乙奎醚注射液。

入室除常规监测无创血压（NIBP）、心电图（ECG）、SpO_2、尿量外，应在麻醉诱导前行动脉穿刺置管直接测压，诱导及麻醉过程中密切监测，尽力保证血流动力学稳定，心功能改善不够理想的患者还应先置入中心静脉导管或肺动脉导管监测 CVP、肺动脉压（PAP）、PCWP 用以指导输液及肺动脉高压的诊治。前向血流通过狭窄的二尖瓣有赖于足够的前负荷，诱导前注意血容量的补充，保证充足的前负荷。但同时应注意避免输液过多、过快而可能发生的急性肺水肿。

麻醉诱导药选择对循环功能影响小的依托咪酯复合大剂量芬太尼，诱导用药缓慢、小量、分次静注，并密切监测血压、心率变化。尽可能维持血流动力学稳定。诱导或麻醉过程中遇有血压下降，最好避免使用血管收缩药，因升高肺动脉压可促发右心衰，应早期使用正性肌力药物以增加心排血量。本例患者诱导时出现严重的血压下降，使用血管收缩药物时遵循小剂量分次使用原则，既要避免对肺动脉压的较大影响，又要避免血压过低时心肌及其他脏器供血不足以及血压剧烈波动时心房血栓脱落而造成的全身其他脏器的动脉栓塞。同时泵注多巴胺，增加心排血量，维持血压稳定。

对于重度肺动脉高压患者，需用肺动脉扩张药，如硝普钠、硝酸甘油、酚妥拉明、前列腺素E、米力农等或吸入一氧化氮（NO），以减轻右心后负荷。本例针对肺动脉高压于体外循环前、后持续泵注硝酸甘油。

体外循环后应用血管活性药支持循环，复跳后适当延长体外循环辅助时间，避免充盈过度和容量不足，并在给予硝酸甘油或硝普钠降低外周阻力和肺动脉压力的基础上，合用多巴胺或多巴酚丁胺维持循环功能，对心功能维持不满意者及时加用适量肾上腺素，可明显降低术后低心排血量的发生率。本例泵注多巴胺及硝酸甘油以增加前负荷、降低后负荷、改善前向血流。部分原来合并慢性房颤的患者可在体外循环后转复为窦性心律，多数患者则仍表现为房颤心律。此类患者体外循环后最佳心率为70次/分，心动过缓（低于60次/分）者可植入起搏器。停机后监测血气及尿量，维持酸碱及水电解质平衡，调整血管活性药物剂量，血压、心率维持满意。

麻醉管理重点小结

1. 瓣膜性心脏病术前准备心功能较差时，不要急于手术，先行药物治疗，在可能的情况下应将心功能调整到最好的状态，以降低麻醉手术的风险。

2. 重症患者诱导过程应缓慢、少量、多次用药，以减少麻醉药物对心血管的抑制。

3. 心动过速的预防治疗是这类患者围术期管理的要点。

4. 保持充足的前负荷，避免增加肺血管阻力。

病 例 4

二尖瓣关闭不全

张 红

病例介绍

患者，女性，59岁，52kg，主因"反复发作胸闷、气短四十余天"入院。患者40天前无明显诱因出现胸闷、气短、心悸，劳累后加重，伴咳嗽、咳痰、腹胀，无明显双下肢水肿。于当地医院诊断为"风湿性心脏病，房颤"，输液治疗后症状好转。之后上述症状反复多次发作且渐加重，为求进一步诊治收入心外科。患者自发病以来食欲差，体重下降约10kg。入院查体时血压88/65mmHg，双肺未闻及干、湿啰音，心尖搏动位于左侧第5肋间锁骨中线外侧0.5cm，叩诊双侧浊音界扩大。心率108次/分，心律绝对不齐，心音S1强弱不等，二尖瓣听诊区可闻及收缩期2/6级杂音，P2＞A2。双下肢无明显水肿。入院后超声心动图示：主动脉、主肺动脉内径正常，肺动脉收缩压约40mmHg，左心房显著扩大（长径6.4cm，横径6.1cm），右心房扩大（长径5.2cm，横径3.1cm），双室内径正常；二尖瓣前后叶均增厚，舒张期粘连，开放受限，M型呈城墙样改变，收缩期闭合欠佳，二尖瓣开放面积约$2.7cm^2$，二尖瓣轻度狭窄伴中度关闭不全；三尖瓣少量反流，LVEF 58％。心电图示：心房颤动。X线胸片示：心影增大，左心房大。腹部B超、颈动脉B超及冠状动脉造影大致正常。B型钠尿肽 1330 pg/ml，显著升高。余检查无明显异常。入院后经强心、利尿及对症支持等治疗，胸闷、气喘症状逐渐缓解，无明显咳嗽、咳痰，食欲可。"风湿性心脏病 二尖瓣狭窄（轻度）并关闭不全（中度） 三尖瓣反流（少量） 肺动脉高压（轻度） 房颤 心功能Ⅲ级（NYHA 分级）"诊断基本明确，入院 10 天后于全麻低温体外循环下行二尖瓣置换术及房颤射频消融术。

术前 30 min 吗啡 5 mg、咪达唑仑 3 mg 肌注，入室血压平稳，波动在 100～110/60～70 mmHg，房颤律，室率偏快约 100～110 次/分，脉搏氧饱和度（SpO_2）100%。面罩吸氧，开放外周静脉，羟乙基淀粉 130/0.4 氯化钠注射液 500 ml 静滴。诱导前盐酸戊乙奎醚注射液 0.6 mg 静注以抑制腺体分泌。建立有创血压监测后，以咪达唑仑 2 mg、依托咪酯 10 mg、芬太尼 0.7 mg、哌库溴铵 6 mg 缓慢静注诱导插管。诱导过程中血压、心率有所下降，动脉血压（ABP）70～90/50～60 mmHg，心室率 90～100 次/分。泵注多巴胺 3～6 μg/（kg·min）、硝酸甘油 0.2～0.4 μg/（kg·min），根据血压调整泵速。插管成功后，异氟烷 0.8%～1% 持续吸入，丙泊酚 10～20 mg/kg 泵注，间断追加芬太尼、哌库溴铵及少量咪达唑仑维持麻醉。颈内静脉置管监测中心静脉压。术中建立体外循环，阻断上、下腔静脉后，于左心耳、右心耳及右心房壁行射频消融。之后阻断升主动脉，灌注含血高钾停跳液，心脏停搏满意。行二尖瓣置换后，复温。开放升主动脉后，心脏自动复跳，窦性心律，但心率较慢，约 40～60 次/分，静脉分次推注山莨菪碱 7 mg 效果欠佳，予持续静脉泵注异丙肾上腺素 0.05 μg/（kg·min）心率可维持在 80～90 次/分。复合多巴胺 5～8 μg/（kg·min）及硝酸甘油 0.5 μg/（kg·min）持续泵入以强心、扩血管，并给予容量支持，血压维持在 90～120/50～70 mmHg，撤除体外循环，术终异丙肾上腺素减至 0.01 μg/（kg·min）。之后鱼精蛋白中和肝素，逐层关闭，术毕患者安返 ICU。术中约失血 500 ml，尿量 1600 ml，输入晶体液 900 ml、胶体液 800 ml、压积红细胞 400 ml、血浆 200 ml。术后 10 天痊愈出院。

病理生理特点

二尖瓣关闭不全可分为器质性和功能性两类。器质性为疾病导致瓣叶和腱索结构畸变、破坏或断裂，病因包括感染性心内膜炎、二尖瓣瓣环钙化、风湿性瓣膜病、二尖瓣叶退行性变等。功能性二尖瓣关闭不全是指在腱索和瓣叶结构正常的情况下发生的二尖瓣反流，常见于缺血性心脏病。由于多种疾病均可导致二尖瓣关闭不全，其临床表现取决于发病机制、病变程度和二尖瓣反流量大小。

二尖瓣关闭不全的主要病理生理改变是左心室收缩期血液除向主动脉射出外，部分血液反流回左心房，因此左心房容量和压力增高。急性二尖瓣反流的患者由于心房容量无法就大量的反流做出适应性扩大，心房压力迅速上升，可继发肺循环淤血、肺水肿和呼吸窘迫，多因心肌缺血致乳头肌功能障碍或细菌性心内膜炎所致。而慢性二尖瓣关闭不全常见于风湿性心脏病患者，患者的容量超负荷可致左心室肥大扩张，最初左心泵功能增强，肌节数量增加，容量和重量增大。左心房也因进行性反流增多出现反应性扩大，左心房扩大时，75% 发生心房颤动。由于可以较容易地将血液反向射入压力较低的左心房及肺循环，二尖瓣关闭不全的患者左心室射血分数通常较高，如低于 50%，表明有明显的左心室功能不全。一旦左心室功能下降，每搏输出量减少，反流增剧、肺淤血，可引起肺动脉高压、右心室过负荷及心力衰竭。因此，如出现肺充血症状，则提示反流量很大，心肌收缩力严重受损。

二尖瓣反流量的大小决定于左心房室间的压力差、反流的瓣口面积、左心室射血时间、向主动脉射血时的阻抗等。

麻醉管理特点及经验教训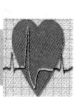

二尖瓣关闭不全的管理原则是维持前向的心排血量，减少二尖瓣反流量以及防止有害的肺动脉高压升高。此患者中度二尖瓣关闭不全同时合并轻度二尖瓣狭窄，麻醉管理中应同时兼顾两种病变但以病变较重的二尖瓣关闭不全为重。

二尖瓣狭窄适宜维持较慢的心率，而二尖瓣关闭不全时心动过缓是有害的，因其引起左心室容量增加、前向心排血量减少和反流分数增加，心率应维持正常或较高水平（但不宜超过110次/分）。该患者入室心率偏快（100～110次/分），但动脉血压维持尚满意，故暂时未予处理。术前抗胆碱药选择对心率影响小的盐酸戊乙奎醚注射液。

吸入麻醉药直接扩张血管，对此类患者有利。恩氟烷、异氟烷可能有增加窦房结频率的作用，故对心功能较好的患者可复合吸入低浓度的吸入麻醉药。

维持和增加前负荷对确保有足够的前向心排血量有益。但由于该患者左心房和左心室腔的扩大增加了二尖瓣环和反流分数，所以应注意对最佳前负荷增加程度的估计，防止前负荷过量引起肺循环淤血而致的右心衰。

前向每搏输出量的维持取决于偏心性肥厚的左心室的最大功能，心肌收缩力的抑制可导致严重的左心室功能不全和临床症状恶化。能够增加心肌收缩力的变力性药物可增加前向血流，对已有严重左心衰的患者有必要使用多巴胺、多巴酚丁胺甚至肾上腺素以维持有效的心排血量。而后负荷降低可引起反流分数下降和体循环的心排血量的增加。因此患者入室后给予泵注多巴胺和硝酸甘油，以增加前向血流、降低外周阻力。硝酸甘油的应用也同时使肺血管阻力下降，降低了右心后负荷。但应用时要注意密切监测血压，低血压将威胁冠状动脉灌注，如有发生可增加正性肌力药，效果不理想时也可辅助主动脉内球囊反搏。

风湿性心脏病所致的二尖瓣病变手术时多有房颤存在。本例患者手术中行房颤射频消融，复跳后为窦性心律，但心率较慢，经静注山莨菪碱后效果不理想，及时给予异丙肾上腺素泵注，以提高窦房结兴奋性，维持合适的窦性心律。复律后窦性机制的维持更有利于术后心功能的恢复及减少术后血栓和栓塞的发生。

二尖瓣置换后，由于消除了瓣膜反流，左心室低压射血的状态不复存在，左心室必须将血液全部射入主动脉内，等容收缩期的收缩峰压则明显上升，心室腔内压力升高直接增加左心室壁张力，本例患者于二尖瓣置换后二尖瓣狭窄也得以改善，舒张末期容量增加，左心室前负荷增加，若维持心室正常功能，复跳后应给予正性肌力药物支持，同时应用血管扩张药，降低外周血管阻力，从而降低左心室后负荷，减少心肌作功。

瓣膜置换后左心房压和肺动脉压降低，长期的左心房增大使患者仍需一适当高的左心房压来维持前向血流，故体外循环停机时应注意容量的补充。

麻醉管理重点小结

1. 同一瓣膜有两种病变时，管理中应兼顾两种病变的特点，以病变较重者为主。

2. 针对二尖瓣关闭不全应维持前向的心排血量，减少反流。具体措施包括增强心肌收缩力并降低外周阻力。

3. 防止有害的肺动脉压升高。

4. 复律后维持合适的窦性心律。

病例 5

主动脉瓣狭窄

张 红，彭 云

病例介绍

患者，男性，64岁，68 kg，主因"活动后胸闷、喘憋1年余，加重3个月"入院。患者1年前劳累后出现胸闷、憋气症状，活动后加重，不伴心前区疼痛，症状持续数分钟后可自行缓解。之后上述症状反复发作且逐渐加重。3个月前患者静息时再次出现胸闷、喘憋，不能平卧，呈端坐呼吸，于外院行超声心动图检查示"主动脉狭窄并关闭不全"，给予强心、利尿等保守治疗后，为求进一步诊治收入我院心外科。患者自发病以来纳差明显，进食后有恶心、呕吐。既往否认高血压、糖尿病等病史。入院查体：血压97/63 mmHg，双肺呼吸音粗，呼吸短促，上肺可闻及湿性啰音。心尖搏动位于左侧第5肋间锁骨中线外侧1 cm，叩诊心界左大。心率110次/分，律齐，心音低钝，A2＞P2，主动脉瓣听诊区可闻及收缩期4/6级杂音，可触及震颤。双下肢无明显水肿。入院后超声心动示：主动脉、肺动脉内径正常；左心房扩大（横径5.25 cm，前后径4.17 cm），左心室显著扩大，呈球形（左心室舒张末期内径10.3 cm，收缩末期内径8.5 cm），右心房、右心室内径正常；主动脉瓣增厚粘连，开放受限，对合欠佳，主动脉瓣环内径3.2 cm，主动脉瓣狭窄（重度）及关闭不全（轻度），主动脉内血流速度明显增快，为 4.1 m/s，主动脉跨瓣最大压差 67 mmHg，平均压差 33 mmHg；二尖瓣反流（轻度）；左心功能减低，LVEF 33.7%；肺动脉收缩压增高，约 60 mmHg。心电图示：非阵发性结区心动过速，偶发室性早搏，完全性右束支传导阻滞，ST-T 段改变。X 线胸片示：双侧胸腔积液。腹部 B 超、颈动脉 B 超及冠状动脉造影大致正常。余实验室检查无明显异常。

入院后给予患者地高辛、多巴胺强心，呋塞米、螺内酯利尿，硝酸甘油扩血管，控制肺部感染等治疗后半个月，患者心力衰竭症状有所改善，可 15°卧床，尿量可，但病情仍重，保守治疗效果不理想，遂全麻低温体外循环下行主动脉瓣置换术。

手术当日患者带中心静脉导管入室，持续泵注多巴胺 3 μg/(kg·min)、硝酸甘油 0.2 μg/(kg·min)，血压 100～110/55～65 mmHg，心电监测示房颤律，心率 115～125 次/分，面罩吸氧下血氧饱和度 100%，测 CVP 8～10 mmHg，中心静脉通路乳酸林格液 500 ml 缓慢输注，即刻开放外周静脉，给予羟乙基淀粉 130/0.4 氯化钠注射液 500 ml 静滴，诱导前盐酸戊乙奎醚注射液 1 mg 静注，咪达唑仑 0.5 mg 静注镇静。加用胺碘酮 60 mg/h 泵注，建立有创血压监测后，以依托咪酯 14 mg、芬太尼 0.6 mg、哌库溴铵 8 mg 诱导，诱导药缓慢、分次、小量静注，其间血压下降时去氧肾上腺素 50 μg/次静注。气管插管成功后控制呼吸，0.6%～0.8% 异氟烷持续吸入，间断追加咪达唑仑、芬太尼及哌库溴铵维持麻醉。体外循环开始前血压偏低，为 80～85/50 mmHg，加大多巴胺剂量并加用多巴酚丁胺泵入，血压维持在 90～100/50～60 mmHg，心率 100～110 次/分。

术中打开心包，可见巨大左心室，左心房扩大。常规建立体外循环，降温，阻断升主动脉后灌注含血高钾停跳液，心脏停搏满意。探查主动脉瓣可见主动脉瓣二瓣化，瓣叶严重增厚、钙化、交界粘连，开放受限。切除病变主动脉瓣，置入机械瓣。开放升主动脉后出现心室颤动，以 30 J 心内除颤 4 次配合 2% 利多卡因 60 mg 入机后，心脏复跳。体外循环辅助下，给予多巴胺、多巴酚丁胺泵注，但心率偏慢、血压较低，遂加用肾上腺素 0.02～0.05 μg/（kg·min）持续泵入，输入回收血液及库存血，可使血压维持在 80～90/50 mmHg，心率 70～80 次/分，房颤律，体外循环辅助约半小时后脱机。手术操作基本完成后给予等量鱼精蛋白中和肝素，逐层关闭，术毕患者安返 ICU。术中约失血 200 ml，尿量 700 ml，输入晶体液 200 ml，胶体液 300 ml，术野回收 500 ml，压积红细胞 400 ml，血浆 400 ml。术后继续强心、利尿、扩血管、抗心律失常治疗，维持水电解质、酸碱平衡，术后第三天拔气管导管且恢复并维持窦性心律，14 天后出院。

病理生理特点

正常成人主动脉瓣口面积为 2.6～3.5 cm^2，当出现主动脉瓣狭窄时，正常每搏输出量通过增加左心室与主动脉间的收缩压差来实现。病变早期左心室收缩压的升高使主动脉收缩压和每搏输出量保持相对正常。这种较高的压差导致心肌压力作功增加及代偿性向心性左心室肥厚。左心室舒张末压（LVEDP）增高是左心室舒张功能下降或顺应性降低的表现。病变进一步发展，出现心脏扩大，左心室舒张末期容积（LVEDV）升高，EF 下降，表明左心室收缩功能受损。晚期患者可致左心房压升高，进行性肺高压可致右心衰，通常会出现猝死。

左心室舒张末期容积和压力升高，导致心肌作功和需氧增加。LVEDP 升高，主动脉舒张压下降，冠状动脉灌注压下降（冠脉灌注压=主动脉舒张压−LVEDP），因而心肌供氧减少。另外，肥厚心肌的毛细血管密度较正常为少，使得从毛细血管到细胞内线粒体间的氧弥散距离加大，而肥厚心肌的基础耗氧量也明显增加。以上原因使得主动脉狭窄的患者即使在不合并冠心病的情况下也特别易出现心肌缺血和猝死。超声心动图显示常有室间隔和左心室后壁肥厚，心电图显示心肌所属区域ST-T段缺血性改变。

主动脉狭窄患者不能很好地耐受心率过快或过慢。心动过速恶化心肌氧供需之间的不平衡，直接增加心肌氧耗，而冠状动脉灌注时间缩短又减少心肌氧供，同时心动过速使左心室舒张充盈时间减少，每搏输出量（SV）下降，血压下降，冠状动脉灌注压下降。由于主动脉瓣膜狭窄，每搏输出量受限，过慢的心率则限制CO。因此心率最好维持在70～90次/分。

窦性心律对主动脉狭窄患者尤为重要。正常人大约每搏输出量的20%有赖于心房收缩，主动脉狭窄患者由于心室顺应性降低和左心室舒张末压力增高，心室被动充盈减少，心房收缩可以提供高达40%的心室充盈量。因此，窦性心律和心房对CO作用的丧失，可使临床表现急剧恶化。

麻醉管理特点及经验教训

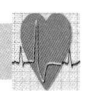

该患者主动脉狭窄合并关闭不全，但后者程度轻微，麻醉处理应以主动脉瓣狭窄为重。对无心衰的患者，给予适当的术前药可降低术前过度紧张、心动过速以及潜在心肌缺血和跨瓣膜压差恶化等情况发生的可能。但应注意避免较大剂量引起前、后负荷的降低以及轻微呼吸抑制所导致的缺氧、二氧化碳蓄积，避免加重心肌缺血，此患者术前心功能较差，更适于入室后严密监测下应用术前药，以尽可能减少其对呼吸和循环的抑制，维持血流动力学平稳。

在麻醉诱导和维持过程中，应准备好强效的α肾上腺素受体兴奋药如去氧肾上腺素，以便及早和积极地治疗体循环低血压。因左心室射血的后负荷大部分来自狭窄的主动脉瓣，体循环血压降低对减小左心室后负荷作用甚微。而主动脉狭窄患者的肥厚心肌极易发生内膜下缺血，冠状动脉灌流有赖于足够的体循环舒张期灌注压的维持。α肾上腺素受体兴奋药提升血压对总的前向血流几乎毫无作用（心室射血的主要阻抗来自主动脉瓣），但它可以防止足以严重影响心肌灌注和引起猝死的血压下降。如果患者出现心肌缺血的症状和体征首先要提高灌注压，因其对前负荷和动脉压的作用可能会使实际情况变得更糟，硝酸甘油应慎用。针对此患者，因术前已存在肺动脉高压，应用缩血管药时应谨慎，小剂量分次应用，防止肺动脉高压进一步恶化。术前泵注小剂量硝酸甘油，在不影响体循环血压的前提下，可缓解肺高压。

此患者主动脉狭窄属重度，左心室收缩、舒张功能均显著降低，术前LVEF已显著下降。故麻醉前和麻醉过程中考虑给予正性肌力药物支持,包括多巴胺和诱导之后多巴酚丁胺的应用。

术前、术中应积极治疗室上性心律失常,患者入院时心电图示非阵发性结区心动过速,偶发室性早搏,入院治疗中一直存在心律失常,不易纠正。入室房颤律,室率较快,给予胺碘酮持续静脉泵注,预防恶性心律失常,减慢心率,以增加心肌氧供,降低氧耗。并备好利多卡因及时应对可能出现的室性异位心律,防止异位心律恶化成难以复苏成功的心室颤动(简称"室颤")。

患者术前禁食、禁饮,且术前应用硝酸甘油治疗,会使麻醉后血容量相对不足,由于左心室顺应性下降,需要增加前负荷来维持正常的每搏输出量。针对此因素,严密监测CVP的前提下,补充晶、胶体液,因该患者已存在左心房增大、肺动脉高压,输液时应严格控制速度以免过快引起右心衰。如术前置入漂浮导管,监测PAP和PCWP能获得有效的参考信息,更好地指导输液。

与外科医生及灌注师应及时沟通,密切协作。诱导前应有有经验的外科医师在场,便于急性心血管病情恶化时紧急实施体外循环。体外循环中尽量缩短主动脉阻断时间、保证心脏的无颤停跳、充分的左心引流等都是减少心肌损伤的有效措施。

病情较轻的主动脉狭窄患者体外循环下心脏复跳前最好不用增加室壁张力的药物,否则使本来肥厚的心肌顺应性更小,舒张功能更差,不利于心脏的复跳,正性肌力药也尽量少用。但该患者病程晚期,心功能很差,应给予正性肌力药的支持才能使患者顺利停机。

麻醉管理重点小结

1. 维持冠状动脉灌注压,保证心肌供血,减轻对心肌氧供需失衡的影响。
2. 维持窦性心律,积极治疗各种心律失常,避免心动过速及过慢的心率。
3. 术前、术中备好强效的α肾上腺素受体兴奋药,及时处理可能发生的体循环低血压。
4. 病程晚期的重症患者,合并肺循环高压的患者,应合理使用正性肌力药和血管扩张药。

病例 6

主动脉瓣关闭不全

张 红，关 烁

病例介绍

患者，女性，57岁，65kg，主因"发作性心悸4年，加重10天"，以"主动脉瓣关闭不全"收入院。患者于4年前无诱因出现心悸，心前区不适，伴头部搏动感，大汗，发作性，持续几分钟可缓解；1个月前骑三轮车后出现左侧胸部疼痛，向头颈部放射，休息后马上缓解，近10天来心悸症状加重。行超声心动图示：主动脉瓣关闭不全。冠状动脉造影：未见明显狭窄。诊断为"主动脉瓣关闭不全"，给予口服阿替洛尔、阿司匹林、硝苯地平、硝酸甘油静点，缓解不明显，拟行主动脉瓣置换术。既往高血压病史10年余，血压最高170/70 mmHg，长期服用阿替洛尔、硝苯地平，血压控制不理想；糖尿病5年，血糖控制满意。入院查体：BP 165/70 mmHg，双肺呼吸音清，未闻及干湿性啰音，HR 69次/分，心界左大，心律齐，主动脉瓣区闻及舒张期杂音。腹平软，无压痛及反跳痛，肝脾肋下未触及。双下肢无水肿。心电图示：窦性心律，电轴左偏，左心室肥厚。超声心动图示：LVEF 60.50%，左心室舒张末期内径6.40 cm，升主动脉内径增宽为3.8 cm，肺动脉内径正常，主动脉内流速2.58 m/s，左心室扩大，主动脉瓣反流（中-大量），左心室舒张功能减低。余实验室检查基本正常。入院后，予非洛地平缓释片（商品名：波依定）、缬沙坦胶囊（商品名：代文）控制血压。"主动脉瓣关闭不全"诊断明确，于全麻低温体外循环下行主动脉瓣置换术。

术前 30 min 吗啡 5 mg，咪达唑仑 3 mg，东莨菪碱 0.3 mg 肌注，入室 BP 125/55 mmHg，HR 85 次/分，SpO_2 95%，镇静满意，开放静脉，乳酸林格液 500 ml 静脉滴注，建立有创血压监测后，麻醉诱导应用依托咪酯 3 mg/kg、芬太尼 10 μg/kg、罗库溴铵 0.6 mg/kg，术中 0.8%~1% 异氟烷吸入，复合芬太尼、罗库溴铵间断静注，丙泊酚 15~20 ml/h 持续泵注维持麻醉。患者背部铺垫加温水毯，正中开胸，打开心包，经主动脉插管、右心房插管建立体外循环，右肺静脉置入左心引流管。阻断升主动脉，切开主动脉经左、右冠状动脉开口灌注含血停跳液，心脏顺利停跳。探查主动脉瓣叶发现有退行样变、无明显钙化、关闭差，切除病变瓣叶，置入机械瓣后缝合固定。复温后持续泵入多巴胺、硝酸甘油，予乌司他丁 30 万单位入壶。缝合主动脉切口，充分排气，开放升主动脉，10 J 心内除颤 2 次后心脏复跳。辅助循环满意后，停机撤除体外循环。严格止血，留置心包纵隔引流管，逐层关胸。患者安返监护病房。患者术后病情平稳，循环好，尿量可，血氧饱和度＞98%，心率 55~70 次/分，窦性心律，机械瓣启闭音良好。术后第二天拔除气管，呼吸、循环稳定，继续给予强心、利尿、预防感染等治疗，口服华法林抗凝，监测凝血酶原时间（PT），维持 INR 在 2~2.5 之间。

病理生理特点

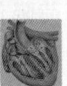

主动脉瓣或主动脉根部病变均可引起主动脉瓣关闭不全，常见病因为风湿性心

脏病和心内膜炎，先天性多合并其他心血管畸形。其病理生理特点为主动脉瓣关闭不全引起左心室容量超负荷及左心室前向血流的减少，反流量的多少决定左心室超负荷的程度，影响反流量的因素有：反流口的大小、主动脉与左心室之间的压差和舒张时间。

急性主动脉瓣关闭不全通常表现为突然发作的肺水肿和低血压。而慢性病变在早期反流量较小时左心室进行性增大期间可长期不出现症状，因代偿性左心室壁厚度增加和室腔扩大使左心室收缩期搏出量高于正常，舒张末压保持正常。而当主动脉反流超过每搏输出量的60%时，持续的左心室扩大和肥厚导致不可逆的心肌组织损害，左心失代偿，使左心室舒张末压力增高，左心室收缩力、顺应性及射血分数均下降，出现左心室功能不全，随后出现肺动脉压增高并伴有呼吸困难和充血性心力衰竭。随着症状的出现，左心室功能不全持续发展，最终变为不可逆。症状发展迅速，外科治疗效果差。因此一旦出现症状或尽管无症状，但超声心动图发现有左心室功能不全存在时应尽快手术。

麻醉管理特点及经验教训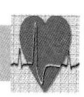

麻醉管理目标是减少反流，加大前向血流。

主动脉瓣关闭不全的患者表现出随着心率的增加前向心排血量明显增加。心率增快使舒张期缩短而使反向血流分数降低。由于可保证较高的体循环舒张压和较低的左心室舒张末压力，心率增快实际上使心内膜下血流得到改善。心动过缓则使舒张期延长，每搏输出量的反流增加。因此此类患者适宜保持轻度的心动过速。但心率过快会同时减少每搏输出量，增加心肌耗氧量。合适的心率为80～100次/分。诱导前应备好阿托品、稀释好的异丙肾上腺素等药物，以防麻醉手术过程中心率的显著下降。有时会发生阿托品难以奏效的心动过缓，可给微量的异丙肾上腺素。主动脉反流时心房收缩对于左心室充盈作用不大，窦性心律的维持不如主动脉狭窄患者那么重要。

该患者术前控制血压，应用扩血管药物，加上术前禁饮食，血容量不足，前负荷降低，可致心排血量减少。因此，麻醉诱导前注意血容量的补充，容量的增加，有助于前向血流的维持。患者既往原发性高血压病史多年，长期的体循环压力升高，使心脏后负荷增加，左心室作功增加，前向血流减少，术前抗高血压治疗有助于降低心室后负荷，需持续至术日。患者入室血压控制满意。若血压仍高，可给予扩血管药物，降低外周阻力。同时应备好正性肌力药，必要时应用可以增强心肌收缩力而使每搏输出量增加。

麻醉诱导和维持过程中，降低后负荷的同时也应避免血压显著下降，因主动脉舒张压过低，会降低冠状动脉灌注压，使肥厚心肌缺血。

体外循环前期在放置阻断钳之前如果左心室不能有效射血（如心动过缓或心室纤颤）或引流减压，心室可急性扩张，出现严重的心肌缺血，必须预防。纠正心律失常、转流前即放置左心引流管或尽早阻断升主动脉来防止左心扩张。

主动脉瓣置换后左心室舒张末压力和容量下降，但左心室肥厚和扩大依然存在，体外循环停机后，应保持较高的前负荷以维持扩大左心室的充盈。同时可能需要正性肌力药或主动脉内球囊反搏的支持。

麻醉管理重点小结

1. 维持血压平稳。避免增加后负荷，维持低的外周阻力，增加前向血流减少反流；同时避免血压过低，防止心肌缺血。

2. 维持轻度的心动过速，防止心动过缓，否则增加反流、同时减少冠状动脉供血。

3. 保证足够的血容量。

参考文献

[1] Joel A, David L, Carol L. 卡普兰心脏麻醉学. 岳云，于布为，姚尚龙，译. 5版. 北京：人民卫生出版社，2008：537-564.

[2] 于钦军，李立环. 临床心血管麻醉实践. 北京：人民卫生出版社，2005：219-230.

[3] 庄心良，曾因明，陈伯銮. 现代麻醉学. 3版. 北京：人民卫生出版社，2003.

病例 7

重症联合瓣膜性心脏病

黄作本，闫红珊

病例介绍

患者，男性，43 岁，56 kg，主因"间断上腹部不适 14 年，超声心动图检查诊断联合瓣膜风湿性心脏病 8 年"入院，拟在全麻体外循环下行二尖瓣置换术、主动脉瓣置换术、三尖瓣成形术。既往否认其他疾患，术前心功能Ⅲ级。超声心动图发现：二尖瓣重度狭窄伴重度关闭不全，主动脉瓣中度关闭不全，三尖瓣重度关闭不全，重度肺动脉高压（65 mmHg），巨大左心房，左心室、右心房扩大，左心房后壁可见中低回声团，3.3 cm×3.9 cm，左心房血栓形成，二尖瓣开放面积 0.6 cm^2，左心室射血分数 33%，左心室收缩功能减低。X 线胸片报告：心影增大，呈梨形，右侧胸膜肥厚，合并胸腔积液。腹部 B 超提示：肝稍大，肝淤血，大量腹水，心包少量积液，双侧胸腔积液。心电图提示房颤。术前用药：吗啡 5 mg＋咪达唑仑 2 mg＋东莨菪碱 0.3 mg，肌内注射。患者入室后吸氧能短暂平卧，5 分钟后主诉憋闷，心前区不适，要求坐位，症状稍微缓解后方可处于仰卧位。开放两条静脉通道，分别放置 16 号和 18 号静脉留置套管针，静脉输注多巴胺 5 μg/（kg·min）。局麻下行左侧桡动脉穿刺，放置 20 号动脉留置套管针进行有创动脉血压监测。此时患者生命体征为 BP 90/76 mmHg，HR 100 次/分，麻醉诱导，静脉注射咪达唑仑 3 mg，依托咪酯 6 mg，哌库溴铵 6 mg，芬太尼 0.8 mg，面罩通气，顺利置入 8.0 号气管导管。头低位，右颈内静脉放置双腔中心静脉导管，CVP 15 mmHg。监测鼻温 36.3 ℃。诱导后心率降至 80 次/分，常规消毒铺巾，手术开始，正中开胸，静脉注射肝素 180 mg，迅速建立体外循环。体外循环期间，鼻温维持在 28 ℃，双瓣置换顺利。心脏复跳时，30 J 除颤 2 次，50 J 除颤 3 次心脏复苏成功，静脉输注多巴胺 5～8 μg/（kg·min），多巴酚丁胺 5～8 μg/（kg·min），硝酸甘油 0.2～0.5 μg/（kg·min）。心脏复跳后，心电图 ST 段抬高明显，血压、心率不稳定，间断出现室速，HR 180～200 次/分，同时血压降为 60/40 mmHg 左右，CVP 8 mmHg，静脉注射利多卡因 100 mg，效果不明显，随后静脉注射胺碘酮 100 mg，同时静脉输注肾上腺素 0.1～0.2 μg/（kg·min），胺碘酮 60 mg/h，血压、心率逐渐趋于稳定，HR 100～120 次/分，血压维持在 90/60 mmHg 左右，CVP 5～9 mmHg。体温恢复至 36 ℃。血气分析：pH 7.35，$PaCO_2$ 42 mmHg，PaO_2 462 mmHg，BE －3.5 mmol/L，HCT 30%，K^+ 3.9 mmol/L。主动脉阻断 88 分钟，体外循环时间 119 分钟，手术历时 4 小时 30 分钟。术中失血 1000 ml，尿量 1700 ml，静脉输注压积红细胞 400 ml，血浆 400 ml，乳酸林格液 2000 ml，羟乙基淀粉 130/0.4 氯化钠注射液 1000 ml。术后回重症监护室，继续用心血管活性药进行心功能支持治疗，术后 3 天拔除气管导管。术后病理报告：（主动脉瓣及二尖瓣）致密纤维结缔组织伴局灶黏黏液变性及钙化。4 周后痊愈出院。

病理生理特点

联合瓣膜病分为先天性和后天获得性。前者是指患者出生即存在多个瓣膜发育异常，后者则为相关致病因素作用致多个心脏瓣膜受累的疾病。风湿热是瓣膜疾病最常见的致病原因，根据其对瓣膜侵害的严重程度，可导致患者的生活质量直接下降，甚至威胁患者的生命。

当病变累及两个或者两个以上瓣膜时，即形成联合瓣膜病。原因包括：多个瓣膜先后受到风湿热累及；或者由于一个瓣膜发生病变以后，造成其他瓣膜功能和结构的变化，继而导致联合瓣膜病及一系列连带的全身症状出现，如肺静脉高压、肺静脉扩张、肺水肿、胸腔积液、呼吸困难、咳嗽，甚至大咯血等。

风湿性心脏病最容易受累的部位就是二尖瓣，引起瓣膜增厚，瓣叶结合部位粘连和钙化，导致二尖瓣狭窄。联合瓣膜病最常见的是二尖瓣狭窄合并主动脉瓣关闭不全，本例患者正符合上述的诊断，几乎所有的瓣膜都不同程度受到侵害。

正常二尖瓣口面积为 $4\sim 6\,cm^2$，约可通过成人三个手指，静息时每分钟约有 5L 血液在心脏舒张期通过此瓣口。本例病例虽然有中度主动脉瓣关闭不全，但是搏出量少，其反流量也减少，主动脉瓣关闭不全应该产生左心室肥厚，重度二尖瓣狭窄就会掩盖主动脉瓣关闭不全的相关表现。

根据超声测算的二尖瓣口面积的大小，可以区分病变的狭窄严重程度：轻度狭窄（$2.5\sim 1.5\,cm^2$），中度狭窄（$1.5\sim 1\,cm^2$），重度狭窄（$<1\,cm^2$）。左心房扩大，血液可以在此发生滞留，出现血栓，同时左心房壁纤维化以后，导致传导异常，出现房颤，房颤可使心排血量下降 20%。本例患者心脏复跳后，血流动力学极不稳定，可能和其病史长、心脏受损严重有一定关系。

麻醉管理特点及经验教训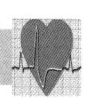

该患者病史长，病情重，多个瓣膜受累，二尖瓣口面积仅为 $0.6\,cm^2$，左心房巨大有血栓，同时合并胸腔积液和大量腹水，属于重度二尖瓣狭窄为主的联合瓣膜风湿性心脏病。患者入室后只能短时间平卧表明存在严重心功能不全，麻醉前必须使用心血管活性药物支持心脏功能，麻醉处理非常具有挑战性。

联合瓣膜病的麻醉着眼点是确定各个瓣膜的损伤程度，明确哪一个瓣膜受损最重。对于以二尖瓣病变为主的联合瓣膜病，术中应该绝对避免低血压和心动过速，因为一旦血压降低，必然引起冠状动脉缺血，甚至可能发生心搏骤停；而且一旦发生，心脏复苏将十分困难。对于此例二尖瓣重度狭窄患者，心率过快同时房颤会使左心室在舒张期得不到充分有效的血液充盈。避免心动过速，需预防左心房压升高和肺动脉高压伴随的右心室功能障碍,以及左心室充盈不良带来的体循环低血压。术前使用洋地黄和β受体阻滞药、选择无增快心率作用的麻醉药和维持足够的麻醉深度以抑制自主神经反应,是达到这些目标的主要方法。此外还需预防肺血管收缩导致的肺动脉高压和右心衰竭,低氧血症、高碳酸血症和酸血症是常见的诱因。

对于以二尖瓣狭窄为主的患者,需保证有足够的前负荷以维持血流通过狭窄的瓣膜,避免肺血管收缩使右心室后负荷增加。使用单纯的血管收缩药需注意可能会引起肺血管收缩和右心功能损害,应首选带有正性肌力作用的药物,如多巴胺和肾上腺素。体外循环后的右心功能衰竭,使用血管扩张药会有所帮助。

麻醉管理重点小结

1. 术前仔细评价患者的各瓣膜受损情况和心功能,发现主要问题,制订麻醉管理方案。

2. 危重患者的麻醉应该与心外科医生协调好,麻醉诱导前需有心外科和体外循环医生在场,共同协商抢救方案以应对突发情况。

参 考 文 献

[1] 胡小琴. 心血管麻醉及体外循环. 北京:人民卫生出版社,1997:706-707.

病例 8

左心房巨大黏液瘤

黄作本，闫红珊

病例介绍

患者，女性，68岁，体重53kg，主因"间断心前区不适伴心悸10天"入院，超声心动检查诊断为左心房黏液瘤，拟在全麻体外循环下行左心房黏液瘤切除术。既往否认其他疾患，心功能Ⅲ级。术前心电图显示房颤、心房扑动（简称"房扑"）。超声心动图报告：左心房横径6.18 cm，左心房长径7.59 cm，左心房前后径4.82 cm，左心房内可见68 mm×47 mm椭圆回声团，其轮廓欠清晰，内部回声欠均匀，借一短蒂与房间隔下部靠近二尖瓣前叶处相连，舒张期光团有时部分进入左心室，左心室流入道中度狭窄；舒张期左心房血流通过二尖瓣口时明显受阻，流速增快（V：1.43 m/s）；EF：31%；肺动脉压61 mmHg。X线胸片报告：右侧胸腔积液，部分右肺下叶肺不张。血常规检查：血红蛋白（HB）：102.6 g/L，血小板（PLT）：$465.4×10^9$/L。麻醉处理：患者入室后，静脉注射咪达唑仑2mg，东莨菪碱0.3 mg，表情安静，合作自如。面罩吸氧，心电监护，血压监测，脉搏血氧饱和度监测，BP 110/85 mmHg，HR 95次/分，SpO_2 92%（吸氧）。局麻下行左侧桡动脉穿刺，放置20号动脉留置套管针进行有创动脉血压监测，开放两条静脉通道，放置16号和18号静脉留置套管针，分别给予羟乙基淀粉130/0.4氯化钠注射液500 ml，乳酸林格液500 ml。静脉注射咪达唑仑5 mg，依托咪酯5 mg，哌库溴铵8 mg，芬太尼0.5 mg麻醉诱导，气管插管置入顺利，血压、心率波动轻微。头低位，右侧颈内静脉置入中心静脉测压管，CVP 14 mmHg。手术开始前和建立体外循环前，分别静脉注射咪达唑仑5 mg，哌库溴铵4 mg，芬太尼0.5 mg。手术前活化凝血时间（ACT）136 s。手术取正中切口，正中开胸，静脉注射肝素200 mg，迅速置管建立体外循环，转机后经右心房入路，打开房间隔，发现完整肿瘤，其蒂部直径约1.5 cm，附着于卵圆窝处，几乎填满整个左心房，大小约6 cm×4 cm×3 cm。肿瘤完整摘除，20 J除颤，心脏复跳顺利，停机后，持续静脉输注多巴胺5 μg/（kg·min），硝酸甘油0.2 μg/（kg·min）。体外循环期间，ACT曾经达到480 s，补充肝素100 mg后，ACT 620 s，停止体外循环后静脉滴注鱼精蛋白260 mg，到手术结束前累计追加鱼精蛋白50 mg。术中失血800 ml，尿量800 ml，静脉输注压积红细胞400 ml，血浆400 ml，输液总量2800 ml。手术结束时，血气报告：pH 7.45，$PaCO_2$ 37.1 mmHg，PaO_2 355 mmHg，HCT 29%，BE 2.1 mmol/L，K^+ 4.6 mmol/L。ACT 145 s。手术历时4小时10分钟，手术结束后，患者带气管插管安全返回重症监护病房。术后3天顺利拔除气管插管，病情恢复良好。病理报告：可见梭形及星形肿瘤细胞，部分区域围绕血管排列，伴多量淋巴浆细胞浸润及血栓形成，符合心房黏液瘤，7.3 cm×6.3 cm×3.7 cm。两周后痊愈出院。

病理生理特点

黏液瘤是一种良性实体瘤，生长缓慢，与机化的血栓有些相似。黏液瘤多发于左心房（90%），也可生长于其他心腔内。黏液瘤可生长于任何年龄段，多为女性患者。7%～10%具有家族史。黏液瘤生长到一定体积时，可能影响血流动力学变化，带蒂的黏液瘤可减少心脏内的血流量，甚至阻塞血流，引起低血压。带有较长的蒂组织黏液瘤的部分瘤体可随血流飘入二尖瓣环内，引起类似于二尖瓣狭窄的症状出现，肺循环压力增高，肺水肿，甚至大咯血。因此，心脏黏液瘤患者可因瘤体生长的位置、体积大小、活动度的差异而呈现不同的临床表现，如心律失常、心力衰竭、栓塞、瓣膜功能失调等，病情复杂多变，常给麻醉处理带来困难。

有时黏液瘤表面破裂，其碎片脱落引发一些血栓样症状。可出现发热，体重下降，晕厥，偏瘫，失语，以及腹腔和肢体动脉栓塞的症状。实验室检查，经常可见低血红蛋白血症、抗凝血酶Ⅲ（ATⅢ）数值偏低和血小板计数偏高。临床上常常将黏液瘤和血栓相混淆。因为黏液瘤存在栓塞的危险，所以一经发现患有黏液瘤疾病，均建议马上采取手术治疗。

该患者是一个比较典型的左心房黏液瘤患者，血红蛋白计数偏低，血小板计数偏高，心律失常，房颤，体重减轻，术中对肝素较快耐药，另外，该患者年龄大、体质弱，给麻醉过程增加了难度，也给麻醉医生带来了难度和挑战。肿瘤巨大患者，血液回到左心室的速度和流量明显减慢和减少，血液回流严重受限，可出现肺静脉高压，三尖瓣关闭不全，肺淤血，临床表现为呼吸困难、咳嗽，有时不能平卧。

麻醉管理特点及经验教训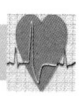

心腔内的占位性肿瘤可随体位改变而移动，随时可能会造成流入或流出道的梗阻和心律失常，导致低血压、室性早搏，甚至猝死。黏液瘤生长的部位和体积决定麻醉诱导方案和管理方案的制订，麻醉原则应该是维持血流动力学稳定。

术前应详细询问患者平时何种体位最为舒适。在转运、搬动患者时，应置患者于该体位，防止瘤体大、瘤蒂长的黏液瘤因体位改变而嵌入房室通道引起血流动力学剧烈改变，发生低心排血量或猝死等意外。如果突然出现不明原因血压骤降，应该首先排除体位的原因。如果是瘤体堵住二尖瓣口，首先表现动脉压波形几乎突然形成一条直线，此时情况非常危急，必须快速作出判断，在排除手术者操作、低血容量和过敏等因素后，需立即采取头低脚高位，使瘤体从瓣口回到心房内以解除梗阻。

黏液瘤组织松脆，极易脱落，脱落的瘤块可随血流飘到外周血管，如果进入脑组织将造成严重后果。麻醉诱导期间发生的咳嗽、挣扎都可能使瘤块脱落。此外，右心房黏液瘤穿刺颈内静脉导丝置入过深或心肺转流术（CPB）腔静脉插管时也可致瘤体脱落。右心房、右心室瘤应禁放漂浮导管，在阻断循环前不作心内探查和挤压心脏，以防肿瘤破碎脱落造成栓塞。此外，应强调尽量快速建立体外循环，尽量减少瘤体碎片脱落的可能性。

心脏肿瘤手术的麻醉方法同二尖瓣瓣膜疾病手术相似。可根据心脏功能来选择，对心脏功能差的患者应少用吸入麻醉，宜使用中等剂量芬太尼加其他药物维持麻醉，以静脉复合麻醉和静吸复合麻醉较为理想。对瘤体较大的左心房黏液瘤患者而言，应该避免心率过快，以防左心血液回流受限，心率应该维持在 60~80 次/分比较合适。

由于黏液瘤患者自身免疫反应，导致常有血浆 ATⅢ 含量和活性降低，引起肝素抗凝效能的下降，造成有肝素耐药倾向。对术前检查血浆抗凝血酶含量和活性低的患者，应在术前输注新鲜冰冻血浆补充 ATⅢ，手术时提早给予肝素，检查 ACT 未达标的，及时追加肝素，有时须反复追加 2~3 次才能使 ACT 达到 480 s 以上，肝素总用量往往超过正常计划量的 1~1.5 倍。当肝素总用量达 800 μg/kg 而 ACT 仍未达标时，应滴注血浆补充 ATⅢ，经此处理一般 ACT 都能达到抗凝标准。对有耐药现象的患者，CPB 中应每隔 30 min 监测一次 ACT。该患者术前生理 ACT 136 s，在体外循环期间，ACT 一度达到 480 s，考虑该类患者有对肝素耐药的特点，当机立断，立即通过体外循环静脉注射肝素 100 mg。ACT 480 s 是黏液瘤患者在体外循环期间重要的抗凝的底线时间，绝不能低于这个底线。否则，有可能出现凝血现象，后果是灾难性的。

麻醉管理重点小结

1. 术前应了解患者平时习惯于何种体位，手术前运送至手术室途中，避免不必要的体位变动。尽量防止由于瘤体大、瘤蒂长的黏液瘤因体位改变而嵌入房室通道引起血流动力学剧烈改变，发生低心排血量或猝死。

2. 麻醉诱导和维持要平稳，维持血流动力学稳定，避免因血压波动而引起肿瘤碎片脱落出现栓塞。

3. 注意此类患者特殊的肝素耐药现象，术中注意凝血情况，应该频繁监测 ACT，如果 ACT 在 480 s 以下，应该根据情况补充肝素。

4. 准备好抢救药品和设备。

5. 建议使用微栓滤器，防止栓塞。

参考文献

[1] 胡小琴. 心血管麻醉及体外循环. 北京：人民卫生出版社，1997：845-856.
[2] 卿恩明. 心血管手术麻醉学. 北京：人民军医出版社，2006：270-273.
[3] 于钦军，李立环. 临床心血管麻醉实践. 北京：人民卫生出版社，2007：286.
[4] 韦华，邓劲松，张日英，等. 心脏黏液瘤摘除术的麻醉处理探讨. 中华全科医学，2009，7（2）：140-141.

病例 9

先心病室间隔缺损

张熙哲

病例介绍

患儿，女性，8岁，体重20kg，以"间断咳嗽、咳痰、发热8年，发现心脏杂音2个月"入院。患儿出生后8年内，间断出现咳嗽、咳痰、发热，经抗生素治疗后均可好转。2月前因发热就诊，体检发现心脏杂音，超声心动图检查提示"先天性心脏病，膜周部室间隔缺损，直径13mm，左向右分流；左心室扩大，三尖瓣轻度反流"。发病以来无胸闷气短、无发绀。于全麻体外循环下行室间隔缺损修补术。术前用药为肌内注射阿托品0.2 mg，氯胺酮100 mg。入室后血压120/80 mmHg，心率110次/分，SpO_2 100%。开放静脉后以咪达唑仑2mg、依托咪酯4mg、芬太尼0.2mg、哌库溴铵2mg诱导后气管插管。左桡动脉、右颈内静脉穿刺置管监测动脉压和CVP。麻醉维持以丙泊酚输注复合异氟烷吸入，间断静注哌库溴铵。体外循环建立、心脏停跳后，经右心房切口见直径约13 mm膜周部室间隔缺损，以涤纶补片修补。开放升主动脉后出现室颤，以10J除颤2次后转为窦性心律。静脉输注多巴胺5μg/（kg·min）。CPB停止时血压50/30 mmHg，心率130次/分，经穿刺测定肺动脉压为48/23 mmHg，予静脉输注前列腺素E_1（PGE_1）20 ng/（kg·min），多巴胺加量为8μg/（kg·min），

> 加用米力农 0.8 mg 后持续输注 0.5 μg/（kg·min）。血压逐渐升至 75/40 mmHg，肺动脉压降至 40/20 mmHg。术毕带气管导管入 ICU。

病理生理特点

室间隔缺损（ventricular septal defect，VSD）是典型的左向右分流先心病，氧合血液从左心室分流到右心室。分流主要发生在收缩期，分流量和方向取决于缺损的大小和肺血管阻力（PVR）与全身血管阻力（SVR）的比率。限制性 VSD 的分流量受限于缺损的大小，左、右心室间有压力梯度；随着缺损增大、压力梯度降低，分流的程度和方向越来越取决于 PVR 与 SVR 的相对比率，即非限制性 VSD。血红蛋白浓度是分流量的另一决定因素：血红蛋白浓度增加使血液黏滞性增加，PVR 和 SVR 进而增加，但 PVR 的增加幅度更大，使左向右分流减少。血红蛋白浓度在出生后 3 个月的生理性降低对出生后的 PVR 正常下降起到重要作用。

左向右分流对心血管系统造成容量负担。VSD 分流引起右心室容量负荷增加和肺动脉血流增加；肺静脉回心血流增加导致左心室舒张末期容积和每搏作功增加，最终左心室扩张和肥大，使左心室舒张末期压力升高，继而左心房压升高。最终结果是肺静脉充血和左心衰引起的肺水肿。因为出生时的 PVR 高，非限制性 VSD 的婴儿肺血流量可接近正常。出生后第二周 PVR 开始下降并逐渐接近正常水平，肺血流量显著增加，可在 3 个月即出现充血性心力衰竭的症状。肺血管床长时间暴露于升高的流量和压力，导致 PVR 升高，患儿容易在出生后前几年发生肺血管梗阻性疾病（PVOD）。当 PVR 超过 SVR 时 [PVR 与 SVR 的正常比率为 1∶（10～20）]，可发生双向和右向左分流，称为艾森门格（Eisenmenger）综合征，引起发绀和红细胞增多症。中晚期 PVOD 和 PVR 显著增加的患者一般不适于 VSD 关闭，因为会导致右心室后负荷显著升高；因此，大 VSD（肺血流量与外周血流量的比率超过 2∶1）患儿宜在早期进行手术纠正。

VSD 分流导致左、右心室的容量负荷增加，机体通过 Frank-Starling 机制、交感神经系统兴奋和心肌肥大进行代偿，严重者最终可导致双心室衰竭。大量左向右分流时，外周血压的维持是以左心室和右心室的容量负荷为代价，这限制了心排血量升高的储备，造成静息时肺静脉和外周静脉充血。肺静脉充血使呼吸作功增加、肺顺应性降低、气道阻力增加，容易反复发生肺部感染。左心房容量和压力、左心室舒张末期容积的增加与肺血流量增加相平行；而右心室舒张末期容积可不增加，因为左心室到右心室的分流发生于收缩期。

VSD 的绝大多数类型为膜周和房室通道型，通常经右心房切开进行修补；肺动脉瓣下型 VSD（占 5%）通常经肺动脉途径进行修补；肌部 VSD（占 5%）通常经右心房或右心室切开进行修补。右心室切开有发生传导紊乱和后期出现心室功能障碍的危险，通常行一期姑息性肺动脉环缩术（pulmonary artery banding，PAB），待患者长大到能够经心房修补后再行根治。

麻醉管理特点及经验教训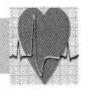

1. 术前评估：术前应评估心脏的畸形类型、心脏大小、心肌功能、房室瓣异常和肺动脉压情况。有充血性心力衰竭者应了解用药情况和疗效。

2. 诱导和维持：术前用药可减少焦虑，有利于麻醉诱导，可安全应用。诱导时应维持 SVR 和心肌功能。静脉通路建立困难的患儿可以肌注氯胺酮和阿托品或吸入七氟烷诱导。七氟烷对心功能的影响较小，肺血流量增加使吸入诱导速度加快。新生儿和合并充血性心力衰竭的患儿对吸入麻醉药的心肌抑制作用耐受性差，宜首选麻醉性镇痛药（芬太尼或舒芬太尼）和咪达唑仑或依托咪酯静脉诱导，血流动力学更稳定；而且大剂量芬太尼或舒芬太尼有助于减弱手术刺激引起的 PVR 增加。静脉用药时应注意避免在通路中产生气泡，以防止发生意外栓塞。

3. 循环管理：心排血量下降可损害全身灌注，应通过维持心率、心律、心肌收缩力、前负荷来保证心排血量。根据左向右分流的程度、是否合并肺动脉高压及其程度，平衡 PVR 与 SVR 的比率、限制肺循环过度是麻醉管理的重中之重。

PVR/SVR 下降可增加左向右分流，使肺血流量增加和心排血量减少。通过维持或改善肺血管张力可尽量限制左向右分流的程度。氧和低碳酸血症具有肺血管扩张作用，所以术中控制通气是调节 PVR 的最可靠手段。应用最小 FiO_2 以避免过度氧合，避免过度通气（$PaCO_2$ 维持在 40～50 mmHg）。

VSD 患儿（尤其是合并唐氏综合征者）可早期出现肺动脉高压，术前 X 线胸片显示肺血管影减少提示肺动脉高压。PVR/SVR 显著升高可引起右向左分流。持续性肺动脉高压和肺动脉压的急性升高可引起急性右心衰，增加死亡率。吸入 100%

氧气和过度通气是降低 PVR 的有效治疗措施；增加血液 pH 比降低 $PaCO_2$ 对于控制肺动脉压更有效，可通过静脉输注碳酸氢钠使全身碱化；PGE_1 对肺血管有选择性扩张作用，可从 10 ng/（kg·min）开始应用；一些患者对吸入 NO 也有反应；对 NO 没有反应的肺动脉高压可尝试应用硫酸镁治疗，初始剂量为 20 mg/（kg·h）；其他措施包括深度镇静、镇痛和肌松。

经食管超声心动图（TEE）非常有助于发现残余心内分流、评估房室瓣功能、判断心室功能和容量。术中置入左心房压和肺动脉压监测导管也可用于指导正性肌力药和容量替代。

4. CPB 后管理：CPB 后心排血量对心率的依赖性更大，应维持与年龄相当的心率和窦性心律。VSD 修补后，左心室不再经肺动脉射血，右心室将面对高后负荷，如果肺动脉高压未控制，可导致右心衰竭和心排血量下降。应通过上述措施降低 PVR，大多数患者脱离 CPB 时需要正性肌力药支持。多巴酚丁胺或多巴胺 5~10 μg/（kg·min）能提供正性肌力支持而不增加 PVR。米力农除了正性肌力、改善舒张功能、降低 SVR 作用外，直接的 PVR 降低作用更大；常用 50 μg/kg 负荷剂量后持续输注 0.5~1 μg/（kg·min）。米力农或其他后负荷降低措施也有利于残余房室瓣反流或残余 VSD 者。

手术可能引起传导异常，尤其是房室和窦房结功能障碍导致完全性心脏阻滞。VSD 术后的房室传导阻滞发生率为 10%，多数为暂时性，需要临时起搏导线进行房室顺序起搏以减少房室瓣反流、改善心排血量，很少患者需要永久性起搏。

5. 术后：简单 VSD 可在手术室或 ICU 早期拔管。肺动脉压升高的大 VSD 术后需要继续正性肌力药支持和降肺动脉压治疗，维持镇静和肌松至少 24 小时以减少早期肺动脉高压危象。

麻醉管理重点小结

1. 通过维持心率、心律、心肌收缩力、前负荷来保证心排血量。
2. 避免 PVR/SVR 下降，以免肺血流量增加，影响心排血量。
3. 避免 PVR/SVR 显著升高，以免发生右向左分流；一旦发生右向左分流，应采用通气措施来降低 PVR。
4. CPB 后采用通气措施来降低 PVR；右心室面对高后负荷，需要正性肌力药支持。

参考文献

[1] Blaise G, Langleben D, Hubert B. Pulmonary arterial hypertension: pathophysiology and anesthetic approach. Anesthesiology, 2003, 99: 1415-1432.

[2] Chang AC, Wells W, Jacobs J, et al. Shunt lesions. Pediatric Cardiac Intensive Care. Baltimore, MD: Williams & Wilkins, 1998: 201-232.

[3] Hardin JT, Muskett AD, Canter CE, et al. Primary surgical closure of large ventricular septal defects in small infants. Ann Thorac Surg, 1992, 53: 397-401.

病例 10

先心病肺动脉狭窄

高 岚

病例介绍

患者，女性，7个月零20天，体重6.5 kg，主因"发现心脏杂音五个月余"入院。患儿出生一月余因腹泻就诊于当地医院，查体发现明显的心脏杂音，口唇发绀、哭闹时明显加重，家人未予以进一步诊治。患儿生长发育一般。近来患者父母发现患儿哭闹时发绀明显，在当地行心脏彩超检查示"先天性心脏病，肺动脉狭窄"，现为行手术治疗入院。既往及家族史无特殊。入院查体：脉搏160次/分，呼吸24次/分，血压：右上肢64/38 mmHg，右下肢101/71 mmHg，左上肢 64/45 mmHg，左下肢 109/74 mmHg。氧饱和度右上肢90%，右下肢76%，左上肢87%，左下肢79%。患儿皮肤黏膜色泽发绀，呼吸不规整，双肺呼吸音粗，未闻及啰音。心前区无隆起，心尖搏动正常，心率160次/分，律齐，肺动脉瓣听诊区可闻及4/6级收缩期杂音。无心包摩擦音，无异常血管征。ECG：电轴右偏，肺性P波，顺钟向转位。超声心动图：① 房间隔缺损：房间隔中部连续中断约7~8 mm。彩色多普勒血流显像（CDFI）：房水平探及右向左分流。② 室间隔缺损：室间隔嵴下回声中断约11 mm。CDFI：室水平可见右向左为主的双向分流。③ 右心室流出道明显狭窄内径约5 mm，肺动脉明显狭窄。主肺动脉内径0.5 cm，左肺动脉内径0.5 cm，右肺动脉内径0.6 cm。肺动脉瓣增厚，开放受限。④ 右心扩大，左心房扩大，右心室肥厚，室壁运动幅度正常。血尿常规、肝肾功能、凝血、电解质检验未见明显异常。

入室前使用氯胺酮和阿托品肌注，患儿入睡后开放外周静脉，并行有创动脉测压。麻醉诱导采用咪达唑仑、依托咪酯、芬太尼和注射用维库溴铵（商品名：万可松）等静脉药物诱导插管，经鼻气管插管后颈内静脉穿刺置管。术中异氟烷0.4%～0.5%吸入维持麻醉，转机前CVP稳定于7～8 mmHg，主动脉插管前共使用20 μg去氧肾上腺素静脉注射纠正低血压。手术中术者探查时，患儿SpO$_2$下降，发绀加重，给予艾司洛尔5 mg两次后好转。体外循环期间平均动脉压（MAP）稳定于30～40 mmHg，呼吸机保持静态膨肺。主动脉开放前，微量泵入多巴胺3～8 μg/(kg·min)，硝酸甘油0.03 μg/(kg·min)。开放升主动脉后，心脏自动复跳，由于心率偏慢，最低至50次/分，分次给予阿托品0.3 mg及异丙肾上腺素3 μg静脉注射，心率增至160次/分，并稳定在140～160次/分。CPB辅助并行循环期间，加用肾上腺素0.03～0.08 μg/(kg·min)增强心肌收缩力，随后顺利脱机，血压稳定于70～80/30～40 mmHg，CVP 12～14 cmH$_2$O。手术时长5小时，转机时间2小时，心脏停跳时间55分钟。尿量100 ml，出血量40 ml，总输液量180 ml，其中血浆100 ml。术毕生命体征平稳，安返监护室。

病理生理特点

肺动脉口狭窄是肺动脉出口处的局部狭窄，狭窄可发生于从瓣膜到肺动脉分支的各个部位：① 肺动脉瓣狭窄（瓣膜型）占50%～80%，表现为瓣膜融合、瓣口狭小、瓣膜增厚。②右心室漏斗部狭窄（瓣下型）为纤维肌性局限性狭窄，或为四周肌性广泛肥厚呈管状狭窄。③肺动脉及其分支的狭窄（瓣上型）最少见。肺动脉口狭窄可以单独存在，也可合并其他心脏畸形。不论哪种类型的肺动脉口狭窄，均使右心室排血受阻，右心室腔内压力增高，增高幅度与肺动脉口狭窄程度成正比。肺动脉内压力则保持正常或稍有下降，因而右心室腔与肺动脉内存在跨瓣压力阶差，其压力阶差随着肺动脉口狭窄程度而增大；如跨瓣压力阶差在 5.34 kPa（40 mmHg）以下属于轻度肺动脉口狭窄，则对右心排血影响不大；当跨瓣压力阶差在 5.34～13.33 kPa（40～100 mmHg）之间属于中度肺动脉口狭窄时，右心室排血开始受到影响，尤其运动时右心排血量降低；当跨瓣压阶差大于 13.33 kPa（100 mmHg）以上则右心室排血明显受阻，甚至在静息时，右心室排血量亦见减少，右心室负荷明显增加。病情逐渐进展，使右心室肥大，右心室心肌劳损，右心室腔扩大导致三尖瓣环扩大，产生三尖瓣相对性关闭不全，继而右心房压力增高、右心房肥大，当右心房压力高于左心房压力时，在伴有房间隔卵圆孔未闭时，即可引起血液从右心房分流入左心房，患者出现发绀，长期右心室负荷增加，最终可导致右心衰竭，出现颈静脉怒张、肝大、腹水和下肢水肿等症状。

麻醉管理特点及经验教训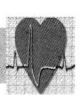

肺动脉口狭窄使进入肺的血量减少，狭窄越严重，动脉血氧饱和度下降越显著，在麻醉期间易出现急性缺氧发作。患者多有血液黏滞和凝血功能障碍。麻醉管理的难度增加，麻醉处理的关键是处理急性缺氧发作，预防低心排血量综合征及维持循环稳定。

此类患者术前易患肺部感染，增加心脏负荷，术前应该控制肺部感染。对于不能合作的小儿术前应用氯胺酮和阿托品肌注作为基础麻醉。氯胺酮增快心率，升高血压，增加心排血量，从而维持循环稳定。理论上，氯胺酮的交感兴奋作用使心率增快，心肌收缩力加强，对肺动脉漏斗部狭窄的患儿可能有不利的作用，但临床使用时未见到这种危险。这可能与氯胺酮能增加全身血管阻力，减少右向左分流有关。对于血液黏滞度增加的患者，术前可以适当扩容，使血液稀释。而且，足够的前负荷是维护血流动力学稳定的前提。足够的血容量可以预防低血容量导致的动力性右心室流出道梗阻，可以防止反射性心率增加以及心肌收缩力增强。对于有凝血功能障碍的患者，要注意纠正凝血功能。麻醉诱导宜选用对心肌抑制轻，对循环干扰小的药物，此例我们选用了咪达唑仑、依托咪酯和芬太尼联合应用，缓慢给药，维持循环的稳定。若血压下降明显，可选用去氧肾上腺素提升血压，同时可反射性减慢心率。麻醉维持采用吸入异氟烷，间断静推芬太尼和肌松剂。芬太尼的镇痛效能强，有效抑制应激反应，对心肌抑制作用轻，而且大剂量使用时减慢心率的作用适于右心室流出道梗阻的患者。另外，短效的β受体阻滞剂如艾司洛尔、美托洛尔也能有效地缓解右心室漏斗部痉挛梗阻，增加肺血流，此例患儿可以观察到明显的变化，艾司洛尔应用后阻止了SpO_2的下降，改善了氧合。

  肺动脉口狭窄使右心室后负荷长期增加，右心室壁向心性肥厚，多有心肌功能受损，术中术后易出现低心排血量综合征，术中应注意对肥厚的右心室的保护。避免增加右心氧耗，避免心动过速和高血压。术中应该尽量缩短转机和主动脉阻断时间，适当延长辅助并行循环时间，做好心肌保护。合理应用血管活性药物，主动脉开放前启用微量泵输注多巴胺和多巴酚丁胺，必要时可以辅以肾上腺素和米力农，增强心肌收缩力，有效预防低心排血量。在合并有其他右向左分流畸形的患者，低血压是引起缺氧发作的主要因素，血压下降体循环阻力降低，肺血流进一步减少更易导致缺氧、酸中毒、心肌抑制、心动过缓、肺血管收缩、儿茶酚胺释放，使肺血流进一步减少，形成恶性循环。此例麻醉在低血压时可以观察到SpO_2下降，及时应用去氧肾上腺素纠正后，血压回升，氧合改善。心脏复苏早期可以给予硝酸甘油和硝普钠泵入，降低肺循环阻力，增加肺血流。术中还应该随时监测血气，根据血气结果调整酸碱平衡和电解质紊乱，另外保持过度换气可以降低PVR，改善肺血流状态。

麻醉管理重点小结

  麻醉管理的要点：针对肺血流减少，注意预防急性缺氧发作；针对右心室功能不全，注意保护心肌，合理应用血管活性药物；同时保证足够的前负荷，维持循环的稳定。

  1. 避免应用抑制心肌收缩力的药物。病情危重患儿对前后负荷改变的耐受力较差，给药要慢。

  2. 维持稳定的心率、充足的灌注压，注意保护心肌。

  3. 适当过度换气，降低PVR，维持SVR，使肺血流增多。

  4. 合理应用正性肌力药（多巴胺、多巴酚丁胺、肾上腺素、氨力农或米力农）和血管扩张药（硝酸甘油、硝普钠）。

参考文献

[1] 胡小琴. 心血管麻醉及体外循环. 北京：人民卫生出版社，1997：598，652.
[2] 傅润乔，刘进，卿恩明. 小儿先天性心脏血管病手术的麻醉. 临床麻醉学杂志，2002，18（9）：508.

病例 11

先心病大动脉转位

张熙哲

病例介绍

女，8个月20天，体重9kg，以"全身发绀8个月余"入院。出生后发现全身发绀，吸氧后无明显好转，超声心动图显示：完全性大动脉转位，室间隔缺损，二叶式肺动脉瓣狭窄。在全麻体外循环下行大动脉调转手术（arterial switch operation，ASO）。术前药为肌注氯胺酮 40 mg、阿托品 0.15 mg。入室血压 97/56 mmHg，心率 130 次/分，SpO_2 75%。开放静脉后以咪达唑仑 0.5 mg、依托咪酯 2 mg、芬太尼 0.1 mg、维库溴铵 1 mg 诱导后经鼻气管插管。桡动脉和右颈内静脉穿刺置管。持续输注丙泊酚和间断静注芬太尼、维库溴铵维持麻醉。心脏停跳 95 分钟，体温维持于 22℃、MAP 维持于 40 mmHg；复温至 36℃，主动脉开放后心脏自动复跳，输注硝酸甘油 0.5 μg/(kg·min)，多巴胺 5 μg/(kg·min)；CPB 历时 137 min，停机时血压 60/35 mmHg，心率 150 次/分，CVP 5 mmHg，T 36.2℃。多巴胺改为 8 μg/(kg·min)，加用米力农 0.5 μg/(kg·min)、肾上腺素 0.1 μg/(kg·min)。术野渗血较多，输注浓缩红细胞 1000 ml、血浆 1000 ml、血小板 1 单位。血压波动于 40~60/20~30 mmHg，心率波动于 120~160 次/分，CVP 波动于 5~8 mmHg，米力农和多巴胺分别加量至 0.7 μg/

（kg·min）和10μg/（kg·min），分次静注氯化钙300 mg。尿量20 ml，分2次静脉给予呋塞米共5 mg，术毕尿量150 ml。其间发生室颤1次，予10 J除颤后转为窦性心律，血压20/10 mmHg，先后3次静脉给予肾上腺素总共100μg后血压回升至58/37 mmHg。动脉血气示：pH 7.28，PCO_2 45 mmHg，PO_2 373 mmHg，HCT 22%，BE－4.6 mmol/L，K^+ 3.5 mmol/L。术毕血压55/30 mmHg，心率130次/分，CVP 8 mmHg。带气管导管入ICU。

病理生理特点

大动脉转位（transposition of the great arteries，TGA）的特征是心室与大血管连接异常，主动脉起源于形态学右心室，肺动脉起源于形态学左心室；心房起源和房室之间的连接大多正常。VSD是与TGA有关的最常见缺陷。

TGA患儿的体循环和肺循环是并列的：体循环的去氧血进入右心房和右心室，经主动脉又回到体循环；氧合血从肺循环进入左心房和左心室，经肺动脉又回到肺循环。体、肺循环之间必须有交通才能使患儿存活，可发生于心内 [卵圆孔未闭（PFO）、ASD、VSD] 或心外 [动脉导管未闭（PDA）、支气管肺侧支] 水平。发绀是最常见的临床表现，分流量是决定发绀程度的重要因素。分流量大时，发绀的可能性小，但更容易发生充血性心力衰竭。分流量受分流的数目、大小和位置的影响；心室顺应性下降和体、肺循环血管阻力升高可减少分流。合并VSD的患儿常在心房和心室水平有分流，心房内常为左向右分流，心室内常为右向左分流，但是都可发生双向分流。通过PDA分流者应以PGE_1维持动脉导管开放，通过球囊房间隔造口术（balloon atrial septostomy，BAS）改善房内血液混合、缓解肺静脉充血、使左心室减压。

TGA的术式有几种：

1. Senning手术和Mustard手术是心房改道手术，在心房水平使去氧血回到左心室后进入肺动脉、氧合血回到右心室后进入主动脉，是20世纪80年代之前治疗完全性 TGA 的主要方法，早期疗效好。虽然在血流动力学上达到了生理功能的要求，但心室与大动脉连接不一致的解剖畸形仍存在，后期并发症（房性心律失常、右心室衰竭、三尖瓣反流等）发生率较高。

2. 大动脉调转手术（arterial switch operation，ASO）是将主动脉与肺动脉相互调转并移植冠状动脉，完成对 TGA 的解剖和生理矫治。TGA 并室间隔完整的较大患儿在术前可能有左心室心肌退化，使左心室在术后无法面对突然升高的主动脉压力负荷而衰竭。这些患儿宜先行肺动脉环缩手术（pulmonary artery band，PAB）以训练左心室、促进其发育，同时增加至肺动脉的分流以提供充足的肺血流。左心室心肌显著退化的年龄上限还不确定，最晚可能是 2 月龄，手术应在此之前完成；出生 1 周内的新生儿在左心室心肌退化之前进行 ASO，早期和后期疗效都很好。

麻醉管理特点及经验教训

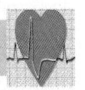

1. 术前评估：麻醉医师应在术前通过超声心电图了解体肺循环间的分流模式、伴发畸形、冠状动脉的解剖形态、房室瓣异常、左右心室的功能、准备采取的手术方案。评估患儿的血流动力学状态、动静脉通路、用药情况、气道情况、其他器官系统的状态。限制性 PFO/ASD、持续性肺动脉高压、低出生体重、早产是术前死亡的危险因素。应用 PGE_1 者评估其副作用，包括呼吸暂停、低血压、发热、中枢神经系统（CNS）兴奋、循环容量减少。合并 VSD 者评估充血性心力衰竭和肺血流量增加的情况，后者可限制患者的心脏储备。

2. 麻醉诱导和维持：接受手术者多为新生儿或小婴儿，没有静脉通路时可选择七氟烷吸入或氯胺酮肌内注射诱导；但更多的还是以麻醉性镇痛药（芬太尼或舒芬太尼）为主的静脉诱导和维持，复合挥发性或静脉麻醉药，可更好地控制血流动力学和应激反应。心排血量下降可降低氧饱和度，应通过维持心率、心律、心肌收缩力、前负荷来保证心排血量。

少数情况下，大剂量麻醉性镇痛药会抑制内源性儿茶酚胺释放，加上正压通气和肌肉松弛的作用，使前负荷和心肌收缩力降低，导致经房间隔分流减少，使室间隔完整的 TGA 患儿在诱导和正压通气时发生严重的动脉低氧血症。依赖 PGE_1 的新生儿在心肺转流之前应继续输注 PGE_1 [$0.01\sim0.05\ \mu g/(kg\cdot min)$]，以保证充分的血液混合；PDA 因 PGE_1 停用而关闭、通气不足或通气模式不当引起的肺动脉高压可进一步加重低氧血症。一旦发生严重低氧血症，应保证充分的氧合和通气、通过扩容增加心排血量,上述措施无效时应尽快建立心肺转流。

肺血流量减少或血液混合差的患者应尽量降低 PVR 以增加肺血流量和血液混合。大剂量芬太尼或舒芬太尼有助于减轻应激引起的 PVR 升高。高碳酸血症、酸中毒、低氧血症可进一步增加 PVR,应予过度通气、纯氧吸入和全身碱化以降低 PVR。NO 和 PGE_1 也对肺动脉有一定的扩张作用。

动脉穿刺困难的新生儿可经脐动脉置管测压。中心静脉穿刺困难的新生儿可经脐静脉置管到达下腔静脉或右心房监测 CVP。术中心内置管可用来监测心内压力和用药。有条件者应监测 TEE,有助于发现残余畸形以及评估冠状动脉、心室和瓣膜功能。

3. CPB 后管理:CPB 后的心排血量对心率的依赖性更大,应维持与年龄相当的心率和窦性心律。心房改道术后可能有静脉梗阻,产生全身静脉充血和右心房压降低,或肺静脉充血、肺动脉高压、肺水肿、低氧血症。上文中降低 PVR 的措施可降低右心室后负荷、防止三尖瓣反流。心房改道引起的房性心律失常可能需要抗心律失常药物或起搏治疗。

室间隔完整的 TGA 患儿左心室不能耐受过高的前负荷和后负荷,ASO 术后应在左心房压较低的情况下保证充足的心排血量,一般维持左心房压 4~6 mmHg 和收缩压 50~75 mmHg。大多数患者需要正性肌力药支持,可用多巴胺 3~10 μg/(kg·min)。硝酸甘油 0.5~2 μg/(kg·min) 有助于扩张冠状动脉和降低前负荷。钙离子水平对新生儿的心肌收缩力非常重要,可静注 15 mg/kg 氯化钙维持钙离子浓度正常。少数情况下左心室衰竭严重,可能需要加用肾上腺素 0.05~0.5 μg/(kg·min) 和硝普钠 0.15~2 μg/(kg·min)。如果同时合并 SVR 高,米力农是更好的选择,除了正性肌力、改善心室舒张功能、降低 PVR 作用外,还能直接降低 SVR。通常先缓慢静注负荷量 50 μg/kg,然后输注 0.5~1 μg/(kg·min)。左心房压高而血压低时,可应用利尿剂或直接从中心静脉导管放血。

ASO 需要移植冠状动脉,发生问题可引起心肌缺血和全心功能障碍。心肌缺血、后负荷增加或容量负荷过重可引起左心室扩张和左心房高压,左心室扩张又可引起和加重心肌缺血,形成恶性循环。冠状动脉中的空气栓子可引起暂时性缺血,TEE 有助于在停机前确认左心是否充分排气;主动脉开放后维持 CPB 高灌注压有利于空气栓子向远端移动。室性心律失常在新生儿不常见,持续存在时必须除外冠状动脉的问题。排除了血块或器械压迫冠状动脉后,再植冠状动脉扭曲或冠状动脉口问题需要立即手术处理;增加心肌氧供、降低心肌氧耗的治疗措施只能起到暂时的对症疗效，而不能替代手术处理。

手术和 CPB 时间通常较长，可应用抗纤溶剂（氨基己酸、氨甲环酸）以减少失血。ASO 术后的动脉缝线处可大量出血，可能需要降低主动脉和肺动脉压力以减少出血。应积极输注血液制品以纠正贫血和凝血因子减少。

4. 术后：患儿不适于早期拔管。运送至 ICU 的过程中应持续吸氧、监测血流动力学和静脉输注正性肌力药，避免通气模式改变、意外拔管、体温下降和血流动力学突然变化。

麻醉管理重点小结

1. 通过维持心率、心律、心肌收缩力、前负荷来保证心排血量。
2. 防止 PVR 升高，以免肺血流量和血液混合减少；可采取通气措施以降低 PVR。
3. 积极评估和治疗冠状动脉再植后的心肌缺血。
4. 体循环心室（心房改道后的右心室，ASO 后的左心室）功能障碍可能需要正性肌力药和血管扩张剂治疗才能脱机。

参 考 文 献

[1] Termignon JL, Leca F, Vouhe PR, et al. "Classic" repair of congenitally corrected transposition and ventricular septal defect. Ann Thorac Surg, 1996, 62: 199-206.

[2] Muhiudeen Russell IA, Miller-Hance WC, Silverman NH. Intraoperative transesophageal echocardiography for pediatric patients with congenital heart disease. Anesth Analg, 1998, 87: 1058-1076.

[3] Losay J, Touchot A, Serraf A, et al. Late outcome after arterial switch operation for transportation of the great arteries. Circulation, 2001, 104: 121-126.

病例 12

先心病右心室双出口

姜 燕

病例介绍

患儿，女性，8岁，身高116 cm，体重18 kg。生后不久因"肺部感染"在当地医院检查发现心脏杂音，超声心动图检查发现"先天性心脏病，右心室双出口"，未进一步检查和治疗。出生后不久（具体时间不详）出现口唇发绀。病程中经常反复出现"肺部感染"。病程中发绀逐渐加重，"肺部感染"症状有所减少。无喜蹲踞，无咯血，无双下肢水肿。发育稍差。病程中饮食可，大小便正常。查体：体温36.6℃，脉搏86次/分，呼吸20次/分，四肢血压：右上肢110/79 mmHg，右下肢120/80 mmHg，左上肢103/78 mmHg，左下肢113/78 mmHg。四肢氧饱和度：右上肢54%，右下肢55%，左上肢57%，左下肢56%。皮肤黏膜色泽发绀，鸡胸。心前区有隆起，心尖搏动位于左侧第4肋间锁骨中线内侧0.5 cm。触诊心尖搏动增强，无震颤，无心包摩擦感。心率86次/分，律齐，心音S1正常，肺动脉瓣区第二心音亢进，胸骨左缘3、4肋间能闻收缩期喷射样杂音2~3级/6级，无震颤。杵状指（趾）。血常规：Hb 224 g/L，HCT 69%，PLT 71.6×10^9/L。凝血酶原时间21.9 s，凝血酶原活动度27%。X线胸片提示双肺纹理增重，肺血增多。超声心动图检查提示：心房正位，心室右襻，各房室内径正常，右心室前壁厚度 7 mm；房间隔连续完整，房水平未见异常分流；室间隔膜部回声失落约 18 mm，室间隔缺损离肺动脉稍近，室水平探及双向分流；主、肺动脉呈前后位排列，主动脉位于右前，发自右心室，肺动脉位于左后，主动脉内径 20 mm，肺动脉瓣环内径 19 mm，肺动脉瓣下内径 14 mm，左肺动脉内径 18 mm，右肺动脉内径 14 mm，肺动脉内流速 2.9 m/s，压差 34 mmHg。术前诊断：先天性心脏病（发绀型） 右心室双出口肺动脉高压 窦性心律。

患者进入手术室后无创袖带血压 110/65 mmHg，HR 105 次/分。局部麻醉下开放静脉输液和动脉穿刺置管进行直接测压。麻醉诱导选用咪达唑仑 2 mg、芬太尼 0.1 mg、维库溴铵 2 mg，经口气管插管后行右颈内静脉穿刺监测 CVP。麻醉维持采用间断静脉推注维库溴铵、芬太尼、咪达唑仑及吸入异氟烷。

手术取正中锯胸骨切口进路，探查见升主动脉在右前方，直径 2.0 cm，主肺动脉在左后方，直径 2.0 cm，均发自右心室。升主动脉压 70/40 mmHg，肺动脉压 50/30 mmHg。心内探查见室间隔缺损（VSD）位于肺动脉下，远离主动脉开口，大小约 2.0 cm。遂决定经三尖瓣口修补 VSD，并用内隧道将 VSD 引入肺动脉开口。心外行主动脉、肺动脉调转术。

复温开放升主动脉后心脏自动复跳，窦性心律，给予多巴胺 5 μg/(kg·min)、硝酸甘油 0.3～0.5 μg/(kg·min)、肾上腺素 0.05 μg/(kg·min)，CPB 辅助 90 min。CPB 停止后血压维持在 50～60/35～45 mmHg，HR 130～140 次/分，CVP 5～6 mmHg，给予米力农 0.6 μg/(kg·min)，逐渐将多巴胺剂量升至 20 μg/(kg·min)，血压维持在 60/40 mmHg 左右，HR 140～150 次/分，CVP 5～6 mmHg。转流时间 290 min，升主动脉阻断时间共 185 min，手术时间 8 h 10 min。术后创面渗血较严重，转流后共出血

1900 ml，输浓缩红细胞 600 ml，新鲜冰冻血浆 600 ml。术毕血气分析：pH 7.32，HCT 30％，PCO_2 45 mmHg，PO_2 344 mmHg，术毕带气管导管回 ICU。患者回到 ICU 后胸腔和胸骨后引流管引流血性液体较多，输液后中心静脉压上升，血压下降，怀疑心脏压塞，于是进行了二次开胸探查。探查见心包腔内有大量血凝块，动脉心包吻合口处有一处渗血，下腔静脉插管处渗血。渗血处予以缝合止血。术后返回 ICU。手术后患儿血流动力学比较稳定，HR 120～140 次/分，律齐，血压 95～110/55～65 mmHg，CVP 12～14 mmHg，尿量可。自主呼吸充分恢复，意识清楚，于术后第三日顺利脱离呼吸机，拔除气管导管。

解剖学特征

右心室双出口（DORV）是指主动脉和肺动脉均起源于形态右心室，主动脉瓣与二尖瓣之间无纤维连接的先天性复杂心脏畸形。DORV 是罕见疾病，发病率占先天性心脏病的 1％ 左右，占新生存活婴儿的 0.09‰。

DOVT 在病理解剖上应具备以下三个条件：① 主动脉和肺动脉均起源于右心室；② VSD 是左心室的唯一出口，左心室的血液经 VSD 进入右心室，而后再进入主动脉和肺动脉；③ 半月瓣和房室瓣没有连接，其间有圆锥组织间隔。

近年来对这种畸形的认识有所深化，对上述 3 个条件有所修改：① 两支大动脉的任何一支（主动脉或肺动脉）完全来自右心室，另一支的大部分（一半以上或三个半月瓣窦的两个以上）来自右心室。当主动脉完全起源于右心室、肺动脉的大部分（＞50％）起自右心室，称为 Taussing-Bing 综合征。② 主动脉瓣和二尖瓣或三尖瓣与肺动脉瓣间是否有纤维连续并不重要。

右心室双出口有多种分类方法，考虑因素有 VSD 与大动脉的关系，两大动脉的相对关系，房室关系，是否合并肺动脉狭窄以及其他畸形。

● VSD 与大动脉的关系：① 肺动脉瓣下型（Taussing-Bing），占 30％，左心室血进入肺动脉；② 主动脉瓣下型，占 50%，左心室血进入主动脉；③ 邻近两大动脉，占 10%，没有流出道间隔，左心室血进入主动脉和肺动脉；④ 远离两大动脉，占 10%，VSD 远离两大动脉。

● 两大动脉的相对关系：① 正常（主动脉位于肺动脉右后方）；② 并排（主动脉位于肺动脉右侧）；③ 主动脉位于右前方；④ 主动脉位于左前方。

● 房室关系：90% 房室连接关系一致，即形态学右心房和形态学右心室连接，形态学左心房和左心室连接。10% 房室连接关系不一致。

● 合并畸形：包括肺动脉瓣狭窄、房间隔缺损、动脉导管未闭、房室瓣狭窄或闭锁、主动脉瓣狭窄、流出道梗阻、单心室、心室发育不良、心内膜垫缺损、肺静脉异位引流、冠状动脉开口异常、内脏反位等。

病理生理学特点

DOVT 变异性很大，是介于法洛四联症（TOF）与完全性大动脉转位（TGA 合并 VSD）之间的一组先天性畸形，其病理生理学、血流动力学和临床表现有很大差异，主要取决于室间隔缺损的位置、大小，以及是否合并肺动脉狭窄及程度。VSD 大，左、右心室压力相等；VSD 小，左心室排血受阻，左心室压力高于右心室。

1. 主动脉瓣下 VSD：① 无肺动脉狭窄者：左心室血大部分经 VSD 进入主动脉，右心室血主要进入肺动脉，发绀程度较轻。由于体循环阻力高于肺循环阻力，肺血流增多，肺循环血流多于体循环，导致肺血管过度循环状态，肺血管阻力增高，临床表现与大 VSD 合并肺动脉高压相似。② 合并肺动脉狭窄者：临床表现类似法洛四联症，肺血流少，肺血流梗阻是固定型的。发绀程度较重，与肺动脉狭窄程度密切相关。

2. 肺动脉瓣下 VSD 伴或不伴肺动脉狭窄：表现类似完全性大动脉转位合并 VSD。左心室血液主要进入肺动脉，右心室血液主要进入主动脉，表现为充血性心力衰竭，发绀程度较重。如果合并肺动脉狭窄，进入肺动脉进行氧合的血流量减少，发绀可进一步加重。

3. 主动脉与肺动脉开口并列，VSD 较大：由 VSD 分流而来的血液进入主动脉和肺动脉的量几乎相等，分流量大，肺血流量增多。右心室压力与体循环动脉压力相似，表现为轻度发绀或心力衰竭。

4. VSD 远离两支大动脉开口：由 VSD 分流而来的血液进入右心室，在右心室内与静脉血混合后再进入主动脉和肺动脉，表现为较大的房室间隔缺损和肺动脉高压症状。

麻醉管理特点及经验教训

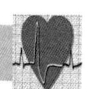

应根据患者的病理生理状态采用不同的麻醉管理策略，对于肺血流增多的患者，术前治疗目标是最大限度地减少肺血流，可通过减少吸氧浓度，维持 SpO_2 在 80%～85%、避免过度通气来实现。对于肺血流少的患者，术前治疗目标是通过吸氧减轻发绀。

肺动脉高压的麻醉处理原则：维持适当的麻醉深度，避免应激导致的肺血管阻力增加。畸形矫正前使用 50%～60% 的吸入氧浓度，停机后使用 100% 的吸氧浓度过度通气。避免低氧血症和酸中毒，避免使用氯胺酮等导致肺循环压力升高的药物。肺动脉高压使右心室后负荷增加，从而增加右心室作功和减少右心室排血量，引起左心室排血量减少，故停机前尽早使用血管扩张药物，以降低后负荷，改善右心室功能。

本例患者转流时间长，由于长时间的心肌缺血、CPB 导致的全身炎性综合征、手术的直接损伤和缺血-再灌注损伤使心肌收缩力受到严重抑制，故停机后血管活性药用量较大，血压偏低。

发绀患者血小板数量减少和功能缺陷很普遍，表现在出血时间、血块收缩、不同物质诱导血小板聚集等方面。血小板减少的发生率和严重程度与红细胞增多症的严重程度和动脉血氧不饱和程度直接相关。发绀亦常与凝血和纤溶缺陷发生相关，特别是 HCT 超过 60% 的患者。很多文献报道发绀患儿 PT 和 ACT 延长，以及纤维蛋白原和凝血因子Ⅱ、Ⅶ、Ⅸ、Ⅹ、Ⅺ、Ⅻ水平低下。除凝血因子缺乏外，先心病患儿还存在过度纤溶。CPB 启动促凝血酶生成和全身炎性反应促进凝血因子的消耗，导致血小板结构和功能障碍、血小板数量减少、凝血因子缺乏和纤溶激活。血小板功能受损和凝血因子减少是 CPB 后出血的主要原因。

本例患儿术前发绀严重，存在红细胞增多症，血小板数量减少，凝血酶原时间延长，CPB 时间长，是 CPB 后过度出血的高危患者。然而负责 CPB 和负责麻醉的医师未对这些高危因素予以重视，CPB 之前、CPB 过程中、CPB 之后均未给予抗纤溶的治疗措施。CPB 后术野广泛严重渗血情况下，没有输注血小板，凝血因子的补充也不充分，导致患儿回到 ICU 后手术部位引流管引流出大量血性液体，一度心脏压塞，术后 5 小时二次开胸止血。

麻醉管理重点小结

1. VSD 位置是心内血液流向和基本生理表现的主要决定因素。

2. 体外循环后由于手术的直接损伤和缺血-再灌注损伤使心脏的兴奋性和传导性及收缩力均有不同程度的降低，因此极易发生右心室功能不全而致低心排血量综合征。故需严密监测血压、中心静脉压或左心房压及尿量的变化，及时给予正性肌力药。

3. 发绀、红细胞增多症、术前血小板数量减少和（或）功能障碍、CPB 时间长是 CPB 后过度出血的高危因素，应予积极预防和处理。

参考文献

［1］ 王新房，谢明星. 超声心动图学. 4 版. 北京：人民卫生出版社，2009：571-760.

［2］ Carol L. Lake，Peter D. Booker. 小儿心脏麻醉学. 晏馥霞，李立环，译. 4 版. 北京：人民卫生出版社，2008；367-370.

［3］ 张国强，倪锦. 先天性心脏病合并肺动脉高压患儿心脏手术的麻醉处理. 中华麻醉学杂志，2004，24：393-394.

病例 13

先心病合并肺动脉高压

高 岚，王 倩

病例介绍

患者，女性，29岁，主因"发现心脏杂音25年"收入院。患者25年前因"发热、肺炎"就诊于当地医院，查体发现心脏杂音，考虑"先天性心脏病"，未进行进一步治疗。后患者较同龄人活动耐量明显下降，剧烈活动后出现口唇和四肢末端青紫，伴心悸，休息后好转。无明显喜蹲踞，无明显咳嗽、咳痰，平静时无口唇青紫。1年前患者突发咯血，外院考虑"肺淤血"，具体治疗不详。近日患者于外院查超声心动图示"先心病，室间隔缺损，肺动脉高压"。为进一步治疗收入院。既往史无特殊。查体：身高158cm，体重50kg。心率88次/分，意识清楚，发育正常。心前区无异常隆起，心律齐，胸骨左缘3、4肋间可闻及1/6～2/6级收缩期杂音，未及震颤，P2亢进。双下肢无水肿。辅助检查：血常规：Hb 99g/dl，白细胞（WBC）15.56×10^9/L。血气分析：pH 7.46，PCO_2 34mmHg，PO_2 60mmHg。心电图：不完全右束支传导阻滞。超声心动图：室间隔肌部近心尖段回声中断，约2.2cm，CDFI室水平探及双向分流；左心室射血分数68%，右肺动脉内径2.16cm，主肺动脉内径3.5cm，三尖瓣反流压差101mmHg。入院诊断：先天性心脏病，室间隔缺损，肺动脉高压，心界不大，窦性心律，心功能Ⅱ级（NYHA分级）。拟行室间隔修补术。术前30 min给予东莨菪碱0.3 mg、咪达唑仑3 mg、吗啡5 mg肌注，入室后开放外周静脉，常规监测各项生命体征，并行桡动脉穿刺置管监测有创压，持续输注硝普钠0.2 μg/（kg·min）。诱导采用咪达唑仑2 mg、依托咪酯0.2 mg/kg、芬太尼10 μg/kg、注射用哌库溴铵（商品名：阿端）0.1 μg/kg，然后行气管插管，气管导管型号为7.5号。插管后接呼吸机机械通气，潮气量500 ml，呼吸频率10次/分，监测呼气末二氧化碳分压。吸入1%异氟烷，静脉泵入丙泊酚维持麻醉，行颈内静脉穿刺置管，成功后显示中心静脉压（CVP）4 mmHg。动脉血气分析显示：pH 7.39，PCO_2 38 mmHg，PO_2 481 mmHg。切皮前给以依托咪酯8 mg、芬太尼0.2 mg、注射用哌库溴铵2 mg，术中肺动脉插管测定肺动脉压为102/62 mmHg，给予NO 5 ppm吸入。体外循环时间79 min，开放升主动脉后自动复跳，复跳后患者血压偏低，给予多巴胺5～15 μg/（kg·min），肾上腺素0.02～0.2 μg/（kg·min）持续泵入，并间断给予肾上腺素推注。降低肺动脉压，给予前列腺素E 0.05 μg/（kg·min），硝酸甘油0.3 μg/（kg·min）持续泵入。根据血气分析补充电解质。术中失血500 ml，尿量2000 ml，输注压积红细胞200 ml、血浆700 ml，输液量2100 ml。术后逐渐减少血管活性药物，术后6天拔出气管导管。术后15日出院。

病理生理特点

世界卫生组织（WHO）对肺动脉高压（pulmonary artery hypertension，PAH）的定义是静息状态下平均肺动脉压>25 mmHg（1 mmHg=0.133 kPa）或运动后平均动脉压>30 mmHg。平均肺动脉压21～30 mmHg、31～50 mmHg、>50 mmHg

分别定义为轻、中、重度肺动脉高压。肺动脉高压不是一种疾病的诊断，可由多种心、肺和肺血管病变引起。当肺动脉压异常增高超过正常范围时即为肺动脉高压。先天性心脏病（以下称"先心病"）引起 PAH 的因素为肺血流增加、肺静脉压增高等。肺血流长期增多，早期使肺动脉代偿性收缩，继而肺血管壁发生组织学改变，肺血管痉挛、肺小动脉内膜及中层增厚和硬化。当等于体循环压力时，左向右分流即变为双向分流或右向左分流，即艾森门格综合征，手术治愈的可能很小。肺动脉高压是左向右分流的先心病中最为常见和危害严重的并发症，不仅影响外科治疗的效果，还增加了麻醉的危险。一般认为肺微小动脉内皮损伤是肺动脉高压的起始环节，内皮受损功能失调，血管活性物质及细胞因子产生异常，直接作用于血管平滑肌，早期肺血管收缩，后期中膜和内膜增厚，管腔变窄，肺动脉阻力增加，肺动脉压升高。

决定肺动脉高压发展最为主要的因素是心内结构缺损大小和肺动脉内压力。同时，缺损类型和肺动脉内血氧饱和度高低对肺动脉压力升高也起着重要作用。

麻醉管理特点及经验教训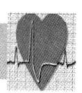

先心病合并 PAH 心肌受累严重，应激性增加，心肌收缩力和储备功能明显下降，对麻醉和手术的耐受性差。同时肺血流增多引起反复呼吸道感染，肺顺应性下降及呼吸作功的增加，常导致呼吸功能不全，极危重的患儿甚至不能耐受有呼吸抑制作用的术前用药。麻醉诱导时要维持足够的前负荷，避免心肌过度抑制和肺血管阻力增高。此患者采取了小剂量咪达唑仑＋依托咪酯，复合大剂量芬太尼诱导，对体循环影响较小。诱导期间还应避免血压过度下降发生右向左分流，导致急性发绀和病情恶化，大剂量芬太尼也可以减少应激所致的 PAH 反应，而且静脉麻醉药对肺动脉压力的影响轻微。麻醉维持采用了吸入异氟烷复合静脉丙泊酚，间断追加芬太尼和肌松剂。吸入麻醉药对肺血管张力影响不大，但可影响肺血管对缺氧的收缩反应和对血管扩张药物的舒张反应。多种因素可以加重肺血管收缩，如低氧、高碳酸血症、代谢性酸中毒、低体温、低血糖、肺泡萎陷或肺气肿、麻醉或镇痛不足以及心室功能障碍等。肺动脉高压的治疗包括：血管扩张药和 NO 供体药物（硝酸甘油、硝普钠、米力农、氨力农），前列腺素类，以及吸入 NO 等。本患者术中测定肺动脉压为 102/62 mmHg，及时吸入 NO 给予降压。体外循环停止后，心脏自动复跳，但是血压偏低，考虑患者长期肺动脉高压，心功能受损严重，故较早即给予正性肌力药物多巴胺和肾上腺素支持。降低肺动脉压应用了吸入 NO 和静脉输注前列腺素和硝酸甘油。在麻醉过程中注意防止任何可能引起肺动脉高压的因素,定期监测血气,维持良好的氧供和氧合,避免缺氧和二氧化碳蓄积,及时纠正酸中毒,注意保温,维持一定的麻醉深度,避免应激反应,避免气道压力过高等等。此患者在严密监测下安返心外监护,术后 6 天顺利拔管。

麻醉管理重点小结

麻醉诱导及维持过程中要以降低肺血管阻力,减轻右心后负荷为原则,避免使用对心肌抑制较重或引起肺血管收缩的药物。

1. 麻醉诱导期间减少患者躁动,避免加重肺动脉高压。
2. 麻醉管理注意降低肺循环阻力,增加肺血流,维持体循环阻力及中心容量,维护血流动力学稳定。保持足够的麻醉深度,抑制应激反应。
3. 合理使用血管活性药物,联合应用强心及扩血管的药物,既辅助受损的心功能,维持一定的血压,又降低肺动脉压及肺循环阻力。
4. 避免低氧血症、高碳酸血症和酸中毒,适当过度通气可降低肺循环阻力。
5. 密切观察鱼精蛋白拮抗肝素的不良反应。必要时鱼精蛋白可由术者经主动脉根部缓慢给予,以避免静脉注入后流经肺动脉时出现肺动脉痉挛,诱发肺高压危象。
6. 及时吸痰、膨肺。

参考文献

[1] 王新卫,伍伟锋,俸勇强. 小儿先天性心脏病心房利钠肽、利钠肽、内皮素-1 水平的研究. 中国心血管病研究,2008,6:87-89.

[2] 孟庆云,柳顺锁. 小儿麻醉学. 北京:人民卫生出版社,1997:188.

[3] 孙乐波. 前列腺素 E1 在体外循环心脏手术围术期的应用. 浙江临床医学,2005,7(1):81-82.

[4] Katsushi H, Kazufumi N, Hideki F, et al. Epoprostenol therapy decreases elevated circulating levels of monocyte chemoattractant protein-1 in patients with primary pulmonary hypertension. Circ J, 2004, 68 (3): 227-231.

[5] Walmrath D, Schneider T, Schermuly R, et al. Direct comparison of inhaled nitric oxide and aerosolized prostacyclin in acute respiratory distress syndrome. Am J Respir Crit Care Med, 1996, 153 (3): 991-996.

[6] Napoli C, Loscalzo J. Nitric oxide and other novel therapies for pulmonary hypertension. J Cardiovasc Pharmacol Ther, 2004, 9 (1): 1-8.

病例 14

先心病主动脉狭窄

乔 青

病例介绍

患儿,男性,6岁,体重15 kg。主因"活动后心悸、气促及足背动脉搏动减弱,超声心动图检查示降主动脉缩窄"入院。体检:T 36.5℃,P 84次/分,R 19次/分;四肢血压:左上肢142/72 mmHg,右上肢138/70 mmHg,右下肢70/41 mmHg,左下肢66/38 mmHg。心电图:窦性心律不齐。X线胸片:肺部未见活动性病变,心影增大,心胸比率0.58。超声心动图示:先天性心脏病,主动脉缩窄,左心室扩大,左心室肥厚,主动脉瓣轻度反流,永存左上腔静脉。心脏大血管造影示:主动脉峡部变窄,狭窄长度1.2 cm,可见双上腔静脉。诊断:先天性心脏病,降主动脉缩窄,主动脉瓣关闭不全。拟在全麻下行主动脉缩窄修补术。

患者入手术室后监测ECG、SpO_2,开放静脉通路,建立右上肢动脉有创血压监测。麻醉诱导采用咪达唑仑1 mg、依托咪酯4 mg、芬太尼0.1 mg、维库溴铵3 mg,气管插管后控制呼吸。经右颈内静脉放置双腔中心静脉导管,监测CVP。右股动脉置管监测下肢血压。监测鼻温和血气。吸入1%异氟烷维持麻醉,间断静脉注射芬太尼0.1 mg、咪达唑仑1 mg、维库溴铵1 mg。术中未采取降温措施,在室温、麻醉、消毒皮肤和输液的影响下,阻断主动脉期间鼻咽温为 35.4～35.6℃。试阻断主动脉时，上肢血压由 106 mmHg 升至 138 mmHg，遂静脉推注尼卡地平 0.2 mg 后阻断主动脉，并持续静脉输注尼卡地平 0.5～3 μg/（kg·min），维持上肢收缩压在 100～120 mmHg，下肢收缩压 40～52 mmHg。补片扩大、缩窄矫正后缓慢开放主动脉，阻断主动脉时间 15 min。开放主动脉前停用尼卡地平，适当加快输液，上肢血压有所下降，下肢血压迅速回升，但仍较上肢血压低。小剂量多巴胺 3～8 μg/（kg·min）静脉输注，适当补充血容量维持血压。查血气后补充碳酸氢钠纠正酸中毒。术后患儿恢复良好，未发现下肢活动障碍及肾衰竭等并发症。

病理生理特点

主动脉缩窄多为先天性，是一种较少见的先天性心脏病。狭窄多位于主动脉峡部，左锁骨下动脉远端，通常分为导管前型、导管后型、导管旁型及主动脉弓发育不良四型。本病常并发主动脉瓣二瓣化、动脉导管未闭、房间隔缺损、室间隔缺损、脑动脉瘤等心内外畸形。导管前型，又称婴儿型，常伴有心内畸形。导管后型，也称成人型，较少伴发心内畸形。

主动脉缩窄的病理生理变化主要是因为主动脉局限性狭窄、管腔变小、血流通过受阻导致的一系列变化：

1. 下半身缺血致使侧支循环丰富，以增加缺血组织的血供。
2. 主动脉缩窄以上血流量多，血压高；缩窄以下血流量减少，血压低。
3. 左心室后负荷增加，导致左心室劳损、肥厚，严重者最终致心力衰竭。
4. 由于主动脉缩窄以上血流量多，血压升高；以及肾缺血引发肾性高血压；致使脑血管长期承受高压影响，可发展为脑动脉硬化，严重者可发生脑出血。
5. 下半身缺血，使肾缺血、缺氧，可引发肾功能障碍。
6. 严重的主动脉缩窄，最终可因左心功能衰竭、细菌性心内膜炎、主动脉内膜炎、主动脉破裂或脑出血等而死亡。

降主动脉严重梗阻的危重病例多见于新生儿，造成体循环灌注不足，引起严重的酸中毒。左心室后负荷增加，发生循环衰竭。左心室舒张末期压力升高反射性地引起肺动脉高压。

麻醉管理特点及经验教训

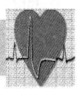

主动脉狭窄一经确诊，应尽早手术。手术成功的关键在于彻底解除主动脉腔内缩窄环，充分扩大管腔。常用的手术方法有：① 狭窄段切除后行端端吻合术；② 狭窄段切除，人工血管移植或以切断的左锁骨下动脉与远端主动脉吻合术；③ 应用补片行血管成形术；④ 缩窄段纵行切开横行缝合主动脉成形术；⑤ 主动脉缩窄旁路移植术等。

1. 术前准备

（1）控制高血压：术前血压过高者一般需服用降压药物。

（2）控制心力衰竭：术前强心、利尿、吸氧。

（3）纠正电解质、酸碱平衡紊乱：术前应用碳酸氢钠纠正酸中毒，纠正低血钾。

（4）对重症发生心力衰竭的新生儿：术前静脉输注前列腺素 E_1 0.1～0.5 μg/（kg·min），以维持动脉导管开放，增加缩窄端以下的主动脉血液灌注，然后紧急手术。

（5）与外科医生沟通了解手术方式，以便制订麻醉及管理计划。

2. 麻醉方法：可选用静脉吸入复合全麻，气管内插管，机械通气。麻醉诱导可采用咪达唑仑 0.05～0.1 mg/kg、依托咪酯 0.15～0.3 mg/kg、芬太尼 5～10 μg/kg、维库溴铵 0.1～0.15 mg/kg 静脉注射后行气管插管控制呼吸。麻醉维持可吸入异氟烷或七氟烷，或静脉输注丙泊酚，间断芬太尼、维库溴铵静脉注射。

3. 术中监测：常规监测 ECG、SpO_2、CVP、呼气末二氧化碳、尿量、温度、血气、血细胞比容。同时监测上肢和下肢有创动脉血压。如果手术涉及左锁骨下动脉，测上肢血压不要选择左侧桡动脉。

4. 控制主动脉阻断期间上半身高血压

在阻断主动脉期间上半身血压可能会增高，而下半身血压会更低。因此要控制上半身出现高血压，以防止左心室负荷急剧加重，预防急性心功能衰竭和脑血管意外。应静脉持续输注降压药物，如硝普钠 0.5～8 μg/（kg·min），或尼卡地平

0.5~5 μg/ (kg·min)，或硝酸甘油 0.5~10 μg/ (kg·min)。

对于主动脉缩窄严重、下半身靠侧支循环供血的患者，阻断主动脉时应酌情使用扩血管药物，防止出现血压过低。因为上半身血压过度下降，可使下半身血压过低而灌注不足，进而可能发生脊髓缺血和肾缺血，导致严重的并发症，术后发生截瘫和急性肾衰竭。

低温可以减轻阻断主动脉对机体造成的缺血影响，术中进行降温，可降低机体的代谢率，有助于预防术后截瘫、急性肾衰竭的发生。降温至 32~33℃，可预防这些并发症。阻断主动脉期间维持下肢血压在 40 mmHg 以上，术中应注意监测尿量。

5. 防治主动脉开放后的低血压

主动脉开放后血液重新分布，相对血容量不足，可能会出现低血压。如果阻断时间过长，酸性代谢产物进入血液循环，可抑制心肌收缩，导致血管扩张，血压急剧下降。在开放前停止使用降压药，适当快速补充血容量，必要时静脉推注升压药，可选用多巴胺、去氧肾上腺素或间羟胺等。并持续静脉输注多巴胺 5~10 μg/ (kg·min) 维持血压。开放后测血气，根据检查结果补充碳酸氢钠纠正酸中毒。

麻醉管理重点小结

1. 做好术前准备及评估，充分了解患者病情，了解手术方式。

2. 应同时监测上肢和下肢的有创动脉血压，选择右侧动脉穿刺为宜，以避免手术涉及左锁骨下动脉时使左上肢血压监测不能。

3. 控制血压是麻醉手术期间管理的关键，阻断主动脉期间，应给予扩血管药物控制上半身的血压不可急剧升高，避免左心室负荷急剧加重，预防急性心功能衰竭和脑血管意外。对于下半身靠侧支循环供血的患者，又要避免上半身的血压过度下降而发生下半身供血不足。维持下肢血压 40 mmHg 左右。积极预防和处理主动脉开放后的低血压和酸中毒。

4. 预防主动脉缩窄手术后的并发症：截瘫和急性肾衰竭。主要是靠降温至 32~33℃和控制适当的血压。

参考文献

[1] 孙新民. 小儿先天性心脏病手术的麻醉. 北京：北京医科大学中国协和医科大

学联合出版社，1993：126-127.
[2] 陶军，杨天德，杜智勇，等. 降主动脉缩窄手术患者的麻醉处理. 重庆医学，2003，32（8）：996-997.
[3] 王朝仁，张铁铮，王凤学，等. 主动脉缩窄手术的麻醉处理. 中华麻醉学杂志，1995，15（5）：228.
[4] 刘俊杰，赵俊. 现代麻醉学. 北京：人民卫生出版社，1998：753-758.

病例 15

先心病法洛四联症

乔 青

病例介绍

患儿，男性，2.5岁，体重10.5kg。发现心脏杂音2年余，口唇青紫，喜蹲踞，活动量受限，杵状指、趾。心前区可闻及3/6级收缩期杂音，以胸骨左缘3、4肋间为著。X线胸片：双肺血少，主动脉结稍宽，肺动脉段平直，心脏右心室大。心电图示：右心室肥厚。超声心动图示：右心房、右心室增大，左心房、左心室缩小。右心室前壁、室间隔均增厚。室间隔与主动脉前壁回声连续性中断约10mm。主动脉明显增宽，开口前移，骑跨于室间隔之上，骑跨率50%，室水平探及双向血流。血红蛋白181g/L。诊断为"先天性心脏病，法洛四联症"。拟行法洛四联症根治术。

患儿入室前肌内注射氯胺酮60mg，阿托品0.1mg。入室后吸氧，心电监测；开放外周静脉通道，输注糖盐溶液；动脉穿刺置管，建立直接动脉压监测。麻醉诱导静脉注射依托咪酯2mg、芬太尼0.05mg、维库溴铵2mg。经鼻气管插管，导管型号为4.5F。插管成功后行机械通气，监测呼气末二氧化碳分压。右颈内静脉置管监测CVP。间断静注咪达唑仑、芬太尼，维库溴铵复合吸入1%异氟烷维持麻醉和肌肉松弛。

手术开始前患儿血压下降，由83/50mmHg降至59/41mmHg，此时出现血氧饱和度下降，SpO$_2$ 由 81% 降至 55%，HR 154 次/分。立即静脉注射多巴胺 0.25 mg，调快输液速度，血压及 SpO$_2$ 有所回升。但很快又有所下降。静脉给予艾司洛尔 2.5 mg 和去氧肾上腺素 5 μg 后，血压和氧饱和度回升。后间断静脉注射艾司洛尔、去氧肾上腺素或多巴胺维持至体外循环前。

体外循环时间 135 分钟。主动脉开放后出现室颤，15 J 电复律一次，恢复室上性心律，静脉持续输注多巴胺 10～15 μg/（kg·min）、硝酸甘油 0.2～0.5 μg/（kg·min），复律后患儿心率偏慢，维持于 90～100 次/分，血压偏低，静脉推注异丙肾上腺素 2.5 μg，去氧肾上腺素 10 μg。加用肾上腺素 0.05～0.1 μg/（kg·min）持续静脉输注。体外循环后根据出血量、CVP、血红蛋白、电解质、血气结果，输注压积红细胞、血浆、氯化钾。离室 HR 134 次/分，BP 82/43 mmHg，SpO$_2$ 100%。术后 5 天拔除气管插管，逐渐停用血管活性药物，术后 16 天出院。

病理生理特点

法洛四联症（tetralogy of Fallot，TOF）是较常见的复杂先天性心脏病，在发绀型先心病中最为多见。TOF 以右心室流出道梗阻、室间隔缺损、升主动脉骑跨及右心室肥厚等四个病理解剖为特点。右心室流出道梗阻可表现为肺动脉瓣狭窄、右心室漏斗部狭窄或瓣膜及漏斗部联合狭窄。主动脉同时接受左心室和部分右心室的血液，将动静脉混合的血液输送到全身，造成动脉血氧含量下降，临床上出现发绀和红细胞增多。右心室流出道梗阻越严重，右心室阻力越大，肺循环血流量越少，心室右向左分流量越大，动脉血氧饱和度越低，机体缺氧越重。长期右心室流出道梗阻导致右心室肥厚。右心室漏斗部痉挛可导致患儿缺氧发作。全身长期持续缺氧可导致各种缺氧征象，表现为：杵状指和趾；红细胞代偿性增多，血液黏稠度增大；代谢性酸中毒；肺动脉与支气管动脉、食管、纵隔等处动脉侧支循环丰富。

麻醉管理特点及经验教训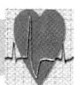

法洛四联症根治手术需在低温体外循环下实施。手术方法主要是修补室间隔缺损并矫正主动脉骑跨;疏通右心室流出道,切开或清除肥厚的右心室流出道心肌;加宽右心室流出道,矫正肺动脉狭窄。

1. 术前访视及麻醉前准备

(1) 术前评估患儿病情,全面了解病史及各项检查。了解缺氧的程度,包括营养状态、血氧饱和度、血红蛋白或血细胞比容、肺血流减少的程度等。有无缺氧发作及发作的频率和程度。

(2) 避免长时间禁食,若是接台手术,应给患儿静脉输液,以避免发绀或红细胞增多的患儿出现脱水、低血糖、代谢性酸中毒、麻醉后血压下降以及因体液不足致脑、肾栓塞的危险增加。

(3) 对于不能合作的患儿可肌内注射氯胺酮 5~6 mg/kg、阿托品 0.01~0.02 mg/kg,应注意患儿哭闹、挣扎,使氧耗急剧增加,诱发缺氧发作。口服咪达唑仑 0.3~0.5 mg/kg,可减少肌内注射或开放静脉时的紧张和哭闹。

(4) 开放静脉通路:要特别注意防止气体栓塞,这对于右向左分流的患者特别重要。要仔细排除静脉通路中的气泡,经三通管静脉注射给药时,也要注意防止气泡进入体内。

(5) 麻醉诱导前要准备好各种常规和抢救药物:将药品用适当的注射器进行适当稀释,以备静脉注射时方便使用。例如对于体重较小的患儿,将多巴胺稀释至 1 mg/ml,用 2 ml 注射器给药;去氧肾上腺素 10 μg/ml,用 5 ml 注射器;异丙肾上腺素 5 μg/ml,用 5 ml 注射器;艾司洛尔 5 mg/ml,用 5 ml 注射器。用微量泵持续输注的血管活性药物也要使用合理的药物浓度,既满足用药剂量范围,也不使每小时的输液总量过多。

2. 麻醉诱导及维持

(1) 静脉诱导:可选用依托咪酯 0.2~0.4 mg/kg、咪达唑仑 0.05~0.1 mg/kg 或氯胺酮 1~2 mg/kg,结合芬太尼 5~10 μg/kg 或舒芬太尼 0.5~1 μg/kg、肌肉松弛剂静脉注射。

(2) 插管途径:婴幼儿气管插管可选经鼻途径。经鼻插管的优点有易固定、易耐受、带管时间长、易口腔护理等。鼻插管要注意动作轻柔准确,避免损伤黏膜而造成鼻出血，特别是肝素化后体外循环期间出血难以制止。

（3）可以用静脉药辅以低浓度吸入药维持麻醉：吸入低浓度七氟烷、地氟烷或异氟烷，用咪达唑仑、麻醉性镇痛药及肌肉松弛药在切皮前、纵劈胸骨前、体外循环前、复温前及关胸前适当加深麻醉。法洛四联症患者肺血少，吸入麻醉药由肺泡经血弥散进入动脉系统的速度慢，且右向左分流的静脉血进入体循环系统进一步降低了动脉血麻醉药分压，从而使脑内麻醉药分压上升缓慢，因此吸入麻醉诱导速度缓慢，吸入麻醉药达到一定的血药浓度需要的时间延长。同样，倘若吸入浓度过高引起循环抑制导致血压过低，要减低血药浓度需要的时间也延长。所以对肺动脉严重梗阻的患者应避免用高流量、高浓度的吸入药进行诱导或加深麻醉。

3. 特殊问题的处理

（1）麻醉后的补液：肺动脉梗阻严重、缺氧严重的患者术前可能存在代谢性酸中毒，经禁食、禁水后可能出现低血容量、血液黏稠度进一步增加、低血糖和酸中毒加重。开放静脉后，可输入含糖和碳酸氢钠的盐水扩容。例如将 5% 葡萄糖溶液 5 ml/kg＋等量生理盐水＋5% 碳酸氢钠 0.5 ml/kg，麻醉后以 6～10 ml/（kg·h）的速度输注，体重较小的患儿应当使用微量泵。建立中心静脉监测后，参考数值调节输液速度；根据血气分析和血糖的监测结果，调整输液成分。

（2）体外循环建立前的循环维持：在麻醉后至体外循环开始前，常会出现低血压，通常与血容量不足有关，因此这段时间要适当静脉补液扩容，辅以小剂量 0.02～0.03 mg/kg 多巴胺或 0.5～1 μg/kg 去氧肾上腺素静脉注射。在切开心包后，由于一系列的手术操作，会出现麻醉医生难以控制的低血压和心律失常，一方面根据手术情况处理，另一方面尽快开始体外循环。

（3）严重低氧血症的处理：TOF 麻醉的一个重点是维持体循环阻力，降低肺血管阻力，避免抑制心肌收缩力，维持心率，避免右向左分流加重导致肺血流进一步减少，而出现急性缺氧发作。TOF 患儿急性缺氧发作的原因之一是麻醉后低血压，体循环阻力下降，右向左分流加重；另外的发生机制是应激反应和心脏操作的直接刺激导致右心室流出道梗阻，右向左分流增加，缺氧加重。应用大剂量芬太尼（20～50 μg/kg）对心肌抑制轻，可减低反应性肺动脉高压。使用氯胺酮（4～6 mg/kg 肌内注射）使患儿入睡，增加外周血管阻力，减少右向左分流，从而维持肺血流、提高血氧饱和度。

如果出现严重低血压和低氧血症，需静脉注射多巴胺或去氧肾上腺素。如效果不明显，可考虑存在漏斗部梗阻，使用肾上腺素 β_1 受体拮抗剂抑制心肌收缩力，有助于缓解肌性右心室流出道梗阻,可以静脉注射艾司洛尔 0.5 mg/kg 减慢心率和降低收缩力,同时静脉注射去氧肾上腺素提高外周血管阻力。其他措施包括吸入纯氧;压迫股动脉或腹主动脉,或采用膝胸位,增加体循环阻力。如果上述治疗无效,应尽快开始体外循环纠正缺氧状态。

预防严重低氧血症很重要,主要是维持体循环阻力和降低肺循环阻力。尽量做到以下几方面:维持循环血容量及外周血管阻力;避免代谢性酸中毒和呼吸性酸中毒;避免肺泡缺氧;避免气道压力增高;注意保温防止体温过低。

(4) 体外循环后血流动力学的维持:体外循环后麻醉管理要注重支持心脏功能,防治低心排血量综合征,常需要使用血管活性药物。体外循环停机前开始静脉持续输注多巴胺 5~10 μg/(kg·min),有助于顺利脱离体外循环,成功的脱机有赖于成功的手术校正。停机后继续输注多巴胺。出现低心排血量综合征的原因较多,如:右心室流出道疏通不满意、肺动脉瓣关闭不全、右心室切口、右心室流出道补片、转流中的心肌缺血、心律失常等均可影响右心功能,引起右心功能衰竭或低心排血量综合征。依情况增加多巴胺剂量,或联合使用多巴酚丁胺 5~15 μg/(kg·min)以增加右心室收缩能力,提高心排血量。严重低心排血量综合征时加用肾上腺素 0.02~1 μg/(kg·min)。还可以联合使用米力农 0.3~0.5 μg/(kg·min)。应用扩血管药物硝普钠或硝酸甘油 0.3~1 μg/(kg·min)持续静脉输入,降低心脏前、后负荷,有助于心肌收缩。另外应注意维持心率,不应过慢,出现二、三度房室阻滞时需尽早放置临时起搏器。根治术后要维持充足的血容量,保持前负荷,为纠正低心排血量综合征可能需要维持较高的 CVP 水平(11.25~13.5 mmHg)。由于 TOF 患儿术前长期低氧、酸中毒,从而导致了血小板、凝血因子减少,凝血时间延长;再者体外循环对血小板、凝血物质的破坏及存在丰富的侧支循环,所以体外循环后往往出血较多。要注意补充血容量,输压积红细胞和冰冻血浆,使血细胞比容保持在 35% 以上。停机后鱼精蛋白要充分中和肝素。如果体外循环时间过长,停机后出血多,可考虑输血小板和凝血因子等减少出血。监测血气,维持电解质和酸碱平衡。

麻醉管理重点小结

1. 重视术前评估,全面了解病情。
2. 法洛四联症患儿术前禁食、禁水时间不宜过长,注意补液速度以及电解质和酸碱平衡。

3. 维持外周血管阻力，避免抑制心肌收缩力，控制心率。注重降低肺血管阻力，避免使肺血管阻力增高的因素，防止右向左分流加重。

4. 体外循环后麻醉管理的关键是支持右心功能、降低肺动脉压，防治低心排血量综合征。补充血容量，积极采取止血措施。注意维持电解质和酸碱平衡。

参考文献

[1] 王文贤，罗沙，黄卫. 婴儿法洛四联征的麻醉管理. 国际医药卫生导报，2004，10216：59.

[2] Carol L. Lake, Peter D. Booker. 小儿心脏麻醉学. 晏馥霞，李立环，译. 4版. 北京：人民卫生出版社，2008：279.

[3] 孟庆云，柳顺锁. 小儿麻醉学. 北京：人民卫生出版社，1997：178，192.

[4] Fun-sun F. Yao. YAO & ARTUSIO 麻醉学. 王天龙，张利萍，Chris C. Lee，冯艺，译. 6版. 北京：北京大学医学出版社，2009：381-388.

[5] Roger L, John F, Richard C, et al. Combined inotropic effects of milrinone and epinephrine after cardiopulmonary bypass in humans. Anesth Analg, 1993, 77：662-672.

[6] 张熙哲，陈晓北，孙义. 法洛四联症根治术的麻醉处理. 临床麻醉学杂志，2003, 19：165.

病例 16

颈动脉内膜剥脱术

谢立刚

病例介绍

患者，男性，65岁，主因"头晕2年，加重2周入院"。患者2年前出现头晕症状，无视物模糊、黑矇、言语不利、肢体活动障碍，就诊于当地医院诊为右侧基底节区腔隙性脑梗死，给予患者抗血小板及改善脑循环治疗，上述症状稍有缓解。2周前再次出现头晕，行头颅CT及CT血管造影（CTA）检查后提示双侧颈动脉中膜增厚并多发硬斑及混合斑，右侧颈总动脉膨大处狭窄率约为60%，右颈内动脉起始部狭窄70%，左侧颈总动脉膨大处狭窄约60%，左颈内动脉起始部狭窄90%。患者15年前患右顶叶脑梗死，现无后遗症。10年前因冠心病行冠状动脉旁路移植术。2年前因右肾动脉狭窄行右肾动脉支架置入术，1年前外院检查提示左肾动脉重度狭窄。高血压病史三十余年，血压最高达210/110mmHg，目前口服缬沙坦及硝苯地平控释片控制，血压控制较好。入院后检测收缩压波动在135～145mmHg左右，舒张压波动在70～80mmHg之间。心电图（ECG）提示：窦性心动过缓。术前血常规、X线胸片、心梗三项、生化及电解质检查未见明显异常。

患者拟于全麻下行左侧颈动脉内膜剥脱术。麻醉诱导前静脉给予盐酸戊乙奎醚注射液 0.5 mg、咪达唑仑 2 mg，经左侧桡动脉置管监测动脉压力。诱导采用静注依托咪酯 20 mg＋舒芬太尼 25 μg＋维库溴铵 8 mg＋艾司洛尔 40 mg。麻醉维持采用瑞芬太尼（20 μg/ml）25 ml/h＋丙泊酚（10 mg/ml）20 ml/h，同时吸入 0.8% 异氟烷。术中间断给予维库溴铵维持肌肉松弛。麻醉期间机械通气潮气量 10～12 ml/kg，呼吸频率（RR）10～12 次/分，吸呼比 1∶2；气道压＜20 cmH_2O，维持呼气末 CO_2 分压在 35 cmH_2O 左右，血氧饱和度在 98%～100%。分离颈总动脉、颈内动脉及颈外动脉，于颈总动脉分叉处用 2% 利多卡因 1 ml 封闭颈动脉窦神经丛。阻断颈总动脉前给予肝素 50 mg，阻断颈总动脉、颈外动脉及颈内动脉后在颈总动脉及颈内动脉放置转流管，转流管放置时间约 3 min，此后开放颈总动脉及颈内动脉，完成内膜剥脱手术。术中于患者头部两侧放置冰袋，手术时间 150 分钟。术中监测患者各项生命体征平稳，血压维持在 110/55 mmHg 左右，术中定时检查患者双侧瞳孔变化，未见明显异常，术后返 ICU。患者返 ICU 后于术后 6 小时顺利脱机拔管。拔管后患者一般状况良好，神清语利，四肢活动良好。于术后第 2 天从 ICU 转出，并于术后第 7 天顺利出院。

病理生理特点

颈动脉是血液由心脏通向脑和头其他部位的主要血管。颈动脉狭窄多是由于颈动脉的粥样斑块导致的颈动脉管腔的狭窄，多发生于颈总动脉分叉和颈内动脉起始段。有些狭窄性病变甚至可能逐渐发展至完全闭塞性病变。动脉粥样硬化所致的颈动脉狭窄多见于中、老年人，常并存多种心血管危险因素。头臂型大动脉炎造成的颈动脉狭窄多见于青少年，尤其是青年女性。损伤或放射引起的颈动脉狭窄，发病前有相应的损伤或接受放射照射的病史。临床上依据颈动脉狭窄是否产生脑缺血症状，分为有症状性和无症状性两大类。

1. 有症状性颈动脉狭窄

（1）脑部缺血症状：可有耳鸣、眩晕、黑矇、视物模糊、头晕、头痛、失眠、记忆力减退、嗜睡、多梦等症状。眼部缺血表现为视力下降、偏盲、复视等。

（2）短暂性脑缺血发作：局部的神经功能一过性丧失，临床表现为一侧肢体感觉或运动功能短暂障碍，一过性单眼失明或失语等，一般仅持续数分钟，发病后 24 h 内完全恢复。影像学检查无局灶性病变。

（3）缺血性脑卒中：缺血性脑卒中是引起患者致残的常见危险，而颈动脉狭窄性病变和缺血性脑卒中的关系非常密切。一般的原因包括：① 严重狭窄造成的脑灌注减少；② 颈动脉粥样斑块脱落或斑块破裂形成的微血栓脱落造成脑梗死。尤其以后一个原因更多见。

2. 无症状性颈动脉狭窄：许多颈动脉狭窄患者临床上无任何神经系统的症状和体征，有时仅在体格检查时发现颈动脉搏动减弱或消失，颈根部或颈动脉行经处闻及血管杂音。无症状性颈动脉狭窄，尤其是重度狭窄或斑块溃疡被公认为"高危病变"。

麻醉管理特点及经验教训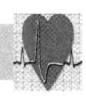

维持血流动力学的稳定是减少颈动脉内膜剥脱术围术期并发症，尤其是心血管并发症的重要因素。近年的文献表明颈丛阻滞较全麻对围术期的血流动力学稳定更有利，减少了心脏并发症，缩短了住院时间。但颈丛阻滞需患者术中的配合，对于有精神、语言障碍及严重心脏疾病的患者，仅行颈丛阻滞难以完成手术。另外，术中患者躁动、镇痛不全、呼吸抑制等也会给麻醉医生的处理带来较大的困难。全身麻醉的优点在于能较好地控制气道，方便循环系统处理，可使用丙泊酚、异氟烷等具有脑保护作用的麻醉药，患者感觉也更舒适。

本例患者既往有脑梗死病史，10 年前曾行冠状动脉旁路移植术，2 年前因右肾动脉狭窄行右肾动脉支架置入术，1 年前外院检查提示左肾动脉重度狭窄。考虑患者合并症较多，采用单纯颈丛神经阻滞可能出现因患者紧张或镇痛不全引起疼痛所造成的血流动力学波动，从而存在诱发心肌梗死及脑梗死的风险，因此本例患者选用静吸复合麻醉。诱导期间采用了依托咪酯及艾司洛尔，既往研究表明依托咪酯对呼吸和循环影响轻微，可轻微扩张冠状动脉，降颅内压和维持脑灌注，而在全麻气管插管期间，预防性静注艾司洛尔不论对健康的患者或是缺血性心脏病患者，插管后心率和血压波动幅度均显著低于对照组。应用上述药物进行麻醉诱导插管后患者的血流动力学稳定。手术过程中在分离颈总动脉、颈内动脉和颈外动脉时在颈总动脉分叉处应用2%利多卡因进行颈动脉窦神经丛阻滞，以防止术中出现心律异常及血压波动。同时阻断颈总动脉后应给予患者头枕冰袋降温，其目的是降低脑代谢、减少脑组织耗氧。整个手术过程患者一般状况良好，血流动力学稳定。

颈动脉内膜剥脱术的麻醉管理特点总结如下：

1. 麻醉期间血压及管理：由于高血压动脉硬化导致动脉管壁的弹性降低，管腔狭窄，术中及术后早期对血管活性药物、麻醉性镇痛剂反应敏感性较强，易引起血压出现较大幅度波动。在处理颈动脉窦时为防止刺激颈动脉窦兴奋，术中采用局部注射2%利多卡因的方法，可使心率维持稳定。对于术中不放置转流管的患者，阻断颈动脉时，宜适当提升血压以保证脑组织灌注；开放颈动脉时，需控制性降压，以防脑组织过量灌注引起术后心血管并发症。

2. 麻醉期间呼吸的管理：麻醉期间呼气末CO_2分压升高可扩张脑血管，增加脑组织灌注，但可使颅内压增高，使缺血区的血液流向未缺血区，造成缺血区的脑血流量减少，对局灶性脑缺血无益。同时还增强交感神经活性，增加心肌氧耗和诱发心律失常。应使其维持在正常或略低水平。

3. 围术期脑保护：颈动脉狭窄造成脑供血不足，导致局灶性脑组织缺氧、缺血。因此手术期的脑保护不容忽视。应维持循环、呼吸的稳定，适当提升高血压以增加阻断侧脑血流，还要提高脑组织对缺氧和二氧化碳蓄积的耐受性，防止躁动，降低应激反应。插管时应避免头过度后仰，它可造成病变区血管拉长、变细、横截面积减少，颈动脉血流降低，应使患者保持自然体位。采取局部低温以降低脑代谢、减少脑组织耗氧。预防术后脑血流量增加、脑过度灌注，应早期应用利尿剂、激素，并采取控制性降压等措施。

麻醉管理重点小结

1. 颈动脉内膜狭窄患者多为老年人，并存疾病发生率高，麻醉和手术危险性大，因此必须进行充分的术前准备。高血压患者入院前有规律服用降压药、血压调整理想的，入院后应继续服用降压药物至手术当日。

2. 颈动脉内膜剥脱的麻醉方式可以选择颈丛麻醉或者全麻，两种麻醉方式各有利弊，应根据整个手术队伍的经验和患者的具体情况来选择。一般来说，对于一般状况较好、无严重的冠状动脉病变者应首选颈丛麻醉。

3. 围术期血流动力学的稳定是减少围术期并发症尤其是心脑血管并发症的重要因素。

参考文献

[1] Stembach Y，Illig KA，Zhang R，et al. Hemodynamic benefits of regional anesthesia for carotid endarterectomy. J Vasc Surg，2002，35：333-339.

[2] Bergen, J. M. and D. C. Smith, A review of etomidate for rapid sequence intubation in the emergency department *. Journal of Emergency Medicine，1997，15（2）：221-230.

[3] 程明华，姚咏明. 艾司洛尔和芬太尼对高血压患者气管插管循环反应影响的研究. 中国危重病急救医学，2003，15（007）：435-437.

病例 17

主动脉夹层动脉瘤手术的麻醉

祝 娟

病例介绍

患者，男性，43岁，主因突发腰腹痛2天收住入院。患者2天前于就餐时无明显诱因突发全腹痛、左侧腰背部疼痛，疼痛剧烈，伴大汗、心悸，无晕厥，症状持续数分钟后减轻。就诊于当地医院，行彩超及胸部CT检查，提示"主动脉夹层"。既往高血压病史3年，血压最高230/160 mmHg，未予诊治。入院X线胸片提示左侧胸腔积液（中量）伴纵隔轻度右移，左侧胸膜肥厚。经胸超声心动图检查提示主动脉夹层（DeBakey I型），升主动脉明显增宽，左心房、左心室明显扩大，主动脉瓣反流（重度），肺动脉高压（轻度），EF 65.8%。大血管造影提示升主动脉起始部增宽；心脏增大，肺动脉高压；左侧胸腔积液，左肺受压部分不张。血常规提示血红蛋白89 g/L，凝血酶原活动度61%，D-二聚体2780 ng/ml。B型钠尿肽1715 pg/ml。其余各项检查基本正常。入院诊断：主动脉夹层（I型），高血压病（II级，极高危）。患者入室后，右侧无创袖带BP 105/72 mmHg，HR 80次/分左右，SpO$_2$ 96%。充分镇静、面罩吸氧后，给予左侧桡动脉和左侧足背动脉穿刺置管，桡动脉压力152/45 mmHg，足背动脉压力190/40 mmHg。麻醉诱导依次静脉推注咪达唑仑0.05 mg/kg、依托咪酯0.3 mg/kg、哌库溴铵 0.1 mg/kg、芬太尼 10 μg/kg。经右颈内静脉置入中心静脉导管监测中心静脉压。间断静脉推注芬太尼 100～200 μg、哌库溴铵 2～4 mg 复合七氟烷吸入维持麻醉，并氨甲环酸 10 mg/h、丙泊酚 100～150 mg/h、乌司他丁 10^5 U/kg 持续泵入。麻醉诱导后吸入氧浓度 40%，PEEP 5 cmH_2O。手术开始前 CVP 4 mmHg，查动脉血气：pH 7.45，PaCO_2 44 mmHg，PaO_2 167 mmHg，HCT 25%，BE 6.0 mmol/L，K^+ 3.6 mmol/L。手术取胸部正中切口，经右侧股动脉和右心房插管（二极管）建立体外循环后行 Bentall＋孙氏手术（升主动脉＋主动脉弓＋主动脉瓣置换）。术中鼻咽温降至 20℃，直肠温降至 22℃，给予甲泼尼龙 30 mg/kg 以延长肾、脊髓耐缺血时间，抑制体外循环所致炎性反应。深低温停循环（DHCA）期间经右侧锁骨下动脉插管进行间断性脑灌注（脑保护），停循环时间共 28 分钟。人工血管端端吻合结束后，逐渐复温，开放升主动脉。心电图示心脏室颤，20J 心外除颤一次后成功复跳。整个手术过程患者血流动力学比较稳定，血管开放后持续静脉输注多巴胺 2～5 μg/(kg·min)。术中总入量 5300 ml，其中血浆 1000 ml，术野回收 1500 ml；出血 2000 ml，尿 1050 ml。术毕，患者 BP102/60 mmHg，HR 88 次/分左右，SpO_2 100%，CVP 8 mmHg，查动脉血气：pH 7.38，PaCO_2 44 mmHg，PaO_2 240 mmHg，HCT 25%，HB 9.0 g/L，BE 0.9 mmol/L，K^+ 3.7 mmol/L，葡萄糖（GLU）8.4 mmol/L，Lac 3.0 mmol/L。带气管插管安返监护病房。术后 7h 患者顺利脱机拔管，神志清楚，生命体征平稳，术后第 8 天患者顺利出院。

病理生理特点

主动脉夹层是由于多种原因引起的主动脉内膜撕裂并剥离，血液进入动脉壁内形成血肿，也就是所谓的假腔，是最常见、最复杂、最危险的主动脉疾病之一。年自然发病率约 1/10 万。在急性期出现大量、迅速、致命的并发症，病情危重，预后很差。80% 以上的主动脉夹层患者患有高血压病。有研究表明，血压波动的幅度与主动脉夹层分裂相关，而不是血压值的大小。这主要是由于血压波动的幅度破坏了血管的自我调节性和代偿性（完整性已被破坏）。根据夹层累及主动脉部位的不同进行分型，包括 DeBakey 分型和 Stanford 分型。DeBakey 分型Ⅰ型，源于升主动脉累及腹主动脉；Ⅱ型，仅限于升主动脉；Ⅲ型，左锁骨下动脉以远，其中Ⅲa 型，从左锁骨下动脉破口处向近端和远端发展，未累及腹主动脉；Ⅲb 型，向远端发展累及腹主动脉。Stanford 分型 A 型是指胸主动脉瘤已累及升主动脉者；B 型是指夹层起源于胸降主动脉且未累及升主动脉者。

主动脉夹层的临床表现主要以突然发作的撕裂样的胸部剧痛为首发症状，常伴有大汗、濒死感。因主动脉内膜撕裂的部位不同其胸痛部位也不尽相同：①升主动脉夹层表现为前胸疼痛；②主动脉弓及其分支夹层表现为颈部或下颌疼痛；③降主动脉夹层表现为肩胛区疼痛；④约 10% 的患者并无胸痛表现。疼痛的关键特点在于其转移或扩展性胸痛。主动脉夹层的患者还会出现心动过速、血压增高或降低、脉压差增大及脏器缺血表现。夹层累及主动脉根部则会出现主动脉瓣关闭不全伴中到大量反流，病情严重者会发生急性左心衰、急性心脏压塞；主动脉夹层如果累及颈总动脉或肋间动脉，形成的血肿会压迫邻近的神经，出现神经系统受累的表现；影响脑和脊髓的供血造成器官功能受累；如果累及四肢时出现跛行、脉搏细弱、肢端发凉、发绀；累及肾（肾动脉）会出现少尿，甚至肾衰竭；累及胃肠道则会出现肠绞痛、肠梗阻、腹胀、腹部压痛等脏器缺血表现。主动脉夹层分为三期：①急性期：从发病到第 14 天。此期病情最为凶险，由于诊断治疗困难，死亡率非常高，绝大部分患者死于此期；②亚急性期：发病第 15～28 天。病情相对稳定，为诊断和治疗赢得了时间；③慢性期：发病超过 28 天。病情稳定，剥离的内膜充血、水肿逐渐消退，并逐渐纤维化，为手术治疗创造了比较好的时机，慢性期手术闭合内膜比较牢固，撕裂出血的机会明显减少，手术成功率明显提高。

麻醉管理特点及经验教训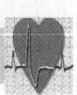

1. 麻醉前准备

麻醉前充分镇静和镇痛，避免患者因情绪紧张而引起血压波动。术前晚口服地西泮 10 mg，术前 30 分钟肌内注射吗啡 10 mg 和咪达唑仑 5 mg。术前胸痛剧烈的患者，一般肌内注射 5～10 mg 吗啡可以达到镇痛的目的。患者术前多采用降压治疗，但应注意避免血压过低而影响心、脑等重要脏器灌注。麻醉前准备好所有抢救药品和抢救设备，为突发抢救做好准备。

麻醉诱导前外周开放两条粗大静脉（使用 16♯ 或 14♯ 套管针），方便及时输注大量液体及血制品。常规监测中心静脉压。由于手术要阻断降主动脉近端，并可能经右侧腋动脉插管，因此上肢和下肢应分别行有创动脉血压监测。在两侧肢体压差较大时，选择压力高的一侧监测有创动脉压。孙氏手术中常选择右腋动脉插管选择性脑灌注，中心静脉穿刺应选择右侧颈内静脉，而桡动脉穿刺和动脉血氧饱和度监测应置于左上肢。常规 BIS 监测麻醉深度。

2. 麻醉方法

采用静吸复合全身麻醉。主动脉夹层患者的心血管功能极不稳定，加之瘤体壁很薄或已有破裂、出血，难以承受血流动力学的较大波动，所以麻醉诱导时维持较为稳定的血流动力学参数极为重要。可常规麻醉诱导，根据患者情况加大阿片类药物用量（芬太尼 5～15 μg/kg），抑制插管反应，避免患者呛咳，避免心率和血压波动。对伴有高血压病、心功能良好的患者，丙泊酚可安全用于诱导，而对于心功能不全者，依托咪酯是很好的选择。麻醉维持的原则是力求整个手术过程中循环稳定有效、麻醉深度适当、保护重要脏器。术中维持以静脉麻醉为主，辅以低浓度吸入麻醉。伴有主动脉瓣关闭不全的患者应避免心动过缓。术中可用注射泵连续输注或间断静脉注射硝酸甘油、多巴胺、去氧肾上腺素、艾司洛尔等血管活性药物，以调整、控制血流动力学参数。

体外循环开始后，应维持平均动脉压在 50 mmHg 以上，BIS 控制在 50 以下，间断追加咪达唑仑、阿片类药物、肌松剂，并维持肺静态膨胀状态。当阻断降主动脉近端时需要深低温停循环，选择性脑灌注，一般将鼻咽温降至 20℃ 以下。此法的优点是手术操作简单化、术野清晰、不受主动脉插管及钳夹的妨碍，同时低温能降低组织的代谢，使耐受缺血、缺氧的时间延长，是保护脑、脊髓、心、肾功能最有效的方法，但停循环时间过长易引起神经损害，文献报道其安全时限在 90 min 以内。

3. 重要脏器功能的维护

（1）脑

脑是人体最容易受缺血-再灌注影响的器官，因此脑保护是深低温停循环的关键。维持适度灌注压、适度灌流量和适度血液稀释（HCT 0.30 时血液运输氧的能力最大)是维护脑功能的基础。一系列研究证实,停循环期间脑保护的主要措施是低温,低温下脑对缺血的耐受时间呈不成比例的延长,低温在脑保护上具有放大效应。选择性脑灌注法也被证明是符合生理途径且确实有效的方法之一。因此在体外循环开始后直至复温中期,要给患者头枕冰袋。另外,大剂量甲泼尼龙(20 mg/kg)、吸入麻醉药地氟烷等对脑缺血损伤也有一定的保护作用,已广泛用于临床。

(2) 血液保护

深低温下体外循环时进行血液稀释,有利于改善微循环并可减少手术的实际失血量;在体外循环前开始持续静脉滴注氨甲环酸(10 mg/kg),能有效保护血小板功能并抑制纤溶系统的激活、减少术后出血;而持续静脉滴注乌司他丁可减轻体外循环引起的全身炎性反应。心脏复跳后要保持血压稳定,减少术野的出血和渗血;利用鱼精蛋白拮抗肝素(1.1～1.3:1),使ACT恢复正常。一般手术前需要准备悬浮红细胞10个单位,血浆2000 ml,血小板2个治疗单位,在鱼精蛋白中和后快速输入1个治疗单位的血小板,随后应用血浆,争取快速恢复凝血功能,必要时再输入另一单位血小板。所有鱼精蛋白中和后的出血均用血液回收。如果出血量大,应适时补充凝血酶原复合物和纤维蛋白原。

(3) 肾、脊髓保护

体外循环期间鼻咽温降至20℃,直肠温降至22℃,大大延长了肾、脊髓耐缺血时间。复温后给予呋塞米和甘露醇等药物,有利于肾功能的保护。复温后应用平衡超滤,减轻组织水肿,减轻炎性介质的浓度,达到重要脏器保护的目的。

麻醉管理重点小结

1. 麻醉前充分镇静、镇痛,避免患者因情绪紧张、血压波动而导致病情进一步恶化。
2. 麻醉诱导、维持的原则是力求整个手术过程中循环稳定有效、麻醉深度适当、保护重要脏器,并做好突发抢救的准备。
3. 体外循环期间要针对重要脏器(脑、血液等)进行器官保护。

参考文献

[1] Marc Beirer, Ingo J. Banke, Daniela Münzel, et al. Emergency cesarean sec-

tion due to acute aortic dissection type A (Debakey I) without Marfan Syndrome: a case report and review of the literature. The Journal of Emergency Medicine, 2014, 46 (1): e13-e17.

[2] William D. T. Kent, Eric J. Herget, Jason K. Wong, et al. Ascending total arch, and descending thoracic aortic repair for acute DeBakey type I aortic dissection without circulatory arrest. The Annals of Thoracic Surgery, 2012, 94 (3): e59-e61.

病例 18

巴德-吉亚利综合征

孙宏伟，许军军

病例介绍

患者，女性，47岁，体重90 kg，主因"双下肢间断性水肿10年余，下腔静脉支架置入术后6个月，昏迷一天"以"巴德-吉亚利综合征，肝性脑病"收入院。既往否认心肺疾患。腹部B超示"肝段下腔静脉支架大量血栓形成；脾大；弥漫性肝病；门静脉可疑血栓；肝静脉显示不满意，未见血流；大量腹水"。生化检查示：谷丙转氨酶（ALT）29 U/L，谷草转氨酶（AST）65 U/L，总胆红素（TBIL）511 μmol/L，直接胆红素（DBIL）303.5 μmol/L，白蛋白（ALB）27.1 g/L。凝血酶原活动度（PTA）最低曾为25.173%，入院后经血浆、白蛋白支持治疗PTA升至48%。经各科会诊，考虑患者有手术指征，最佳治疗方案为肝移植。由于经济条件限制，可行巴德-吉亚利综合征根治术姑息治疗。患者入室后BP 130/60 mmHg，HR 112次/分，SpO_2 96%。采用依托咪酯18 mg、芬太尼1 mg、哌库溴铵8 mg诱导后插入双腔气管导管并予纤维支气管镜定位。双肺通气时患者气道峰压为26 cmH_2O，左侧卧位后气道峰压为33 cmH_2O，SpO_2 99%。查血气：pH 7.45，$PaCO_2$ 38 mmHg，PaO_2 223 mmHg，HCT 32%，BE 2.4 mmol/L，K^+ 1.8 mmol/L。予15%KCl 10 ml入液静滴。手术开始后行左侧单肺通气,气道峰压升至 36 cmH$_2$O,SpO$_2$ 逐渐下降,最低至 90%,予右肺连续气道正压通气(CPAP)10 cmH$_2$O,左肺加呼气末正压通气(PEEP)5 cmH$_2$O,随着大量腹水被放出(约 4600 ml),SpO$_2$ 逐渐上升至 100%。随后在体外循环下行巴德-吉亚利综合征根治术,复跳顺利。停机后失血较多,予输血、间断推注去氧肾上腺素和多巴胺并持续泵入多巴胺 3 μg/(kg·min),监测血气,补充电解质,予呋塞米利尿,维持生命体征平稳至术毕。术中失血约 2900 ml,尿量 300 ml,术中总入量 6950 ml,其中血浆 1200 ml,压积红细胞 400 ml,血小板 400 ml,术野回收 1050 ml。术毕血气分析:pH 7.41,PaCO$_2$ 35mmHg,PaO$_2$ 367mmHg,BE 3.4 mmol/L,HCT 20%,K$^+$ 2.8 mmol/L。带管回 ICU 继续支持治疗。

病理生理特点

巴德-吉亚利综合征(Budd-Chiari syndrome,BCS)(旧称"布加综合征")的临床表现取决于阻塞的部位、程度以及侧支循环的状况。轻度阻塞可无明确的症状或为原发病变的症状所掩盖;一旦完全阻塞,症状和体征可很典型。

1. 下腔静脉下段的阻塞所引起的症状,主要是下腔静脉高压状态:① 下肢静脉血液淤滞:两下肢,男性甚至阴囊部位明显肿胀,每于行走、运动后加剧,平卧休息后减轻。下肢浅静脉曲张,皮肤出现营养性改变,如皮肤光薄、脱毛、瘙痒、湿疹、色素沉着,甚至形成经久不愈的溃疡,尤以两下肢足靴区最为明显。② 胸腹壁静脉曲张:大多是竖直长链状,直径可达 10 mm 以上,有时也可盘曲成团,似静脉瘤样改变。曲张静脉一般位于胸腹前壁,也可位于胸腹侧壁和后背,血流方向均向上。

2. 如果病变累及肾静脉或以上平面,则导致肾静脉高压、肾血流量减少、肾功能障碍:表现为腰痛,肾肿大,并可有蛋白尿、血尿。如进入慢性期,则因长期蛋白尿、全身水肿、血胆固醇增高等,可形成所谓肾变性综合征。

3. 病变累及肝静脉或以上平面,则可有下腔静脉高压、门静脉高压(包括肝脾肿大、腹水、食管静脉曲张和上消化道出血等)和心储备功能不足(包括动则心悸、气促)三组临床表现;急性肝静脉阻塞可因急剧进行性腹水、肝性脑病而死亡。

发病因素主要包括:① 先天性大血管畸形;② 高凝和高黏状态;③ 毒素;④ 腔内非血栓性阻塞;⑤ 外源性压迫;⑥ 血管壁病变;⑦ 横膈因素;⑧ 腹部创伤等。

本病以 20～40 岁之间的男性多见,男女之比约为 2∶1。发病的早晚与是否参加重体力劳动及其时间多寡有关。晚期患者由于腹水严重,为减轻症状而反复腹腔穿刺行腹腔减压,蛋白不断丢失,加上消化吸收功能低下,患者往往骨瘦如柴,腹大如鼓,最后常死于严重营养不良、感染、食管曲张静脉破裂出血或肝肾衰竭。

麻醉管理特点及经验教训

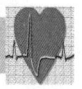

1. 充分的术前准备:全面了解病程进展及病史资料,对麻醉风险作出充分的估计,减低术中和术后的并发症。术前纠正和改善患者的全身状况,纠正贫血、低蛋白血症、凝血功能障碍及水电解质紊乱,进行保肝治疗,提高患者对麻醉和手术的耐受能力。

2. 麻醉诱导力求平稳:巴德-吉亚利综合征患者术前病情危重复杂,对麻醉耐受差,诱导的关键是维持循环的稳定。开放上肢静脉,使用对循环影响较小的药物,如依托咪酯、芬太尼和咪达唑仑等,宜小量、分次注入,避免使用对心肌有抑制的药物,同时应备好血管活性药,如多巴胺、去氧肾上腺素和去甲肾上腺素等。宜插入左双腔气管导管(多为右侧开胸)。

3. 麻醉维持及术中管理:维持循环稳定、保护重要脏器(心、肝、脑、肾)的功能是围术期麻醉管理的重点,巴德-吉亚利综合征患者肝静脉回流受阻,肝淤血,肝血流量明显减少,对缺氧的耐受性差。术中应保持呼吸道通畅,充分供氧,避免缺氧和二氧化碳蓄积。

4. 严密的有创血流动力学和呼吸监测能提高麻醉和手术的安全性。

5. 危重患者术后应送 ICU 继续支持治疗。

该病例系巴德-吉亚利综合征合并肝性脑病的患者,最佳治疗方案为肝移植,在无法行肝移植的条件下,可行巴德-吉亚利综合征根治术姑息治疗。麻醉诱导较为平稳,插入左侧双腔管后,双肺通气时患者气道峰压为 26 cmH$_2$O,左侧卧位后气道峰压为 33 cmH$_2$O,手术开始后行左侧单肺通气,气道峰压升至 36 cmH$_2$O,SpO$_2$ 逐渐下降最低至 90%,予右肺 CPAP 10 cmH$_2$O,左肺加 PEEP 5 cmH$_2$O,随着大量腹水被放出(约 4600 ml),SpO$_2$ 逐渐上升至 100%。该患者术前有大量的腹水,麻醉后膈肌松弛,腹水及腹腔脏器使膈肌上移,使胸腔内脏器受压,肺的顺应性下降,气道压升高,心排血量减少,引起血压下降,SpO$_2$ 下降。麻醉者及术者应充分考虑腹水对循环和呼吸的影响,在手术开始时,在维持循环稳定的条件下,可间断地放腹水,以减轻侧卧位时对胸腔的压力。

麻醉管理重点小结

巴德-吉亚利综合征在引起门脉高压症候群的同时,还引起一系列循环、呼吸系统的障碍,其血流动力学特征是高容量低心排型,呼吸系统多表现为限制性通气功能障碍。所以术前的准备非常重要,包括纠正贫血、低蛋白血症、凝血功能障碍,以提高手术耐受能力。

解除腔静脉阻塞后循环的稳定是麻醉管理的关键,手术游离下腔静脉时出血较多,有时多达上千毫升,需注意补充血容量。下腔静脉开放时由于大量静脉血回心,造成心脏前负荷骤增,甚至引起急性右心功能衰竭,应控制液体入量,并适当应用增加心肌收缩力的药物、血管扩张药及利尿药。此外,游离下腔静脉、剥除血管内栓子及血管开放阶段,应与术者及时沟通,并严密监测,及时发现有无栓子脱落。

参 考 文 献

[1] KVN Menon, V Shah, PS Kamath. The Budd-Chiari syndrome, N Engl J Med, 2004, 350 (6): 578-585.
[2] ZG Wang, FJ Zhang, XQ Li, et al. Management of Budd-Chiari Syndrome: What is the best approach. Journal of Gastroenterology and Hepatology, 2004, 19: S212-S218.

病例 19

下腔静脉-右心室巨大肿物手术的麻醉

张 冉，张 欢

病例介绍

患者，女性，60岁，身高159 cm，体重50 kg。主因"腹胀4个月，双下肢肿胀3个月，呼吸困难2天"入院。患者4个月前无明显诱因自觉腹胀、胸闷，伴纳差，当时无腹痛、腹泻，无下肢疼痛，无皮温、皮色改变等，未予诊治。3个月前自觉双下肢肿胀，无感觉运动异常，无疼痛，无皮温改变，就诊于当地医院，予以利尿治疗病情略好。随后行腹部CT血管三维重建检查示：肾静脉平面以上水平下腔静脉内血栓形成，以肝段、肝上段为主，肝淤血肿胀，门静脉、胃左静脉曲张，考虑为巴德-吉亚利综合征。予以保肝利尿消肿治疗，并行球囊扩张成形术，患者下肢水肿略好转，但仍有腹胀胸闷。2天前病情进行性加重，呼吸困难，SpO_2 60%～70%（未吸氧），HR 110次/分，BP 90/67 mmHg，面罩吸氧10 L/min，氧饱和波动在85%～92%。左侧卧位略有改善，平卧位喘憋严重，血氧下降明显。

辅助检查示血常规：白细胞 $5.22×10^9$/L，红细胞 $5.25×10^9$/L，血红蛋白 161 g/L，血细胞比容 48.7%，血小板计数 $154×10^9$/L。生化：谷丙转氨酶（ALT）55 U/L，谷草转氨酶（AST）83 U/L，转肽酶 79 U/L，乳酸脱氢酶 397 U/L，总蛋白 75.0 g/L，白蛋白

46.4 g/L，肌酐 117 μmol/L，尿素 10.73 μmol/L，血糖 5.08 mmol/L，总胆红素 83.4 μmol/L，直接胆红素 12.1 μmol/L。凝血全项：凝血酶原时间 20.0 s，凝血酶原活动度 35%，凝血酶原国际化比率 1.91，纤维蛋白原 278 mg/dl，活化的部分凝血活酶时间 33.1 s，纤维蛋白降解产物 3.8 μg/ml，D-二聚体 296 ng/ml。动脉血气（吸入氧浓度 60%）：pH 7.49，PCO_2 24.6 mmHg，PO_2 33.8 mmHg，BE －1.7 mmol/L，肺泡内氧分压 393.1 mmHg，肺泡内与动脉血氧分压之差 359.3 mmHg。

超声心动图（床旁）：右心扩大，右心房、右心室及下腔静脉近心端可见一等回声团块，心腔内测量其大小约 6.3 cm×3.3 cm，影响三尖瓣启闭。CDFI：三尖瓣舒张期血流速度增快，最大流速 1.3 m/s。

胸腹部 CT：右心房至下腔静脉肝内段内可见不规则软组织密度影，右心房内最大截面积约 3.7 cm×5.4 cm，三尖瓣阻塞，增强扫描后病变呈明显不均匀强化，其下方下腔静脉内可见充盈缺损。肝形态饱满，各叶比例失调，左叶稍大，边缘变钝，扫描范围内所示肝内静脉显示不清，增强扫描动脉期未见明显异常强化灶，静脉期增强呈现不均匀性强化，门脉主干直径约 1.1 cm。

术前与手术医生充分沟通，准备麻醉诱导前先在局麻下行股动静脉插管，体外循环预充待命。患者入室后烦躁，全身青紫，濒死感，严重低氧血症（SpO_2 65%），BP 94/63 mmHg。立即开放外周静脉通路并采取左侧 45°卧位，患者上述症状无明显缓解，决定立即行全麻诱导。静脉给予依托咪酯 8 mg、舒芬太尼 15 μg、罗库溴铵 40 mg 后插入左双腔支气管导管，纤维支气管镜调整双腔管位置，并同时行左侧桡动脉及右侧颈内静脉穿刺置管，此时 SpO_2 75%，有创动脉血压 50/38 mmHg，中心静脉压 14 mmHg，间断给予患者去氧肾上腺素升高血压并持续泵入去甲肾上腺素[15 μg/(kg·min)]。

动脉血气示：pH 7.17，PO$_2$ 45 mmHg，PCO$_2$ 46 mmHg，乳酸 4.2 mmol/L。游离股动、静脉并插管，患者血流动力学不平稳，氧合极差（吸入氧浓度100％，氧饱和度70％～75％）。立即开胸建立体外循环（股动脉-股静脉-上腔静脉），血管活性药物改为多巴胺［8 μg/(kg·min)］及肾上腺素［0.08 μg/(kg·min)］。患者血流动力学相对平稳后置入经食管超声心动探头，行经食管超声心动图（TEE）监测。TEE发现下腔静脉内肿物向上延伸至右心房、右心室，卵圆孔未闭。沿右心耳向下腔静脉方向打开右心房，探查可见心脏内肿物，质地不均，鱼肉样，充满右心房及右心室，远端与下腔静脉相连。手术切除下腔静脉右心房、右心室内肿物后TEE检查发现三尖瓣反流，遂行三尖瓣成形术，同时发现左心房有大量气体，手术排出左心房气体后逐渐停止体外循环。同时持续泵入肾上腺素0.08 μg/(kg·min)，多巴胺6 μg/(kg·min)，硝酸甘油0.2 μg/(kg·min)。患者血流动力学较平稳（BP波动在102～115/68～76 mmHg，HR在80～89次/分），氧饱和度100％。术中吸入1％七氟烷，持续泵入丙泊酚1.6 mg/(kg·h)，间断给予罗库溴铵、舒芬太尼、咪达唑仑维持麻醉。术中共输注液体2800 ml，其中晶体液1200 ml［乳酸林格液，复方电解质注射液（勃脉力A）］、羟乙基淀粉130/0.4氯化钠注射液800 ml、血浆800 ml。尿量2000 ml，出血1500 ml。术后返ICU进一步治疗。

术后第3天，逐渐停用血管活性药物，减少镇静药物用量。发现患者右侧肢体疼痛刺激下有屈曲反应，左侧肢体疼痛刺激下无反应，但头颅CT未见明显异常，考虑可能因卵圆孔开放造成气体经右心房进入左心房从而产生颅内空气栓塞所致。术后第6天，患者双侧肢体活动正常，肌力正常。术后第7天脱机拔管，转入普通病房。病理回报：平滑肌肉瘤。术后第10天，下地活动。术后第15天出院。

第一部分　心脏外科和血管外科

病理生理特点及麻醉管理经验教训

下腔静脉平滑肌瘤均发生于女性，症状有心慌、气短、肝大、尿少、腹水、下肢水肿、胸腔积液、心脏杂音等，与巴德-吉亚利综合征类似。巨大肿块阻塞下腔静脉和右心房，使得回心血量大量减少，心输出量下降，从而导致血压下降。肿瘤摘除以后，下腔静脉和右心房的梗阻解除，导致积聚于腹腔和盆腔的血液回流激增，可能出现循环血流量增多而引起肺水肿。

本例患者术前有明显的腹胀及下肢肿胀病史，同时辅助检查可以发现肝淤血，门静脉、胃左静脉曲张。曾行球囊扩张手术，术后患者症状有所改善，但肿瘤生长迅速从下腔静脉延续至右心房及右心室，超声心动图可见右心房及右心室被肿瘤占据，心室腔明显变窄，进而引起上腔静脉系统压力升高，心脏射血分数减少，血压下降。同时由于肺血流量显著减少可出现严重的低氧血症。此类患者一般有自己的最适体位，术前访视患者时应充分了解，转运过程中更应注意保持，否则容易出现因体位变动使心房、心室内肿物发生位置变化而完全堵塞右心室流出道，造成猝死。本例患者在体位变动后出现烦躁不安、全身青紫及血压下降，考虑可能与患者体位变化所致肿瘤移动，以及情绪紧张致交感神经兴奋增加有关。

局麻下建立股动静脉插管备体外循环，其目的主要是解决患者诱导及手术过程中氧合不良的问题。由于患者烦躁、全身青紫明显，故放弃之前手术麻醉预案，快速诱导后行气管插管及动静脉穿刺，并迅速建立起体外循环以保障患者的氧供。术中心脏不停跳并在体外循环辅助下顺利完成肿物摘除，但随后TEE检查发现，由于右心巨大肿物的长期压迫，导致三尖瓣变形严重，形成重度反流，遂行三尖瓣成形术。通常为防止下腔静脉及右心房、右心室梗阻解除后回心血量激增，应使用硝普钠、硝酸甘油等血管扩张药物。但本例患者术前右心功能不全，所以术中输液速度和输液量均严格控制，加之并行体外循环停机后可以进行血液超滤，故肿瘤切除后并未加用血管扩张药物。

约有26%（17%～35%）的成年人存在卵圆孔不完全闭合（patent foramen ovale，PFO），房间隔上留下很小的裂隙，仅能用探针通过。正常情况下，未能正常自然粘连融合的原发隔与继发隔之间虽然残存着裂隙样的异常通道，但由于左心房压高于右心房压，不会引起两心房间的分流，因此微小的PFO不需要治疗。然而当右心房压力急剧升高超过左心房压时，左侧类似功能性瓣膜的薄弱原发隔被推开，可出现较为严重的右向左分流。本例患者术中 TEE 检查发现卵圆孔未闭,存在右向左分流,肿物切除后 TEE 发现左心房有大量气泡,术中并未阻断升主动脉,术后出现一过性的脑梗死表现,推测与卵圆孔未闭造成术中开放心腔后气体经右向左分流进入左心房有关。由此可见,术中 TEE 监测,无论对于及时指导术式(三尖瓣成形)、判断手术效果、早期发现解剖异常还是在解释术后并发症形成的原因等方面都具有重要价值。

右心房肿瘤切除过程中有出现肿瘤破裂进而出现肺栓塞的可能。术前与外科医生充分交流后,外科医生认为肿瘤源于下腔静脉并延伸至右心房、右心室,考虑平滑肌肉瘤可能性大。平滑肌肉瘤肿瘤组织较为致密,术中发生瘤体破裂可能性不大。如操作过程中需要破坏肿瘤的完整性,可以行肺动脉暂时阻断以防止肺栓塞的发生。

本例麻醉的成功经验:①术前与手术医生、体外循环师充分沟通,了解手术步骤及手术风险。②手术预案及麻醉预案准备充分。③有完善的术中监测措施,特别是 TEE 的应用。

本例麻醉中的不足:①转运患者过程中对最适体位的维持可能重视不够。②对术中可能出现的肺栓塞没有有效的预防和处理方法。③对 PFO 认识不足,没能预防术后气栓的发生。

麻醉管理重点小结

1. 术前对患者情况及手术方案应充分了解。与外科医生应进行充分地交流,内容包括:手术方式、麻醉方式、外科医生的关注点、术中可能出现的问题及解决方案。

2. 做好充分的麻醉预案。

3. 完善术中监测手段,就术中出现的新情况或特殊情况及时与外科医生沟通以更改手术方式。

参考文献

[1] Goyle KK, Moore DF, Garrett C, et al. Benign metastasizing leiomyomatosis: case report and review. Am J Clin Oncol, 2003, 26: 473-476.

[2] Homma S, Sacco RL, Di Tullio MR, et al. Effect of medical treatment in stroke patients with patent foramen ovale: patent foramen ovale in cryptogenic stroke study. Circulation, 2002, 105: 2625-2633.

病例 20

急性心脏压塞

王晓丹，乔 青

病例介绍

患者，女性，69岁，主因"发作性心前区不适1个月"以"冠心病，不稳定型心绞痛"入院。既往高血压20年，未规律服药控制，余无特殊。

入院后行冠状动脉造影及经皮腔内冠状动脉成形术，术中突发冠状动脉穿孔、心脏压塞。予硝酸甘油 0.1 μg/（kg·min）持续静脉输注，迅速转入心外监护病房准备手术，转入时 T 36.3℃，P 89次/分，R 21次/分，BP 54/43 mmHg，神志淡漠，呼之能应。迅速床旁抢救，心包穿刺，抽出少量血性液体。并予多巴胺 5 μg/（kg·min）持续静脉输注。查血气 pH 7.53，PO_2 57 mmHg，PCO_2 27 mmHg，K 3.3 mmol/L，血糖（Glu）13.7 mmol/L，Hb 14.1 g/L。随即出现末梢凉，伴大汗，拟急诊行冠状动脉旁路移植术＋心脏损伤修补术。

患者入室后行桡动脉穿刺测压，开放两路外周静脉分别缓慢输注羟乙基淀粉130/0.4氯化钠注射液和乳酸林格液，多巴胺 6 μg/（kg·min）及硝酸甘油 0.1 μg/（kg·min）持续静脉输注。维持血压 110～120/55～65 mmHg，心率 90～100 次/分。麻醉诱导采用静脉注射咪达唑仑 1 mg、依托咪酯 7 mg、芬太尼 0.2 mg 和罗库溴铵注射液（商品名：爱可松）40 mg。诱导后血压下降至 73/45 mmHg，先后静注去氧肾上腺素 100 μg。行颈内静脉穿刺置管，测中心静脉压 11 mmHg。麻醉维持采用异氟烷吸入，间断静脉追加咪达唑仑、芬太尼、哌库溴铵。迅速开胸切开心包后抽出积血 200 ml，血压迅速升至 130~140/60~70 mmHg，心率降至 80~90 次/分，中心静脉压下降至 3 mmHg。加快补液，调整血管活性药物剂量，多巴胺减至 4 μg/(kg·min)，硝酸甘油增至 0.2 μg/(kg·min)。体外循环前患者血压 110~120/60~70 mmHg，心率 100~110 次/分，中心静脉压 7 mmHg。入量 1000 ml，尿量 420 ml。体外循环下行心脏后壁修补＋冠状动脉旁路移植术，体外循环期间维持平均动脉压 70~80 mmHg，放置起搏电极，心脏自动复跳。体外循环停止后调整多巴胺 7 μg/(kg·min)，硝酸甘油 0.5 μg/(kg·min)，并持续泵入多巴酚丁胺 7 μg/(kg·min)。查血气：pH 7.42，HCT 24%，PCO_2 38 mmHg，Ca 0.79 mmol/L，K 4.5 mmol/L。术中出血 1000 ml，尿量 1520 ml，输注晶体液 1900 ml、胶体液 1000 ml、血小板 400 ml、血浆 600 ml、压积红细胞 400 ml，术野血液回收洗涤红细胞 200 ml。术后第一日患者一般状况平稳，血压 120~140/60~70 mmHg，心率 100~110 次/分，血气结果正常，当日拔除气管插管。

病理生理特点

心脏压塞通常被看做是一种急需手术治疗的危及生命的急症，常见原因见表 1。

表1 心脏压塞的常见原因

引起出血性心包炎的情况：
    主动脉夹层动脉瘤
    心肌梗死后心室壁游离面破裂
    抗凝剂诱发的心包出血
    创伤（锐器伤，中心静脉置管）
    心脏手术
尿素性心包炎
肿瘤性心包炎（尤其间皮瘤和淋巴瘤）
浆液性心包炎（风湿性疾病，放射性疾病，病毒感染）

心脏压塞的生理损害程度主要取决于心包腔内液体积聚的速度和心包顺应性的相应变化（见图1）。即使是相对少量的液体，若在短时间内积聚到一个顺应性很差

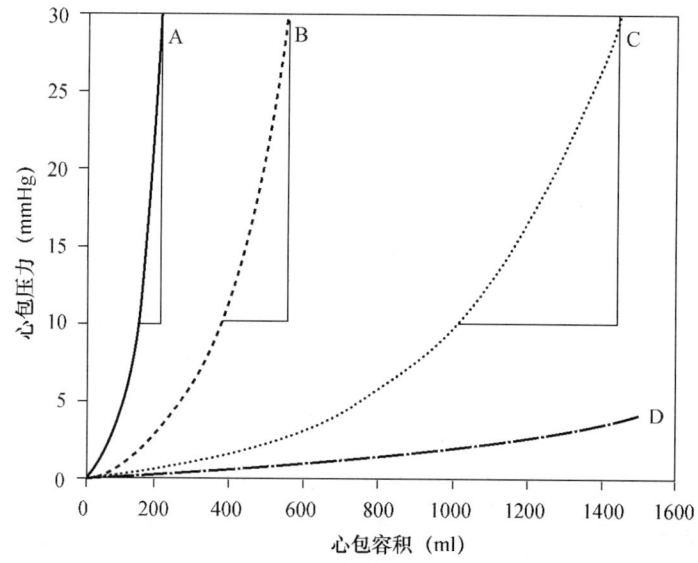

图1 心包积液时心包的压力和容积的关系

A. 超急性心脏压塞（心脏枪伤或锐器伤）；B. 亚急性心脏压塞——几天时间内出现的心包积液；C. 几周到几个月内出现的心包积液；D. 慢性心包积液——心包内压轻度升高但并未导致明显的血流动力学损害（引自：Smith T. Cardiovascular Therapeutics: A Companion to Braunwald's Heart Disease. Philadelphia: WB Saunders, 1996: 774.）

的"空间"（心包）内，也可迅速导致心血管系统功能丧失。相反，大量的液体如果是长时间缓慢积聚，则能被很好地耐受。心脏手术后心包的完整性被破坏，此时若发生填塞，则是因为血流在心脏周围的密闭空间中积聚而胸腔引流管不能有效引流。此时，如果受压的主要是心脏的低压腔隙（如心房），则相对较少的积液量就会造成严重的血流动力学改变。

正常心包腔内含有约 30~50 ml 液体，可起到润滑和保护心脏的作用，且心包腔内压力低于大气压、心房压和心室舒张压。心脏受损时，血液积聚于心包腔内，腔内压力升高到一定水平时，可致急性循环衰竭，严重时可引起心脏停搏。因心脏压塞多急速发生，情况危急，故麻醉和手术期间危险性很大。

正常情况下，收缩期后心腔内压的下降有利于静脉血向心脏回流。当心脏周围积聚大量液体时，心脏的充盈受限可导致心排血量下降，表现为低血压和中心静脉压升高。此时机体的神经体液反射机制（自主神经系统、儿茶酚胺释放、血管加压素释放、肾素-血管紧张素系统激活）代偿以维持重要脏器的灌注。急性严重的心脏压塞可致心源性休克，临床表现有血压下降、脉压差减小、心率增快、脉搏细弱、全身软弱无力、面色苍白、皮肤湿冷、发绀、尿少或无尿、意识不清、烦躁或昏迷。

麻醉管理特点及经验教训

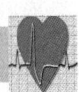

本病例患者入室前已表现为心源性休克，麻醉诱导前应迅速建立输液通道，并行有创动脉血压监测，维持有效的血压和脏器灌注。麻醉处理原则是在心脏压塞解除之前，维持较高的交感张力，避免心肌抑制及心率减慢。在血管活性药的选择上，主要以增加心肌收缩力，同时不增加外周阻力的正性肌力药物为主。严重心脏压塞患者往往表现为心动过速以代偿每搏输出量下降，β受体阻滞剂应避免使用。

麻醉诱导是一个难点，往往在诱导期间发生低血压甚至心搏骤停。宜使用小剂量咪达唑仑、依托咪酯、芬太尼等对循环影响轻微的药物并维持较快心率，尽量减少心肌抑制和周围血管扩张引起血压降低。本例患者诱导期间血压下降的原因有：① 麻醉药物对循环直接或间接的抑制作用；② 交感活性的抑制降低血管阻力、减慢心率、降低心肌收缩力；③ 机械通气将生理状态下的负压通气转变为正压通气，胸腔压力和后负荷增加，进一步减少心脏充盈。对症处理主要包括使用心血管活性药物（如多巴胺、去氧肾上腺素）以及加快输液。还可以通过降低潮气量或采用压控通气模式（pressure control ventilation），避免胸腔内压力升高。

手术解除心脏压塞后，患者脉压差可迅速恢复，心率下降，此时大量静脉血回心，使心脏前负荷骤增，可应用血管活性药物增加心肌收缩力和心排血量，防止出现充血性心力衰竭，并依据中心静脉压变化和出入量及时恰当地输血、补液。由于休克期全身各器官灌注减少，无氧代谢产物乳酸堆积，可造成代谢性酸中毒，需监测血气、电解质、凝血情况，根据监测结果及时纠正水、电解质及酸碱失衡。

麻醉管理重点小结

1. 急性心脏压塞病情凶险，情况危急，多需即刻手术，故麻醉和手术期间危险性很大。因此要快速评估病情，明确诊断，并行有创血流动力学监测及时掌握患者的循环状态，以指导血管活性药物的使用。

2. 出现心源性休克的急性严重心脏压塞患者，应于术前行心包穿刺缓解压迫。

3. 麻醉处理原则是在心脏压塞解除之前，维持较高的交感张力，避免心肌抑制及心率减慢。诱导期间可发生严重的低血压甚至心搏骤停。

4. 解除心脏压塞后，应防止回心血量增加造成心力衰竭，并根据中心静脉压调整输液量。

5. 围术期监测血气、电解质及凝血功能，及时纠正水电、酸碱失衡和凝血异常。

参 考 文 献

[1] Miller RD. Miller's Anesthesia. 6th ed. Philadelphia：Churchill Livingstone，2009：1967-1968.

[2] Romain Barthélémy, et al. Prehospital mechanical ventilation of a critical. cardiac tamponade. American Journal of Emergency Medicine，2009，27（1020）：e1-e3.

[3] 徐建红，祝胜美，项燕，等. 心导管介入治疗并发急性心脏压塞手术的麻醉处理. 浙江医学，2005，27（9）：697-698.

[4] 彭国庆，黄忠泽，王锐安，等. 心脏及大动脉外伤紧急开胸手术的麻醉观察. 临床麻醉学杂志，2006，22（7）：541-542.

病例 21

更换起搏器手术患者的麻醉

姜陆洋

病例介绍

患者，男性，67岁，主因"起搏器植入21年，间断发热2月余"入院。入院诊断：感染性心内膜炎，三尖瓣前叶赘生物，起搏心律，三度房室传导阻滞，慢性肾病。入院经胸超声心动图：全心扩大，右心室内可见多根起搏电极回声，增粗，近三尖瓣右心房侧可见团块样回声附着，三尖瓣中度反流，心包积液（微量）。血肌酐 315 μmol/L，尿素 18.54 mmol/L，血红蛋白 72 g/L。考虑患者电极植入时间较长，有较大赘生物形成，影像学检查发现导线异位进入肺动脉瓣环和左肺动脉，还有一根经过下腔静脉进入肝静脉，入院后在积极抗感染治疗的同时，拟行起搏器导线拔除术。

患者入室，常规监护，心电图示起搏心律60次/分。经右桡动脉穿刺直接动脉测压，左侧颈内静脉置管（患者右锁骨下静脉为囊袋放置区，为不影响术野行左侧穿刺）。静脉注射咪达唑仑5 mg，依托咪酯8 mg，舒芬太尼75 μg，顺阿曲库铵10 mg行麻醉诱导插管，采用静脉输注丙泊酚和瑞芬太尼复合七氟烷吸入维持麻醉。首先在C型臂引导下置入临时起搏器，并行经食管超声心动图（TEE）监测评估，评估结果大致同术前。在TEE监测和X线透视下将异位电极和感染电极拔除。拔除过程中异位进入肺动脉的电极断裂，残端约 5 cm，此时 TEE 发现三尖瓣突然出现大量反流，心腔内存在赘生物。与此同时，出现中心静脉压骤然升高，从 8 mmHg 升高到 17 mmHg，同时出现 CVP 收缩期巨大的 a-v 波（因为急性重度三尖瓣反流导致收缩期反流束冲出右心房进入腔静脉），体循环压力从 115/70 mmHg 进行性下降至 92/45 mmHg。紧急采取泵注多巴胺 3 μg/(kg·min) 维持血压，并将心率从大约 70 次/分提升至 95 次/分。术者决定在体外循环下开胸行电极取出、赘生物清理和三尖瓣成形术。

建立体外循环后打开右心房，发现三尖瓣后叶附着直径 3 cm 巨大赘生物，隔叶散在赘生物，三尖瓣后瓣下方探及残存电极。取出残存电极、清理赘生物后发现三尖瓣瓣环扩张，行三尖瓣成形术环缩瓣环。术毕安返心外监护室，术后三天拔除气管导管，十日后出院。

TEE 资料见彩图 1～4。

病理生理特点

起搏器感染同时合并感染性心内膜炎的患者，会因为长期感染造成心功能不良、贫血、血小板减少，甚至肾功能受损。合并三尖瓣反流和肺动脉高压也会对麻醉带来不利的影响。起搏器拔除更换过程中，可能在术中出现多种突发的并发症，如三尖瓣瓣叶损伤，瓣环及瓣下结构损伤，右心房、右心室穿孔导致的心脏压塞，赘生物脱落造成肺栓塞等。因此术中采用经食管超声监测是施行这类手术麻醉管理的关键之一，可以及时发现、指导并通知外科医生处理，必要时紧急开胸手术。

起搏器电极通常植入右心房和右心室，超声心动图应重点关注起搏电极的走行情况、植入部位、电极活动度、电极与三尖瓣的关系、电极的形态和电极或三尖瓣上是否有赘生物。为了获得完整的信息，必须多切面、细致地进行经食管超声心动图检查，以评估心脏的整体情况。对于起搏电极应重点观察食管中段四腔、上下腔静脉、右心室流入流出道、升主动脉短轴切面，经胃底左心室基底短轴、右心室流入道切面。经胸超声心动图诊断起搏器赘生物的敏感性仅为50%～60%，经食管超声心动图检查的敏感性远远高于经胸超声心动图。

麻醉管理特点及经验教训

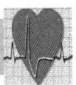

随着永久起搏器（PPM）、植入性自除颤装置（ICD）、心脏再同步化治疗装置（CRT）日益广泛应用，心腔内节律管理装置引发感染的病例逐渐增多，而相关处理仍是世界范围内的医学难题。拔除感染的电极导线，清除囊袋，再放置永久的或者临时起搏器是最后的治疗选择。局麻下通过静脉拔除电极导线是最常见的手术方式。对于一些在拔除导线过程中，有造成心脏结构性损伤可能的高危患者，通常需要在全麻下行杂交手术甚至在开胸体外循环下完成拔除电极的操作。

在可能造成严重心脏损伤的手术过程中，术中应用经食管超声心动图（TEE）进行监测和评估的价值日益得到重视。TEE的优势在于：作为相对安全的无创监测手段，并发症和禁忌证非常罕见；可以完全不受术野影响，提供连续监测；对三尖瓣、右心室、右心房、心包等解剖结构的辨识非常清晰；对术中突发心脏事件非常敏感；不受患者体位、体型和呼吸的影响。TEE还能检查上腔静脉入右心房处的情况，如果有赘生物或者上腔静脉狭窄，可以在进行中心静脉穿刺之前及时发现，从而避免出现赘生物脱落或中心静脉穿刺失败的风险。

本例患者电极植入达21年，反复感染合并肾功能不全，电极异位，经胸超声心动图发现赘生物，属于高危患者，应在准备好开胸及体外循环设备下进行杂交手术尝试，一旦不成功或者出现并发症可以紧急处理。本例出现了急性三尖瓣损伤造成的重度三尖瓣反流，必须紧急进行修补处理。这就需要麻醉医师掌握TEE的相关操作，及时作出判断。另外突发的循环不稳定，中心静脉压升高也是三尖瓣急性重度反流的重要指征，可以协助判断。因此有创持续动脉压和中心静脉穿刺测压也是此类手术中需要常规进行的监测。需要注意的是，患者感染的起搏器囊袋往往位于右胸的锁骨下静脉附近，中心静脉穿刺应远离这一区域，在进行穿刺之前要先进行超声（经胸或经食管）检查，如果上腔静脉内出现导线纠联或静脉管腔因长期感染出现狭窄甚至赘生物形成，则应该果断更换穿刺位置甚至放弃操作，避免出现因为狭窄和电极阻碍造成置入导丝或导管困难，甚至造成赘生物脱落引发肺栓塞的可能。

一旦决定在体外循环下行心脏直视手术治疗，就应该更加小心，以避免在建立体外循环时出现电极移位或者赘生物脱落。三尖瓣重度反流可造成循环不稳定，需要持续输注血管活性药。感染性心内膜炎患者进行体外循环往往会有大量炎性物质和毒素入血，对儿茶酚胺类血管活性药物不敏感，造成血管麻痹、停机困难，此时要和体外循环师配合，给予激素或者血管加压素处理，同时要注意长期感染造成的贫血和肾功能损伤，避免体外循环血液过度稀释和灌注压偏低引发不可逆的肾损害。

麻醉管理重点小结

1. 术前仔细查看经胸超声心动图和影像学报告，了解电极数量、心腔内位置、赘生物情况、瓣膜情况和有无心包积液。
2. 必须在临时起搏器放置成功并调试良好后，开始旧起搏器拔除工作。
3. 应将有创动脉血压、中心静脉压、TEE 列为常规监测手段，TEE 的重要价值毋庸置疑。
4. 术中通过 TEE 严密观察，一旦出现三尖瓣损伤、赘生物脱落、电极断裂、心脏穿孔和心脏压塞等急症要马上示意外科医生准备开胸手术，同时积极调整方案给予处理，做到各组预案完备，不打无准备之战。
5. 感染性心内膜炎患者的麻醉管理是难点，往往需要多种血管活性药的联合使用。

参考文献

［1］ Wilkoff BL, Love CJ, Byrd CL, et al. Transvenous lead extraction: Heart Rhythm Society expert consensus on facilities, training, indications, and patient management: this document was endorsed by the American Heart Association (AHA). Heart Rhythm, 2009, 6 (7): 1085-1104.
［2］ 心律植入装置感染与处理的中国专家共识 2013. 临床心电学杂志, 2013 (04): 241-253.

病例 22

经食管超声心动图（TEE）在心脏手术中的应用（一）

姜 燕

病例 1：房间隔缺损修补术后发生低氧血症

患者，女性，18 岁。主因"劳累后心悸、气促 3 个月"收入院。查体：T 36.5℃，P 85 次/分，R 16 次/分；四肢血压：右上肢 115/72 mmHg，右下肢 125/78 mmHg，左上肢 113/70 mmHg，左下肢 126/79 mmHg；四肢氧饱和度：右上肢 100%，右下肢 100%，左上肢 100%，左下肢 100%。X 线胸片提示双肺纹理增重，肺血增多。超声心动图检查提示房间隔靠近下腔静脉处回声失落，大小约 20 mm×22 mm×24 mm，房水平大量左向右分流，三尖瓣轻度反流，肺动脉高压（中度）。拟于全身麻醉体外循环下行房间隔缺损修补术。

患者进入手术室后血压 125/75 mmHg，HR 72 次/分，脉搏氧饱和度 100%。局麻下动脉穿刺置管，进行直接动脉测压。麻醉诱导选用咪达唑仑 0.1 mg/kg、芬太尼 10 μg/kg、泮库溴铵 0.1 mg/kg。经口气管插管后，行右颈内静脉穿刺监测中心静脉压（CVP）。麻醉维持采用吸入异氟烷，持续泵注丙泊酚，间断静脉推注泮库溴铵和芬太尼。

手术取胸骨正中切口，全身肝素化后建立体外循环。切开右心房,见房间隔靠近下腔静脉开口处有一约 20 mm×20 mm×25 mm 缺损,与左心房相通。用涤纶补片修补缺损,缝闭右心房切口,复温开放升主动脉后心脏自动复跳,窦性心律,给予多巴胺 5 μg/(kg·min)、硝酸甘油 0.3~0.5 μg/(kg·min)。在体外循环减流量的过程中麻醉医生发现脉搏氧饱和度逐渐下降,但未予重视。手术结束时脉搏氧饱和度降至 90%,此时血压 100~110/60~65 mmHg,HR 70 次/分,CVP 10 mmHg。检查麻醉机,吸入氧浓度 100%,氧流量 1.5 L/min,潮气量 500 ml,频率 12 次/分,气道压力及波形正常。听诊双肺呼吸音清晰,对称一致。行动脉血气分析检查,pH 7.41,PO_2 61 mmHg,PCO_2 38 mmHg。

此时外科医生建议进行 TEE 检查。当探头位于食管中段,多平面角度 90°时,发现修补房间隔缺损的补片下缘骑跨于下腔静脉开口,下腔静脉回心血液部分汇入左心房。

再次开胸,全身肝素化后建立 CPB,切开右心房,重新修补房间隔缺损。CPB 停止后进行 TEE 检查:房间隔无残余分流,下腔静脉开口处未见右向左分流。脉搏氧饱和度 100%,血流动力学稳定,术毕带气管导管回 ICU。

经验教训

1. 在第一次手术修补完房间隔缺损,CPB 减流量的过程中,麻醉医师已经发现脉搏氧饱和度未达到 100%,且有下降趋势,但未予重视和寻找原因。直至手术结束,上级麻醉医师发现脉搏氧饱和度仅为 90% 时才寻找病因,此时皮肤切口已经缝合。二次开胸手术给患者增加了手术创伤,如果能在 CPB 各管道未拔除前仔细分析脉搏氧饱和度下降的原因,进行 TEE 检查,可降低患者的手术创伤。

2. 此例患者的房间隔缺损紧邻下腔静脉开口，由于下腔静脉插管位置偏高，下腔静脉插管部分遮挡了房间隔缺损的下缘，导致补片骑跨在下腔静脉开口上方，下腔静脉的回心血液部分流入左心房，造成右向左分流，导致低氧血症。

病例2：术中经食管超声心动图辅助心脏瓣膜成形术

患者男性，28岁，主因"活动后胸闷、憋气5天"以"二尖瓣后瓣脱垂、二尖瓣中度关闭不全"收入院。超声心动图：左心轻度扩大，二尖瓣后瓣松软，收缩期脱入左心房致关闭裂隙，舒张期开放可，余各瓣膜结构正常。Doppler：二尖瓣上探及中量偏心反流，余未见异常。拟于全麻下行二尖瓣成形术。

麻醉诱导后经食管插入TEE探头，体外循环（CPB）开始前完成TEE检查。于食管中段0～30°、60°、90°～100°、120°～130°评价二尖瓣及瓣下腱索结构，应用彩色多普勒血流显像（CDFI）检测二尖瓣反流的部位、程度及反流方向（彩图5～彩图7）。TEE检查提示二尖瓣后瓣松软增厚，收缩期P1、P2脱入左心房，二尖瓣上探及少量偏心反流。手术取胸骨正中切口，打开心包后见左心轻度扩大。右心房切口，经房间隔探查二尖瓣，见二尖瓣瓣环扩大，后叶冗长，瓣叶轻度增厚，A1腱索冗长，注水试验P1、P2、A1脱入左心房，A1、A2与P1、P2对合不良，遂决定行二尖瓣成形术。折叠A1腱索，矩形切除部分P2，行二尖瓣转移成形，取二尖瓣成形环进一步固定二尖瓣瓣环。成形后，注水试验证实二尖瓣关闭良好，无明显反流。心脏复跳后进行TEE检查，提示收缩期二尖瓣前后叶对合良好，A1与P1之间微量反流（见彩图8～彩图10）。术后7天经胸超声心动图检查显示：各房室大小正常，二尖瓣启闭正常。CDFI：二尖瓣口可见微量反流。

讨论

二尖瓣反流（MR）是一种较常见的心脏瓣膜病，手术重建瓣膜的完整性是治疗的根本所在。二尖瓣成形术由于保留了瓣膜自身结构，保持了瓣叶与左心室之间的连续性，以及腱索、乳头肌在心脏舒缩期对左心室壁张力的调节，已成为治疗二尖瓣关闭不全的首选术式。如果成形效果满意，其动力学功能远胜过任何一种人工瓣膜。二尖瓣成形还避免了人工瓣膜置换术后需长期服用抗凝剂给患者带来的不便与出血的风险。

此术式要求外科医师在术前就必须详细了解脱垂瓣叶的具体部位及瓣叶损害的程度。从左心房侧向左心室注水，观察瓣口对合状态和有无反流是较为简便的方法，但并不确实可靠。注水试验可能高估或低估反流量。二尖瓣关闭由左心室、乳头肌、腱索、瓣叶、瓣环等结构的活动共同完成，而注水试验是在心脏停跳状态下进行，与有心脏跳动时的生理状况不同，因此有很大局限性。TEE 在术中瓣膜成形术前，可以完全了解将要成形的瓣膜的瓣叶，瓣下结构（腱索、乳头肌），瓣膜交界，瓣口面积和瓣环的扩张程度。进一步明确造成瓣膜关闭不全的原因和机制，协助外科医生制订适合患者的具体手术方案。

引起 MR 的结构异常各不相同，无一固定手术模式，手术难度大，并非所有患者均可获得成功修复，据文献报道二尖瓣成形后仍有较重的二尖瓣反流，需要在同一次手术中再处理的为 18%～22%。在心脏复跳后，通过 TEE 观察瓣口对合情况和有无反流，对判断二尖瓣成形术的效果准确可靠，能及时发现并纠正手术修复的不足，避免二次开胸手术，提高手术治疗效果。

参考文献

[1] Euriquez Sarano M, Schaff HV, Orszulak TA, et al. Valve repair improves the outcome of surgery for mitral regurgitation: a multivariate analysis. Circulation, 1995, 91: 1022-1028.

[2] Totaro P, Tulumello E, Fellini P, et al. Mitral valve repair for isolated prolapse of the anterior leaflet: 11-year follow-up. Eur J Cardiothorac Surg, 1999, 15 (2): 119-126.

[3] Loick HM, Scheld HH, Van Aken H. Impact of perioperative transesophageal echocardiography on cardiac surgery. Thorac Cardiovasc Surg, 1997, 45 (6): 321-325.

病例 23

经食管超声心动图（TEE）在心脏手术中的应用（二）

姜陆洋

病例介绍

患者，男性，55岁，74 kg，175 cm，主因"间断心前区疼痛20余年，加重1周"入院，拟择期行冠状动脉旁路移植术。既往原发性高血压病史20年，NY心功能分级Ⅱ级，冠状动脉造影显示三支病变，前降支近端弥漫性狭窄70%～90%，右冠状动脉狭窄60%～80%，回旋支中段局限性狭窄50%～60%。入院诊断：冠状动脉粥样硬化性心脏病，三支病变，不稳定性心绞痛，窦性心律，高血压病。入院后经胸超声心动图：房室内径正常，瓣膜功能未见异常，左心室射血分数（EF）75%，舒张功能减退，左心室收缩活动未见异常。行非体外循环下冠状动脉旁路移植术。术中取左胸廓内动脉时造成动脉夹层，于是改用左大隐静脉旁路移植，搭前降支和右冠状动脉左室后支，后降支共3支静脉桥，术中经过顺利，持续泵注硝酸甘油 $0.3\,\mu g/(kg\cdot min)$，多巴胺 $3\,\mu g/(kg\cdot min)$，带气管插管安返CCU术后监护。回CCU后3小时，出现血压进行性下降，从130/80 mmHg下降至68/42 mmHg，心率由114次/分下降至83次/分。予扩容，增加血管活性药输注，肾上腺素 $0.03\sim0.1\,\mu g/(kg\cdot min)$，多巴胺加大至 $9\,\mu g/(kg\cdot min)$ 处理，效果不佳，收缩压进一步下降至 63 mmHg，心率 43 次/分。开始予以心外按压，推注肾上腺素，血压回升到 125/84 mmHg，心率 78 次/分，出现频发房性早搏，室性早搏，血气分析乳酸达 5.2 mmol/L。予持续输注肾上腺素和纠酸处理，一小时后再次出现血压、心率下降，维持困难，伴全导联 ST-T 改变，并发传导阻滞和频发室性早搏，短阵室速，考虑围术期心肌梗死，遂决定返回手术室急诊开胸探查。

入室后血压持续下降，予多巴胺、多巴酚丁胺、肾上腺素持续输注，间断推注肾上腺素（4 μg/次），收缩压波动于 48～80 mmHg，出现室性心动过速。紧急开胸后，发现心脏收缩差，未见明显心包积血，测静脉桥血流良好，遂全身肝素化，升主动脉、右心房二极管插管转机，建立体外循环。拆除左室后支并重新吻合，心脏收缩无明显改善，遂阻断升主动脉，灌停跳液，重新吻合后降支血管，同时切开右冠主干，发现其内无血流，进行后降支静脉桥至右冠主干旁路移植。开放升主动脉，心内除颤一次 20 J，心脏复跳。经左股动脉放置主动脉球囊反搏（IABP），收缩压仅维持于 50～70 mmHg，心率 100～140 次/分，多次尝试停机不能成功。此时血管活性药为多巴胺 10 μg/(kg·min)，多巴酚丁胺 6 μg/(kg·min)，肾上腺素 0.15 μg/(kg·min)。

行经食管超声心动图（TEE）检查发现，左心室收缩差，M 超测算 EF 20%，未见明显室壁瘤形成，回旋支支配区的左心室侧壁和侧后壁无运动，运动评分 4 级无运动（Wall Motion Score 4, Akinetic）。

建议心外科行回旋支旁路移植，遂取大隐静脉行对角支静脉至钝缘支，体外循环全流量并行旁路移植。TEE 监测发现侧后壁，侧壁运动幅度明显改善，为 2～3 级，轻到重度的运动减低（Wall Motion Score 2～3, mild to severe Hypokinetic），同时在 TEE 指导下将 IABP 尖端球囊位置调整到左锁骨下动脉远端，经过逐步减流量,调整血管活性药物,终于停机,至此时体外循环时间共408 min。停机时查动脉血气,pH 7.17,K^+ 3.5 mmol/L,PaO_2 107 mmHg,$PaCO_2$ 70 mmHg,HCT 23%,乳酸12.6 mmol/L,BE −3.4。出室时多巴胺 8 μg/(kg·min),多巴酚丁胺 8 μg/(kg·min),肾上腺素 0.10 μg/(kg·min),硝酸甘油 0.9 μg/(kg·min),血压 86/56 mmHg,心率 102 次/分,返回CCU继续治疗。

CCU内收缩压波动于 100~120 mmHg,心率 100~130 次/分,尿量持续,每日约为 3000~4000 ml。术后2天脱机拔管,3天后撤除IABP,5天后转回普通病房,术后11天患者可下床自由活动,未见明显神经系统并发症和感染。术后经胸心超声心动图:左心室舒张末内径 5.1 cm,收缩末内经 3.3 cm,左心室后壁厚度 1.0 cm,左心室 EF 64%。患者于术后18天顺利出院。

病理生理特点

冠状动脉粥样硬化性心脏病伴三支病变或者严重左主干病变时,往往需要手术治疗。根据美国心脏协会(American Heart Association,AHA)和美国心脏病学会(American College of Cardiology,ACC)2002年颁布的诊断标准,左心室冠状动脉血供分为4个水平共17个节段,其中回旋支灌注的分区包括五个区域,均位于左心室的侧壁(前侧壁和后侧壁,心尖区仅由前降支供应)。在经胃底左心室基底切面和经胃底二尖瓣乳头肌切面可以清楚地观测到左心室的短轴面所有冠状动脉支配区的运动情况。根据2005年美国和欧洲的心脏超声学会共同颁布的诊断标准,可以根据室壁运动的程度从正常到异常共分为5级:1级正常室壁收缩期厚度增加>30%;2级运动减低,收缩幅度10%~30%;3级收缩期无增厚;4级反常运动;5级室壁瘤样舒张期畸变。患者术前经胸超声心动图未见室壁运动异常,EF 75%。尽管静息状态下即使冠状动脉管腔直径狭窄超过85%也不一定能表现出室壁运动异常。

根据左心室血供，术中 TEE 发现患者左心室侧壁和侧后壁无运动，提示回旋支发生严重缺血，与术前冠状动脉造影结果回旋支狭窄程度不相符合，提示患者可能新发回旋支的狭窄。这种新发的狭窄可能是术前就存在的狭窄但是冠状动脉造影未发现的不稳定性心绞痛；可能因为斑块脱落造成；也可能是患者在强大手术应激条件下病情进展导致的新发冠状动脉痉挛。第一次手术的打击后，患者心肌氧供、氧耗状态已经和术前的静息状态完全不同，回旋支冠状动脉支配区缺血需要立刻进行血管旁路移植。如果凭借肉眼直视，很难在术野观察到左心室后壁的活动情况，特别是在这种急诊状态下已经实施了长时间的体外循环情况下，假如没有 TEE 的直接检视，患者无法停机，可能最终面临放弃。

麻醉管理特点及经验教训

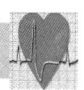

冠状动脉旁路移植术（CABG）近年来获得了突飞猛进的发展。CABG 手术麻醉的管理非常考验麻醉医生对血流动力学参数的认识以及对心脏解剖知识的熟悉。CABG 手术后早期就发生心肌缺血的常见原因包括：新发的心肌缺血；合并桥血管灌注不良；胸腔内出血或心脏压塞。值得一提的是，由于情况紧急，此时麻醉医生多无法顺利、全面地了解术前病情，只能仓促应战，靠大剂量的血管活性药维持循环，尽快开胸止血，或者再次旁路移植。

本例患者术前冠状动脉造影显示三支病变明确，因此第一次手术进行前降支和右冠状动脉左室后支、后降支三支血管的旁路移植。此次手术未进行 TEE 的监测，仅仅通过血流动力学监测判断旁路移植后心排量增加，泵少量血管活性药物维持循环稳定，但是对每支桥血管的通畅度、血流速度并没有明确的判定。无论是漂浮导管获得的心排血量或者有创动脉压监测的数据，均无法反映再灌注后的室壁运动情况，也无法判断其他血管支配区域的供血情况。

二次手术时发现桥血管血流畅通，没有明显的心脏压塞和活动性出血，然而患者情况急转直下，极大剂量的肾上腺素泵入后血压仍无法维持。虽体外循环下行右冠状动脉主干旁路移植，以主动脉内气囊泵（IABP）增加冠状动脉血供，仍无法脱离体外循环。TEE 检查，有利于直观了解心肌运动情况，除外新发的其他因素如室壁瘤形成，出血，或瓣膜病引起的循环不稳定。本例患者二次手术时 TEE 监测到左心室侧壁和侧后壁无运动，再次进行钝缘支（回旋支分支）旁路移植后，室壁运动明显改善。同时 TEE 还协助调整 IABP 球囊的位置，使其恰好位于左锁骨下动脉开口以远端，避免堵塞动脉开口影响左侧肢体血供。

尽管美国2010年的围术期经食管超声心动图的新指南认为 CABG 手术并不是 TEE 的绝对适应证（Class Ⅱ b），但还是建议在权衡利弊的情况下可以考虑使用。Gurbuz 的研究表明，在744例行 Off-Pump CABG 手术的患者实施术中 TEE 监测，发现对于更改手术策略（改体外循环下旁路移植），术中进行血管桥再吻合和放置 IABP 的患者，术中 TEE 能提供非常重要的信息。特别是对术前存在节段性室壁运动异常（segmental wall motion abnormalities，SWMA）在旁路移植后的改善程度，发现术中新发的 SWMA 以及调整手术策略等方面，TEE 提供的信息对患者的预后有很大帮助。

根据2010年指南，心脏手术在如下情况下需要进行 TEE 检查：①证实和重新对术前诊断进行评估；②检视是否有新发的病变；③调整外科手术方式时提供参考；④外科手术效果评估。很明显，本例患者属于有新发的冠状动脉病变，要评估第一次手术的效果，紧急调整手术方案，因此完全符合 TEE 应用指征。

ASA 组织对近200名美国心血管麻醉医师进行问卷调查。对于非停跳冠状动脉旁路移植，1/3 的受访者认为应该常规进行 TEE 监测，1/3 的受访者对是否应该常规 TEE 监测意见不确定；但是对于合并心室功能减低的冠状动脉旁路移植患者，接近70%的受访者认为应该进行 TEE 监测。

综上所述，对于冠状动脉旁路移植，特别是心功能减低的患者，TEE 应该考虑作为常规的监测手段之一。

左心室室壁17分段法和对应的冠状动脉血供支配示意图见彩图11、12。

参考文献

[1] Cerqueira MD，Weissman NJ，Dilsizian V，et al. Standardized myocardial segmentation and nomenclature for tomographic imaging of the heart. A statement for healthcare professionals from the Cardiac Imaging Committee of the Council on Clinical Cardiology of the American Heart Association. Circulation，2002，105（4）：539-542.

[2] Lang RM，Bierig M，Devereux RB，et al. Recommendations for chamber quantification：a report from the American Society of Echocardiography's Guidelines and Standards Committee and the Chamber Quantification Writing

Group, developed in conjunction with the European Association of Echocardiography, a branch of the European Society of Cardiology. J Am Soc Echocardiogr, 2005, 18 (12): 1440-1463.

[3] Practice guidelines for perioperative transesophageal echocardiography. An updated report by the American Society of Anesthesiologists and the Society of Cardiovascular Anesthesiologists Task Force on Transesophageal Echocardiography. Anesthesiology, 2010, 112 (5): 1084-1096.

[4] Gurbuz AT, Hecht ML, Arslan AH. Intraoperative transesophageal echocardiography modifies strategy in off-pump coronary artery bypass grafting. Ann Thorac Surg, 2007, 83 (3): 1035-1040.

第二部分

胸外科

病例 24

开胸肺叶切除术术中低氧血症

谢立刚

病例介绍

患者，女性，59岁，主因"间断发热1月余，体检发现右肺上叶占位20天"既往有高血压病史10余年，口服药物控制，血压控制好。入院查体：体重80kg，身高160cm。气管居中，胸壁静脉无曲张，肋间隙正常。双肺活动度及触觉语颤大致正常，听诊双肺呼吸音清，未闻及干湿啰音，无胸膜摩擦音。辅助检查：胸部CT提示右肺上叶病变。心电图检查提示T波轻度改变。肺功能检查提示潮气量0.77L，第一秒用力呼气量（FEV_1）2.01L，气道阻力正常，残气量正常。余各项化验检查基本正常。心功能Ⅰ级，术前超声心动图检查正常。入院后行纤维支气管镜检查提示双侧主支气管及各叶段支气管未见明显异常。根据患者病史及辅助检查结果考虑右肺上叶占位诊断明确，其性质考虑肺癌可能性大，遂行开胸探查，行右肺上叶切除术。患者乘平车入室，入室后监护仪无创袖带血压135/85 mmHg，HR 93次/分左右，SpO_2 99%。清醒状态下经左侧桡动脉行有创血压监测。麻醉诱导前给予患者咪达唑仑2 mg及东莨菪碱0.3 mg，诱导采用丙泊酚160 mg＋芬太尼0.2 mg＋罗库溴铵注射液50 mg，诱导过程平稳，面罩通气无异常。常规应用37F左侧双腔气管插管，插管过程顺利，置入深度 27 cm。连接螺纹管，套囊充气，行手动通气，听诊确认气管插管位置良好后改用容量控制机械通气，潮气量设置为 600 ml，此时气道平均压力为 15 cmH$_2$O。改变体位为左侧卧位，体位改变后再次听诊确认气管插管位置，并应用纤维支气管镜确定插管位置，调整插管于合适位置后牢固固定插管，此时气道压力为 20 cmH$_2$O。采用瑞芬太尼＋丙泊酚＋七氟烷维持。手术采用右侧第 4 肋间后外侧切口，打开胸膜前行左侧单肺通气，并调整呼吸参数为潮气量 500 ml，呼吸频率增至 15 次/分。术中可见右肺塌陷良好。但此时气道阻力突然增加至 39 cmH$_2$O，同时出现血氧饱和度下降，降至 80%，再次应用纤维支气管镜确认插管位置，镜中见左侧支气管导管位置不佳，遂在镜下调整气管插管位置，此时气道峰压波动于 35~37 cmH$_2$O，但患者氧合无明显改善。随即调整呼吸参数：潮气量设定为 600 ml，呼吸频率不变，同时于通气侧加用 PEEP 5 cmH$_2$O，停用七氟烷，改为全凭静脉麻醉，血氧饱和度稍有改善，维持在 85%~88%，患者其余各项生命体征平稳。维持上述措施 15 min 后患者血氧饱和度依然维持在 88% 左右，无明显改善，遂与手术医师商议后在非通气侧应用 CPAP 5 cmH$_2$O。加用 CPAP 约 3 min 后患者血氧饱和度逐渐好转升至 93% 左右。此后维持上述措施，于手术进行约 40 min 时患者血氧饱和度升至 100%。维持上述措施至手术结束，手术过程顺利，术中患者各项生命体征平稳，术野暴露良好，患肺无明显膨胀，手术时间 135 min，术后顺利拔除气管插管，患者返病房后恢复良好并于术后第 5 天顺利出院。

病理生理特点

单肺通气及侧卧位对呼吸生理的影响。肺内动静脉的分流是单肺通气低氧血症的主要机制。单肺通气期间特别侧卧位时,下侧肺受到纵隔及本身重量的影响,肺及胸壁的顺应性降低,而下垂肺因重力作用血流相应增多,导致通气/血流(V/Q)比值下降,肺内分流增加,而非通气侧肺内静脉血掺杂造成肺内分流进一步增加。在开始的 10 min 内流经无通气肺的血流尚可利用肺内剩余的氧,而在 15 min 后 PaO_2 便会明显下降,即使术前肺功能测定正常的患者在单肺通气时 PaO_2 也趋于下降。由于右肺的血流量占心排血量的 55%,左肺占 45%,因此右肺手术时低氧血症的发生率大于左肺。另外,侧卧位时由于血液自身的重力作用,上肺的血流较下肺明显减少,加之缺氧性肺血管收缩(HPV)的作用,非通气侧的血流从 40% 减少至 20%。侧卧位还会干扰胸壁的机械运动,降低肺的扩张能力。手术台使胸廓变小,用于维持患者体位的长枕或者沙袋使其侧向活动受限。此外,全身麻醉可使腹内压增加,膈肌活动减弱,特别是肥胖患者。当这类患者行单肺通气时由于腹内压力增加及膈肌活动减弱会使气道内压力增高,同时还会限制肺扩张,从而进一步影响氧合。

HPV 是术中影响肺分流的重要因素。多数的研究者认为 HPV 是重要且易变的因素。当肺泡气氧分压降低时可激发 HPV,使缺氧区的肺毛细血管前小动脉收缩,血管阻力增加,血流量减少,更多的血液流向通气好的肺泡区从而减少肺内的分流。许多因素如麻醉剂、酸碱失衡、温度、血管舒张剂和肺部操作等均可能影响非通气肺的 HPV 机制。肺泡缺氧刺激产生多种血管活性物质如肽类内皮素(ET)、血栓素 A_2(TXA_2)、血小板激活因子(PAF)和白三烯(LTS)都有很强的血管收缩作用。

吸入性麻醉剂由于具有支气管舒张作用而被广泛用于肺部手术,而在动物实验中则对 HPV 有抑制作用,这也是卤族吸入性麻醉药对氧合的双重作用。对 HPV 抑制的强弱顺序依次为:氟烷>恩氟烷>异氟烷>七氟烷、地氟烷。但也有报道,恩氟烷、异氟烷、七氟烷、地氟烷对肺内分流及动脉氧合的影响无明显差异,而增加肺内分流是肯定的。通常认为,静脉麻醉药对 HPV 的抑制作用和肺内分流影响较小,全麻药如硫喷妥钠、氯胺酮、丙泊酚,镇痛药如哌替啶、吗啡、芬太尼,镇静药如氯丙嗪和氟哌利多等对 HPV 无明显的影响。但戊巴比妥和阿芬太尼可抑制 HPV,且与剂量相关。

麻醉管理特点及经验教训

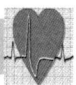

开胸手术中进行单肺通气时最为常见的并发症为低氧血症。

本例患者行双腔气管插管过程顺利,插管后及改变体位后均听诊确认气管插管位置无异常,并且在改变体位后应用纤维支气管镜确认导管位置,手术开始时可见患侧肺塌陷良好,但手术进行中突然出现气道峰压升高并且出现动脉氧合下降,此时应首先考虑是否出现导管移位。胸科手术因导管位置不合适将导致20%~30%的患者出现并发症。尽管一开始就使用纤维支气管镜确定导管位置准确无误,但手术操作可引起导管的移位,导致气道阻塞和压力上升。因此如果术中出现气道峰压突然升高并且氧合下降应首先确定导管位置。本例患者经纤维支气管镜检查后发现导管开口位置欠佳,调整导管位置后气道峰压稍有下降,由此可见术中气道峰压升高与导管移位有关。

经纤维支气管镜调整导管位置后氧合无明显改善,遂考虑存在通气血流异常所致氧合下降之可能。既往研究表明单肺通气期间特别是侧卧位时,下侧肺受到纵隔及本身重量的影响,肺及胸壁的顺应性降低,而下垂肺因重力作用血流相应增多,导致通气/血流(V/Q)比值下降,肺内分流增加,而非通气侧肺内静脉血掺杂造成肺内分流进一步增加,侧卧位还会干扰胸壁的机械运动,降低肺的扩张能力。手术台使胸廓变小,用于维持患者体位的长枕或者沙袋使其侧向活动受限。此外,全身麻醉可使腹内压增加,膈肌活动减弱。行单肺通气时由于腹内压力增加及膈肌活动减弱会使气道内压力增高,同时还会限制肺扩张,从而进一步影响患者氧合。为了改善患者通气血流异常状况,我们在加大了单肺通气的潮气量,其目的在于防止通气不足以及小气道过早关闭所引起的通气/血流比例失调,以及进一步导致的低氧血症。单肺通气期间在通气侧加用PEEP对于机体的氧合是有益的,尤其是在单肺通气的早期阶段,即HPV这一保护性反应尚未完全启动前(在动物实验及临床研究中均发现HPV在单肺通气15~30 min后才起效),使用PEEP更为有益。对于肺功能正常的患者,PEEP压力值设定为5 cmH$_2$O即可生效。继续加大PEEP值会使气道压力升高而氧合与分流并无进一步的改善。给予上述措施后患者氧合稍有改善但仍无法达到满意的氧合水平,考虑原因可能为患者体型较胖,侧卧位限制了通气侧肺顺应性。由于术前未行分侧肺功能检查因此不能确定该患者是否存在分侧肺功能异常的情况存在,遂为进一步改善患者氧合情况在非通气侧应用CPAP。CPAP的作用并非通过正压来产生，而是潜在地使血液向通气肺转移，使充满氧气的肺泡有血液进行气体交换。根据以往经验，开胸手术应用 5 cmH_2O 的 CPAP 不会明显影响手术的操作。应用上述措施后患者氧合明显改善。

本例麻醉管理的经验教训可以总结为：①对于肥胖患者术前行常规肺功能检查的同时还应行分侧肺功能检查。②双腔管置入后应随时注意气道峰压的变化，如果出现气道峰压突然增高应及时应用纤维支气管镜确认导管位置。③对于术中出现低氧血症的患者，在排除导管错位的情况下应通过在通气侧应用 PEEP 和（或）在非通气侧应用 CPAP 等措施改善患者的通气血流情况。

麻醉管理重点小结

防治单肺通气中患者的低氧血症，首先要保证气管导管位置的正确，常规使用纤维支气管镜是一种有效的方法。其次，应尽量采用减少肺内分流的方法，提高动脉血氧分压，并选择对缺血性肺血管收缩影响小的麻醉方法及药物，以保证患者的安全。

参考文献

[1] Watanabe S, Noguchi E, Yamada S, et al. Sequential changes of arterial oxygen tension in the sup ine position during one-lung ventilation. Anesth Analg, 2000, 90: 28-34.

[2] Frerichs I, Dudykevych T, Hinz J, et al. Gravity effects on regional lung ventilation determined by functional EIT during parabolic flights. J Appl Physiol, 2001, 91: 39-50.

[3] Beck DH, DoepfmerUR, Sinemus C, et al. Effects of sevoflurane and propofol on pulmonary shunt fraction during one-lung ventilation for thoracic surgery. Br J Anaesth, 2001, 86: 38-43.

[4] Ishikawa S, Nakazawa K, Makita K. Progressive changes in arterial oxygenation during one-lung anaesthesia are related to the response to comp ression of the non-dependent lung. Br J Anaesth, 2003, 90: 21-26.

[5] Slinger P, Scott WA. Arterial oxygenation during one-lung ventilation.

Anesthesiology, 1995, 82: 940-946.
- [6] Wang JY, Russell GN, Page RD, et al. A comparison of the effects of desflurane and isoflurane on arterial oxygenation during one-lung ventilation. Anaesthesia, 2000, 55: 167-173.
- [7] 刘仁玉, 杭燕南. 单肺通气方法和低氧血症防治. 临床麻醉杂志, 1998, 14: 293-294.

病例 25

支气管封堵管的非常规使用

海艇，张欢

病例介绍

患者，女性，7岁，主因"体检发现右肺上叶肺大疱2个月"收入胸外科，拟于全身麻醉下行胸腔镜肺大疱切除术。患儿足月顺产，既往无其他病史。身高122 cm，体重32 kg，发育良好，活动耐量好；双肺听诊呼吸音清，胸廓活动度正常，气管居中，心脏及腹部查体无异常体征；口唇色泽红润，张口度4 cm；Mallampati 分级：Ⅱ级；甲颏距离6 cm；颈部活动度良好；有缺齿，无明显活动牙齿。实验室化验均正常。X线胸片及胸部CT均提示右肺上叶可见直径约6 cm肺大疱，余未见特殊异常。麻醉前通过胸片测量声门距隆嵴距离。麻醉诱导采用静脉注射丙泊酚＋罗库溴铵＋芬太尼，Macintosh 喉镜暴露声门，明视下插入支气管封堵管（图1）至隆嵴上方，随后明视下并行插入单腔气管导管（ID＝6.0 mm），再经气管导管置入纤维支气管镜观察调整封堵管至右主支气管开口，套囊充气固定。术中单肺通气满意，单肺通气时为压力控制模式，压力为18 cmH$_2$O，潮气量达到230～250 ml，指氧脉氧饱和度维持在99%～100%，术后随访没有呛咳、咽痛、声嘶等不良反应。

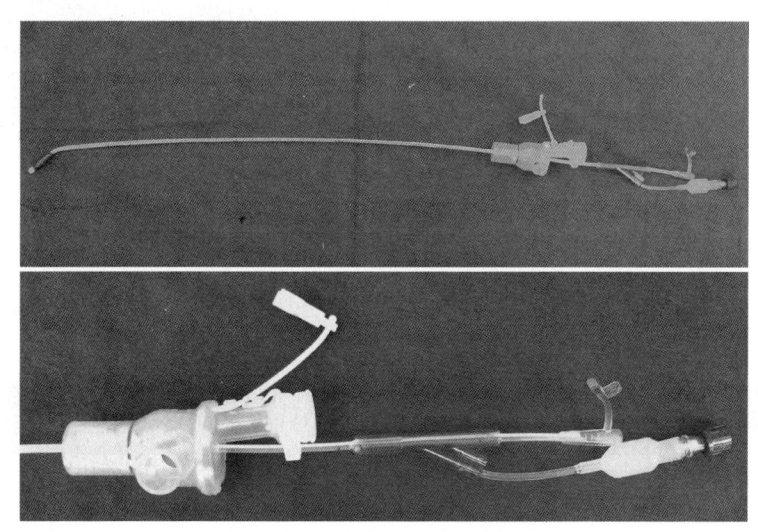

图 1 Coopdech 支气管封堵管

病理生理特点

婴幼儿由于喉腔狭窄、黏膜下组织疏松等特点,气管插管后容易发生喉头水肿、喉梗阻、喉痉挛等气道损伤。因此我们在实施气管插管,尤其是需要单肺通气的手术时应慎重考虑气道损伤的问题。婴幼儿不易耐受缺氧,侧卧位手术时,易发生严重缺氧;婴儿胸廓小,功能残气量与余气量接近,吸气时健侧气道更易关闭,影响通气效果。

麻醉管理特点及经验教训

常规的胸腔镜手术均需要进行单肺通气,目前实现肺隔离技术最常用的方法是使用双腔支气管导管或者单腔气管导管结合支气管封堵管。其中以双腔支气管导管使用最为广泛,有 Carlen、White 和 Robertshaw 三种类型。但由于可供选择的型号较少,最细导管的外径为 28 mm,因此在儿童、气管狭窄、双侧声带麻痹、气管内肿物等特殊情况时，双腔支气管导管的临床应用受到一定限制。支气管封堵管（Bronchial Blocker，BB）是利用气囊阻塞手术侧支气管的方法实施单肺通气，其插管的难易程度等同于一般单腔气管插管。标准的 BB 使用方法是经单腔气管导管内置入封堵管，然后再经单腔气管导管内置入纤维支气管镜进行定位。这就使得在导管型号的选择上有较大的余地，因此对患者的正常生理功能影响较小，对上呼吸道有变异或双腔管插管困难者也特别适用。

胸腔镜手术体位为侧卧位，再加上儿童不耐受缺氧的特点，所以对于支气管导管和 BB 的位置要求很高，必须通过纤维支气管镜定位。同时，儿童的气管与支气管管径小，对气管导管的型号要求苛刻，直径大的导管容易造成插管困难，多次进行气管插管容易导致咽喉部黏膜水肿甚至出血。选用适当型号的气管导管非常重要，2 岁以上儿童气管导管型号多是按照导管内径（mm）＝患儿年龄（岁）/4＋4.0 公式进行选择的。在国内医疗机构中很少配备有儿童双腔支气管导管，虽然 BB 对单腔气管导管内径的选择有较大的余地，但也需要满足 BB 和纤维支气管镜并行通过。临床常用的 Coopdech 支气管封堵导管长 65 cm，外直径 3 mm，常用细纤维支气管镜外直径为 3.5 mm，使用常规插管方法时，单腔气管导管的最小内径为 6.5 mm，对于 10 岁以下儿童（单腔气管导管内径＜6.5 mm）很难进行定位。

在本例患儿进行气管插管时，我们采用非常规的 BB 置入方法，先直视下将 BB 放到近气管隆嵴位置，再并行置入单腔气管导管（ID＝6.0 mm），然后再经气管导管置入纤维支气管镜观察调整封堵管至右主支气管开口。这种方法技术上可行，而且从实际使用情况看，由于 BB 很细且光滑，同时配合选用略偏细的单腔气管导管，不会对声带有严重的压迫。术后随访也未发现患儿出现喉头水肿、声带损伤等并发症。该方法安全可行、简便有效，可作为此类患者术中单肺通气的备选措施。

使用 BB 时的注意事项：①封堵管容易移位，若术中发现气道压力骤然异常持续升高，应及时用纤维支气管镜检查定位。置入支气管的深度过浅、套囊充气过多、手术医师的操作均有可能导致充气的支气管套囊滑到气管内，导致气道压力异常升高。②由于封堵管的吸引管腔非常细，黏稠的分泌物难以吸引，因此适用于肺外手术，不建议用于脓胸、大咯血的患者。③儿童气管黏膜较为脆弱，如果不需要单肺通气时，尽早松开气囊，防止长时间气囊压迫造成黏膜水肿；④在外科医生不需要单肺通气时应充分吸痰、尽早拔出封堵管，避免导管尖端刺激隆嵴导致呛咳。另外在麻醉管理期间，还应时刻警惕患儿的氧合情况、潮气量、气道压以及呼末二氧化碳情况，出现问题及时处理，避免出现严重的并发症。

麻醉管理重点小结

1. 在遇到婴幼儿、张口度小、气管狭窄、双侧声带麻痹、气管内肿物等需要进行单肺通气的情况时，要仔细评估患者气道，不能盲目进行选择、急于操作，应避免多次、暴力气管插管，防止造成气道严重损伤。

2. 支气管封堵管于单腔气管导管外并行放置，可作为上述患者术中单肺通气的备选措施。操作步骤：先通过胸片测量声门距隆嵴距离，麻醉诱导后常规喉镜暴露声门，明视下插入支气管封堵管至隆嵴上方，随后并行插入单腔气管导管至适当深度，再经气管导管置入纤维支气管镜观察调整封堵管前端至右主支气管开口，套囊充气固定。

3. 术中要牢记支气管封堵管的缺点以及患者的特殊情况，及早发现问题、解决问题，避免造成不可逆的损伤。

参考文献

[1] Tobias JD. Variations on one-lung ventilation. J Clin Anesth, 2001, 13: 35-39.

[2] Inoue H, Shohtsu A, Ogawa J, et al. New device for one-lung anesthesia: endotracheal tube with movable blocker. J Thorac Cardiovasc Surg, 1982, 83: 940-941.

[3] Hammer GB, Fitzmaurice BG, Brodsky JB. Methods for single lung ventilation in pediatric patients. Anesth Analg, 1999, 89: 1426-1429.

[4] Amar D, Desiderio DP, Bains MS, et al. A novel method of one-lung isolation using a double endobronchial blocker technique. Anesthesiology, 2001, 95: 1528-1530.

[5] Mirzabeigi E, Johnson C, Ternian A. One-Lung Anesthesia Update. Semin Cardiothorac Vasc Anesth, 2005, 9 (3): 213-22.

病例 26

颈部电视纵隔镜淋巴结活检术

祝 娟，潘 芳

病例介绍

患者，女性，53岁，7月余前无明显诱因出现间断咳嗽，咳嗽为刺激性，无发热、咳痰、咯血，无胸闷、憋气、呼吸困难以及心悸、盗汗等症状。曾于当地医院给予口服抗炎、镇咳等治疗，但症状无明显好转。3个月前患者自觉症状进行性加重，并伴有乏力、胸闷等症状。1月前就诊于当地医院行胸部X线及CT检查，发现双侧肺门软组织影伴纵隔多发肿大淋巴结，诊为"肺癌伴纵隔淋巴结转移，小细胞肺癌可能性大"。于当地医院给予EP（足叶乙苷＋顺铂）化疗方案两周期（具体剂量不详），但患者症状仍无明显改善，复查胸部CT，双肺门占位及纵隔肿大淋巴结无明显变化，为进一步诊治，遂来我院住院治疗。患者自发病以来，精神食欲可，睡眠可，大小便正常，体重无明显变化。麻醉诱导前静脉注入东莨菪碱0.3mg，咪达唑仑2mg后行右侧桡动脉置管测压。选用静脉快速诱导，依次注入丙泊酚2.0 mg/kg、芬太尼3μg/kg、罗库溴铵0.6 mg/kg后，插入单腔钢丝螺纹管双肺机械通气。麻醉维持用静脉持续泵入丙泊酚4～6 mg/（kg·h）和瑞芬太尼0.1～0.2μg/（kg·min），异氟烷0.6%吸入，追加维库溴铵2mg一次。术中连续监测心电图、心率、桡动脉测压、SpO_2。

> 手术行颈部电视纵隔镜淋巴结活检术（R2、R4 组淋巴结），手术时间 52 分钟，冰冻回报慢性肉芽肿性炎，结节病可能性大。术毕清醒拔管后返回病房，术后第二天出院。

病理生理特点

纵隔内存在异常肿物或淋巴结时可能会压迫气管而使其移位或受压变形。患者会出现刺激性咳嗽、不同程度的通气功能受损及呼吸道梗阻症状，如浅快呼吸、吸气时出现三凹征等，容易引起电解质和酸碱平衡紊乱（如呼吸性碱中毒）。若纵隔内的肿物或淋巴结压迫上腔静脉而引起上腔静脉综合征，此类患者可因气道内静脉怒张而出现呼吸困难、咳嗽、端坐呼吸等，也可因上腔静脉回流受阻而引起头颈部及上肢组织水肿，亦可因颅内静脉压增高而影响神志。纵隔肿瘤如果压迫肺动脉可导致肺血流明显降低、心排血量减少，有时在麻醉诱导后可出现严重发绀。

麻醉管理特点及经验教训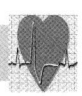

1. 术前准备

术前需要了解患者气道受压情况，明确肿瘤或淋巴结的大小、部位、对气道及心脏压迫情况、气管有无移位和（或）受压狭窄、有无插管困难等以及患者日常体位。如果主气道受压变形、不能平卧的患者，应考虑保留呼吸清醒气管插管，必要时使用纤维支气管镜引导下清醒插管，这样可以防止应用肌松药后因肌肉松弛，肿瘤失去支撑后，形成对气道的进一步压迫，造成气道梗阻。必要时需要有可熟练应用硬质支气管镜的外科医生在场，以便发生气道梗阻时可应用硬质支气管镜通过气道梗阻区域。

2. 麻醉方法

颈部电视纵隔镜手术虽属微创手术，但术中可能并发大出血、食管损伤、气胸和喉返神经损伤且手术操作刺激气管可引发患者剧烈呛咳，损伤周围器官组织，此外术者在头部操作，不利于麻醉管理，所以主张气管插管全身麻醉更为安全。如果合并上腔静脉综合征的患者，术前上腔静脉压迫严重，回流受阻，致使相应属支血管淤血、增粗且侧支循环丰富，术中可能出血较多，此类患者应注意静脉一律开放在下肢，以避免上肢静脉输液进一步加重上腔静脉梗阻。

患者入室后，应至少开放一路16G输液，因为手术中有可能损伤大血管，例如无名动脉、头臂干和锁骨下动脉等，应做好快速输液、输血以及正中劈胸骨开胸止血的准备。若患者无气道受压，颈部纵隔镜手术可采用标准快速诱导插管，并使用钢丝加强单腔气管导管，防止手术中纵隔镜压迫气管插管或气管导管打折造成气道梗阻。电视纵隔镜手术创伤小，手术时间也较短，可选择起效快、持续时间短的静脉和（或）吸入全麻药。术中可采用静吸复合全麻或丙泊酚[4～6mg/（kg·h）]复合瑞芬太尼[0.05～0.2μg/（kg·min）]持续输注或吸入全麻（1%～1.5%异氟烷或2.5%～3.5%七氟烷）。

术中监测血压袖带应置于左上肢，右上肢行桡动脉直接测压和脉搏氧饱和度监测，通过动脉波形变化，判断纵隔镜操作中是否压迫无名动脉、右锁骨下动脉或头臂干，以利于及时发现因头臂干受压所致的右颈内动脉血供减少，应及时提醒手术医生，避免长时间动脉受压使脑灌注降低，降低发生脑缺血的风险性。术中还需要密切观察患者吸气压力，如果气道压突然增高，提示纵隔镜压迫气道，引起气道梗阻，需要及时与手术医生沟通。术中患者要保持仰卧位并持续头后仰，最好头低位，因为自纵隔静脉破口可产生空气栓塞，头高位增加了栓塞发生的危险性，特别是当患者存在自主呼吸时。另外，气管和大静脉受压可引起迷走神经反射导致心动过缓，需准备抗迷走神经作用的药物，如阿托品等。

术后患者可在手术室内拔管。若双侧喉返神经损伤可导致气道梗阻，面罩通气可能无效，需再次气管插管转入重症监护治疗。

麻醉管理重点小结

1. 术前患者如果主气道受压变形，应考虑保留呼吸，清醒气管插管，必要时使用纤维支气管镜引导下清醒插管，以免发生气道梗阻。

2. 手术中有可能损伤大血管，应做好快速输液、输血以及开胸止血的准备。可采用标准快速诱导插管，并使用钢丝加强单腔气管导管，防止手术中纵隔镜压迫气管插管造成气道梗阻。

3. 术中监测血压袖带应置于左上肢，右上肢行桡动脉直接测压和脉搏氧饱和度监测，通过动脉波形及时观察有无无名动脉受压，避免长时间动脉受压使脑灌注降低。术中患者如果气道压突然增高，提示纵隔镜压迫气道，需要及时与手术医生沟通。自纵隔静脉破口容易产生空气栓塞，头高位增加了栓塞发生的危险性，特别是当患者存在自主呼吸时。

参 考 文 献

[1] Venissac N. Alifano M. Mouroux J. Video-assisted mediastinoscopy: experience from 240 consecutive cases. Ann Thorac Surg，2003，76：208-212.

[2] Venissac N，Alifano M，Karimdjee BS，et al. Video-mediastinoscopy in management of patients with lung cancer: a preliminary study. Surg Laparosc Endosc Percutan Tech，2000，10：71-75.

[3] Hurtgen M，Friedel G，Toomes H，et al. Radical videoassisted mediastinoscopic lymphadenectomy (VAMLA): technique and first results. Eur J Cardiothorac Surg，2002，21：348-351.

[4] Mouroux J，Venissac N，Alifano M. Combined video-assisted mediastinoscopy and video-assisted thoracoscopy in the management of lung cancer. Ann Thorac Surg，2001，72：1698-1704.

[5] Poncelet AJ，Lonneux M，Coche E，et al. PET-FDG scan enhances but does not replace preoperative surgical staging in non-small cell lung carcinoma. Eur J Cardiothorac Surg，2001，20：468-474.

病例 27

无痛超声支气管镜检查患者的麻醉

王 广

病例介绍

患者，女性，57岁，体重65kg，身高162cm，主因"胸痛1年余，加重5个月"收入我院胸外科，诊断为"右肺占位"，拟于全麻下行超声支气管镜检查术。患者1年前无明显诱因出现胸痛，伴咳痰及后背痛，疼痛与呼吸相关，无痰中带血、呼吸困难、低热、盗汗、乏力、消瘦症状。5个月前症状加重。胸部CT示右肺中叶占位。既往高血压病史5年，血压最高140/100mmHg，规律口服降压药，血压控制可。查体：颈、锁骨上无淋巴结肿大，心、肺（一）。辅助检查无明显异常。患者入室后，建立外周静脉通路，面罩吸氧，常规监测，静脉给予咪达唑仑1.5mg（0.025mg/kg），丙泊酚120mg（1.5～2mg/kg），舒芬太尼15μg（0.25μg/kg），罗库溴铵15mg（0.2mg/kg）行麻醉诱导，血压无明显变化，待下颌松弛后插入4号i-gel喉罩（Intersurgical公司，英国，图1），通过专用的T型接头连接喉罩与麻醉机呼吸回路行控制通气，潮气量8～10ml/kg，呼吸频率12次/min。持续输注丙泊酚4～6mg/(kg·h)复合瑞芬太尼0.05～0.2μg/(kg·min)维持麻醉。内镜医生将纤维支气管镜（奥林巴斯bf260）经T型接头上端插入喉罩（图2）并暴露声门（彩图13），行气管、支气管检查及针吸穿刺取病理。

术中SpO_2维持于99%～100%，血流动力学无明显波动，直至术毕，返回PACU，患者清醒后无不适主诉，安返病房。

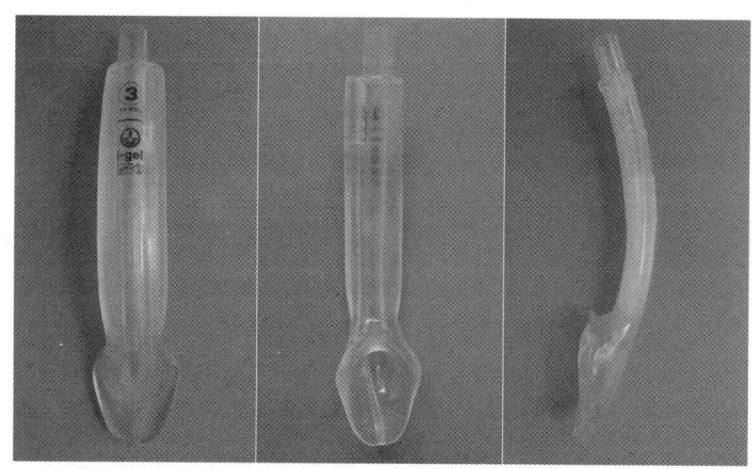

图1　i-gel喉罩

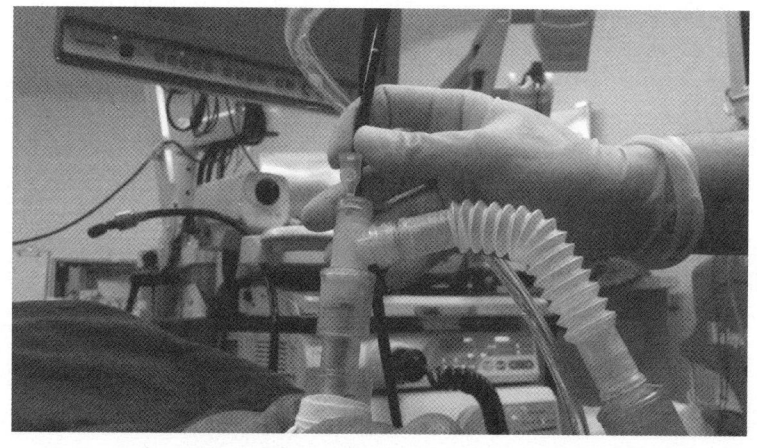

图2　T型密封接管连接喉罩、麻醉机及纤维支气管镜

病例 27 无痛超声支气管镜检查患者的麻醉

病理生理特点

经支气管腔内超声（endobronchial ultrasonography，EBUS）是将微型超声探头通过支气管镜进入气管、支气管管腔，通过实时超声扫描，获得气管、支气管管壁各层次及周围相邻脏器的超声图像，从而提高诊断水平。EBUS操作过程基本同普通的纤维支气管镜检查，经口将支气管超声内镜置入气道后，除了常规进行气道病变探查外，还可以利用超声探头对于气管腔外的肺部、纵隔病变以及纵隔内各站淋巴结进行探查，可以充分地明确病变和肿大淋巴结位置、性状以及气管壁穿刺部位，随后在超声图像的实时监视下进行病变的穿刺活检。

支气管内超声引导针吸活检术（endobronchial ultrasound-guided transbronchial needle aspiration，EBUS-TBNA）是近年来出现的新技术，目前有关其在肺癌诊断和纵隔淋巴结分期中的应用价值正日益引起人们的关注。与传统经支气管针吸活检（TBNA）相比，EBUS-TBNA可清楚地显示气道外纵隔内血管、淋巴结以及占位性病变的关系，在EBUS超声图像实时监测下进行经支气管针吸活检解决了传统TBNA只能进行"盲穿"的问题，有效地避免了对周围大血管的损伤，极大地提高了这一技术的安全性和准确性。与纵隔镜检查术相比，EBUS-TBNA无需气管插管及体表切口，更加微创、安全，操作更简便，医疗费用也更低。已有大量临床研究显示，EBUS-TBNA在明确肺癌纵隔淋巴结病理分期以及纵隔疑难疾病诊断中具有很高的敏感性、特异性和准确性。

支气管镜操作是一种有创性检查。气道表面富含感觉神经纤维，局部麻醉难以抑制镜体进入声门、碰触隆嵴引起的反射和应激反应，导致发生咳嗽、屏气和体动，甚至发生支气管痉挛和哮喘，诱发致命心、脑血管意外，故目前较复杂的支气管镜操作越来越依赖麻醉手段的辅助。但大多数镇静、镇痛药物均有呼吸抑制作用，同时此类手术中麻醉医生与镜检医生需共用气道，而一般的人工气道装置会影响外径较粗的超声探头置入，故此类手术在早期多采取深度镇静并保留自主呼吸的麻醉方法。然而，该方法在给患者营造舒适检查环境的同时，由于麻醉深度不易调控，对术中呼吸管理也提出了巨大挑战。麻醉过深会抑制患者自主呼吸，造成通气不良，血氧饱和度下降，有时不得不退出气管镜暂停检查以便辅助通气；而麻醉过浅往往会发生呛咳和体动，影响检查进行；同时由于不能抑制操作引起的应激反应，可能导致喉痉挛、颅内压增高以及血流动力学的剧烈波动，这对老年及患有心、脑血管病变患者尤其不利，极易引发致命意外。

麻醉管理特点及经验教训

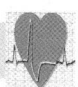

EBUS 麻醉管理重点在于气道管理，术前评估和准备非常重要。术前应积极控制高血压等合并症。有些患者既往行过肺叶切除手术，应着重了解患者肺功能情况。我院麻醉科于 2009 年协同胸外科开展 EBUS 检查，早期遇到的最大困难来自术中气道管理。由于未能同时兼顾手术和麻醉的气道管理装置，手术在深度镇静麻醉下进行。入室后静脉给予咪达唑仑 1.5～2.0mg，舒芬太尼 5μg 或芬太尼 0.05mg，手术前咽喉部用 2% 利多卡因喷剂进行表面麻醉，使用可置入纤维支气管镜的面罩，连接麻醉机供氧，氧流量≥5L/min。手术开始时由胸外科医生在气管镜引导下再次用 2% 利多卡因对声门、气管、左右支气管及各级支气管进行表面麻醉，而后进行手术。持续输注丙泊酚 4～10mg/(kg·h) 维持麻醉，保留自主呼吸。术中需要密切观察患者呼吸动作和脉搏氧饱和度（SpO_2）变化，如出现吸气困难要及时处理，如果托下颌不能缓解，SpO_2 低于 90%，则终止手术，退出气管镜后行面罩加压给氧，待通气改善后再行手术。由于麻醉深度不易调控，严重呼吸抑制及呛咳体动时有发生，反复中断检查以改善氧合也影响了手术的正常进行。

我院目前应用 i-gel 喉罩（见图 1）进行麻醉呼吸管理，来应对 EBUS 中带来的气道挑战。i-gel 优点在于：能在手术操作的同时，维持有效通气，且不占用声门下气道；不影响气管镜检查和治疗操作，为置入纤维支气管镜和超声探头提供便捷的通道，同时不限制气管镜检查治疗时间；有效防止误吸和预防应急并发症；患者感觉舒适，无不良记忆。

i-gel 喉罩是免充气的一次性双管喉罩，气道密封压为 28～30cmH_2O，通气管较粗且通畅。喉罩导管口可连接纤维支气管镜专用 T 型接头。纤维支气管镜、超声探头（奥林巴斯 bf260，探头外径 6.9mm）通过 T 型接头上端的密封接口可顺利进入喉罩通气管、声门、气管及支气管；T 型接头侧位接口可连接麻醉机的呼吸回路，在镜检操作的同时实施辅助呼吸或控制通气（见图 2）。此种麻醉方式下，患者术中麻醉深度易于调节，血流动力学平稳，氧合状态良好。术后随访患者，无咽喉不适及痛苦经历的记忆。

i-gel 喉罩型号根据患者体重来选择，一般 30～60kg 选择 3 号喉罩，50～90kg 选择 4 号喉罩，90kg 以上选择 5 号喉罩。喉罩的置入简单方便，使用前将喉罩气囊的前面、后面、侧面做充分润滑，打开下颌，将喉罩顶端朝向硬腭方向置入，沿着硬腭的后方朝下滑动装置，持续温和地推动直到感觉到明显的阻力，此时喉罩顶端应该位于食管的开口最上端，而气囊开口应该正对声门。i-gel 喉罩放置成功后，纤维支气管镜通过 i-gel 喉罩可直接看到完整暴露的声门，通过声门即可直接进入气道进行气管支气管检查（见彩图 13）。

EBUS 检查平均时长约 30～40 分钟，手术本身对肌松并无特殊要求，但置入 i-gel 喉罩前单次给予小剂量肌松药（常规诱导剂量 1/3）可有效避免纤维支气管镜刺激引起的呛咳和体动。麻醉维持采用丙泊酚 4～6mg/(kg·h) 合并瑞芬太尼 0.05～0.2μg/(kg·min) 持续泵入，有利于术毕快速苏醒。

麻醉重点管理小结

EBUS 麻醉管理重点在于气道管理，术前评估和准备非常重要，应积极控制高血压等合并症。对既往曾行肺部手术的患者，应着重了解肺功能情况。选择咪达唑仑复合丙泊酚、舒芬太尼和小剂量肌松药行麻醉诱导，采用全凭静脉麻醉维持，既能满足手术过程中足够的麻醉深度，又能保证术毕迅速苏醒。i-gel 喉罩作为新型气道管理工具，具有放置方便、无需喉镜暴露声门、刺激小易耐受、心血管反应小等优点，而且由于喉罩管腔粗大，非常有利于纤维支气管镜及超声探头置入，同时还可满足有效机械通气和氧合的需要，应作为此类手术气道管理的首选。

参考文献

[1] 白冲，李强. 经支气管镜腔内超声应用进展. 中国呼吸与危重监护杂志，2009，8(1)：85-88.

[2] Levitan RM, Kinkle WC. Initial anatomic investigations of the I-gel airway: a novel supraglottic airway without inflatable cuff. Anaesthesia, 2005, 60 (10)：1022-1026.

[3] 唐富东，程华春，张慧君，等. 芬太尼或舒芬太尼喉罩全身麻醉下行经支气管镜超声引导针吸活组织检查术的临床观察. 上海医学，2013，06：494-497.

病例 28

气管隆嵴手术气道重建

潘 芳

病例介绍

患者，男性，36岁，体重70kg。主因"咳嗽、呼吸困难2月余"入院。患者两个月前感冒后出现咳嗽、气喘、呼吸困难，程度不剧烈，咳白色黏痰为主，有时为黄脓痰，伴发热，可达39℃。胸部CT显示：气管内隆嵴上方及右主支气管占位。纤维支气管镜镜检：气管下端距隆嵴约2cm可见一包膜完整椭圆形新生物，与气管右侧壁粘连附着，表面血管丰富，光滑，右上叶支气管开口受压变形。患者两个月来呼吸困难逐渐加重，夜间睡眠不能平卧。患者入室后行 $T_{5\sim6}$ 胸段硬膜外置管，保留自主呼吸，表面麻醉下清醒插入8.0号单腔气管插管，插管成功后，给予丙泊酚1mg/kg、芬太尼1.5μg/kg，使患者在镇静并能耐受气管插管的条件下进行摆体位并消毒铺巾，一切准备就绪后给予丙泊酚1mg/kg、咪达唑仑2mg及芬太尼0.2mg加深麻醉，并给罗库溴铵50mg。麻醉维持采用持续静脉泵注丙泊酚及硬膜外0.5％罗哌卡因进行维持。术中间断给予维库溴铵维持肌松。切皮前做血气分析：pH 7.42，PCO_2 31 mmHg，PO_2 577 mmHg。术中左主支气管断开后术者将无菌的6.5号气管插管插入左主支气管，并接螺纹管行左侧单肺通气。行病变外气管及隆嵴切除及气管吻合术，

> 吻合时先缝线不打结，所有缝线到位后，将台上左支气管插管拔出后，经原气管插管行机械通气。手术结束后，患者清醒，给予肌松拮抗后顺利拔管。

病理生理特点

气管狭窄或气管内肿瘤多需要手术治疗。特别是隆嵴部位的手术病例，以肿瘤的比例为更多，临床症状与病变的大小密切相关。就肿瘤而言，病变范围小，基底面较大，无蒂的肿物其症状相对较轻；而病损大，或有蒂的肿物可能症状会明显，或有与运动或体位相关的症状发生。术前应了解体位与呼吸困难之间的关系。在麻醉时应尽量避免易于发生呼吸困难的体位。

气管狭窄或肿物导致管腔狭窄至 1 cm 时，便可出现喘鸣音；<1 cm 时可感觉明显的呼吸困难；<0.5 cm 时活动受限，可伴有典型的"三凹征"。

麻醉管理特点及经验教训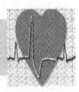

1. 术前准备：对于气道狭窄患者，手术前应谨慎给予镇静药物，以防不慎导致气道完全梗阻。对于气道狭窄症状不明显的患者，可给予小剂量苯二氮䓬类药物。

2. 麻醉诱导及插管：对于存在气道梗阻危险的患者，在保留自主呼吸的条件下行清醒或适度镇静条件下的气管插管可能是一个比较安全的选择。如果患者的气道病变比较局限，日常活动不受影响，且评估插管并不困难时可进行常规麻醉诱导插管。如果患者呼吸困难严重甚至无法平卧，无论是麻醉诱导或清醒插管都存在较大风险时，可考虑借助体外循环或体外膜肺氧合的方法来保证患者的正常氧供。

3. 麻醉维持及术中气道管理：麻醉维持可采用吸入麻醉或静脉麻醉，同时还可考虑辅以连续胸部硬膜外阻滞以提供完善的术中和术后镇痛，减少全麻药的应用。术中应维持良好的肌松状态，以提供满意的手术操作条件。手术中气道管理的重点是提供良好的氧合和通气，对于病变较轻的患者，可以将小直径导管放入气道内，远端置于病变上方，在导管周围实施切除手术。另外还可以通过常规气管插管进行机械通气，术中再将无菌气管导管或支气管导管从狭窄远端开口置入，在切除过程中通过病变远端的支气管-肺组织进行通气及氧合，病变切除后实施对端吻合时，外科医师有可能需要间断地将无菌气管导管从气管内拔出以缝合气管，所以允许短期间断的呼吸停止；整个过程中，需维持纯氧通气（停止使用氧化亚氮），并密切观察患者的生命体征。在缝合的过程中需保持患者颈部呈屈曲位。缝合完毕并加强气管后壁黏膜，拔出无菌气管插管并将原气管插管越过吻合口，到达远端气管或者主支气管，然后外科医师再将剩余的缝线打结。对于复杂的切除手术应配备两套麻醉回路或通气设备以备两侧肺通气需要。对于异常复杂的病例，可以使用 CPB 提供氧合并排除二氧化碳，病变切除后即可恢复常规气管内插管维持麻醉。

4. 麻醉恢复期气道管理： 气道重建术后，患者需保持头颈屈曲位，以降低吻合口张力，必要时可通过下颌与前胸壁缝合以保持体位。由于手术后机械通气可影响吻合口的愈合，因此提倡在手术后尽早拔除气管导管。

麻醉管理重点小结

1. 术前认真评估患者的病情，特别是气道病变的程度，选择合适的麻醉插管方式，防止诱导插管时的呼吸道梗阻的发生。

2. 提前计划术中气管断开后的通气方式，并做好充分准备，防止术中通气不足的发生。

3. 术后尽早拔管，并保持头颈屈曲位，以防吻合口裂开。

病例 29

硬质气管镜下气管（支气管）内肿瘤切除术

祝娟，乔青

病例介绍

患者，男性，46岁，3个月前感冒后出现咳嗽、气喘及呼吸困难，活动后明显，以咳白色黏痰为主，有时为黄脓痰，伴发热，最高可达39℃。行胸部CT检查示气管内隆嵴上方及右主支气管占位，纤维支气管镜检查见气管下段距隆嵴约2cm处有一包膜完整椭圆形新生物，与气管右侧壁粘连附着，表面血管丰富，光滑，右上叶支气管开口受压变形。气管下段阻塞80%，右主支气管阻塞90%。肺功能检查FEV_1/FEV 61%，示重度阻塞性通气功能障碍。动脉血气分析（不吸氧）：pH 7.51，PaO_2 66.7mmHg，$PaCO_2$ 28.8mmHg，SpO_2 95%。拟于全麻下行硬质气管镜下气管支气管肿物切除术。选择静脉快速诱导，依次注入丙泊酚2.0mg/kg、芬太尼3μg/kg、罗库溴铵0.6mg/kg后，先以面罩手控通气，感觉气道阻力较高。由外科医生在直视喉镜引导下插入硬质气管镜开始手术，诱导过程中SpO_2始终维持100%。术中采用高频呼吸机进行喷射通气，通气频率36次/分，喷射气体为纯氧，喷射气压为3.0kg/cm²。麻醉维持采用静脉持续泵入丙泊酚4～6mg/(kg·h)和瑞芬太尼0.1～0.2μg/(kg·min)，间断追加维库溴铵2mg维持肌松。术中监测心电图、心率、桡动脉置管测压、

SpO_2,见表1。手术开始10 min后行动脉血气分析(吸纯氧):pH 7.37,PaO_2 461.3 mmHg,$PaCO_2$ 49.2 mmHg,SpO_2 100%(表2)。手术完整切除气管下段肿物,历时41分钟。术毕前15分钟静脉给予地塞米松10 mg。术毕退出硬质气管镜后插入单腔气管导管,转入麻醉恢复室接呼吸机正压通气,15分钟后患者苏醒,顺利拔管返回病房。患者术后通气情况均明显改善,FEV_1/FEV 85%,肿瘤切除后病理回报:腺样囊性癌。4天后顺利出院。

表1 围术期血压、心率变化

	麻醉诱导前	置镜15分钟	术 毕
心率(次/分)	86	81	92
血压(mmHg)	127/73	124/69	137/77
SpO_2(%)	95%	100%	98%

表2 围术期动脉血气变化

	pH	PaO_2 (mmHg)	$PaCO_2$ (mmHg)	SpO_2(%)	$PetCO_2$ (mmHg)
麻醉诱导前	7.51	66.7	28.8	95	/
术中	7.37	461.3	49.2	100	/
术毕单腔气管导管插管后即刻	/	/	/	100	46

病理生理特点

需要行硬质气管镜手术的患者都存在中心气道(指气管、隆嵴、左右主支气管及中间段支气管)的梗阻,病变阻塞管腔可导致患者严重的呼吸困难,甚至呼吸衰竭而死亡。常见气道狭窄的病因为气管、支气管原发与转移性恶性肿瘤或良性肿瘤、肉芽肿性病变、器质性狭窄（例如气管外伤、吸入性烧伤等）和炎性狭窄等。

在气道梗阻情况下，黏液腺过度分泌致纤毛不能有效摆动，黏液不易排出，并可形成黏液栓，阻塞小支气管；加之黏液覆盖在入侵的细菌表面，阻碍抗体的防御作用，致使呼吸道引流不畅，易引发感染。随着阻塞程度的加重，支气管呈部分阻塞或完全阻塞。阻塞后引起远端肺组织发生肺炎、肺不张、支气管扩张、阻塞性肺炎和阻塞性肺气肿等。

患者发病常较隐匿，气道阻力无明显增加，因此往往无气道症状。随着病变进展，气道阻塞。达到一个启动点时，呼吸道阻力可明显增加，并与气道半径的 4 次方成反比。临床上患者即有明显的呼吸系统症状，如呼吸困难，以吸气性呼吸困难为主；另有咳嗽及特殊的哮鸣音，后者在呼气及吸气相均可存在，并在梗阻部位听诊最为明显。由于大气道的伸缩性较好、储备能力大，病变使气管阻塞或狭窄达到正常管腔的 1/2～1/3 时，患者才出现症状。慢性气管狭窄发病常缓慢。一旦患者在平静状态下发生高碳酸血症和呼吸困难，提示已有致命性的中心气道狭窄或阻塞存在。

麻醉管理特点及经验教训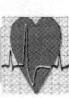

1. 术前准备

由于大部分患者术前均存在不同程度的气道梗阻，肺功能很差，因此不宜使用术前药，避免过度镇静后抑制呼吸功能，导致缺氧或二氧化碳蓄积。对于分泌物多的患者要雾化吸入排痰，为手术创造良好条件。

2. 麻醉方法

由于硬质气管镜手术无法行气管内插管，需要喷射通气，因此只能选择全凭静脉维持麻醉。麻醉诱导前，应仔细评估患者术前的呼吸功能，了解肿物的位置及气管狭窄程度，平卧时有无呼吸困难等情况。如患者术前无平卧下严重呼吸困难，多可耐受常规静脉快速诱导。先通过面罩手控呼吸，随后由外科医生在直视喉镜引导下插入硬质气管镜开始手术。麻醉维持可采用静脉持续泵入丙泊酚 3～6mg/（kg·h）和瑞芬太尼 0.06～0.2μg/（kg·min），二者配伍可以达到很好的镇静及镇痛效果，既减少了肌松药的用量又不影响术后苏醒及拔管，是比较理想的麻醉选择。根据手术需要追加肌松药。术中定期行动脉血气分析，评价患者的氧合情况和通气量。手术结束前约 15 min 静脉给予地塞米松 10 mg，预防术后气道水肿。术毕撤出硬质气管镜行单腔气管插管后可监测呼气末二氧化碳分压（PetCO$_2$）。

3. 呼吸管理

硬质气管镜手术麻醉管理的关键是呼吸管理。术中采用常频喷射通气，频率 36 次/分，是因为考虑高频通气（频率≥100 次/分）时的呼气时间太短，肺内 CO$_2$ 不易排出，易引起体内 CO$_2$ 蓄积。由于这类患者术前均有不同程度的气道梗阻而导致不同程度的缺氧和 CO$_2$ 蓄积，为了保证术中足够的氧合和肺泡通气功能，应选择纯氧进行喷射通气。在喷射通气期间，喷射压力定为 2.5～3.5 kg/cm^2，在这个压力下，每次通气时肉眼均可以看到胸廓的起伏，评估潮气量大概在 400～600 ml。通气 5～10 min 后行动脉血气分析，并根据血气分析结果调节喷射气压和呼吸频率。

在硬质气管镜手术麻醉期间，麻醉医生和外科医生之间应紧密协作。有的病例病变部位在支气管内，硬质气管镜需要进入到患侧支气管内操作，相当于只对患侧肺进行单肺通气，此时常会造成另一侧肺的通气减弱或完全无通气，由于患侧肺本身存在机械梗阻，通气困难，因此极易导致通气不足，引起 PaO$_2$ 下降和 PaCO$_2$ 升高。另外，术中有时需要使用氩气刀切除肿瘤组织，应注意需及时停止通气，避免气道灼伤。麻醉医生要时刻关注手术进展，一旦在一侧支气管内操作时间过长（>3 min），要及时提醒胸外科医生尽快将硬质气管镜退回主气道，待通气改善后再进行手术。有文献报道，当患者呼吸完全停止时，第一分钟内的 PaCO$_2$ 即可上升 8～16 mmHg，平均 13.4 mmHg，其后每分钟可上升 2.5～3.0 mmHg。因此，停止通气时间一般为 1 min，最长不宜超过 3 min，必要时行动脉血气分析。

4. 呼吸监测

目前对喷射通气期间 CO$_2$ 排出的机制还不是完全清楚，因此，在硬质气管镜手术中呼吸监测十分重要。一般都采用动脉血气分析评估术中通气状况，它的优点是可以准确地反映患者术中氧合情况及肺泡通气功能，缺点是不能进行连续监测。近年来术中 PetCO$_2$ 和经皮 CO$_2$（PtcCO$_2$）监测在硬气管镜手术麻醉中的应用受到关注。这两种方法的优点是属于持续无创监测；缺点是并不能准确地反映 PaCO$_2$ 变化，从而使监测的准确性降低。

手术期间脉搏氧饱和度（SpO$_2$）监测虽然不能完全反映患者通气情况，但由于是连续监测，可以参考它的变化趋势调节通气。如果 SpO$_2$ 持续降低（<90%）或（和）血气中 PaCO$_2$ 过高（>70 mmHg），应及时停止手术，将硬质气管镜连接麻醉机手控辅助通气，待通气改善后再行手术。需要注意的是麻醉机辅助通气时需要把硬质气管镜其余的连接口封住，防止漏气。

麻醉管理重点小结

1. 由于大部分患者术前均存在不同程度的气道梗阻，肺功能很差，因此不宜使用术前药，避免过度镇静后抑制呼吸功能导致缺氧或二氧化碳蓄积。

2. 如患者术前平卧时无严重呼吸困难，应选择静脉快速诱导，麻醉维持采用全凭静脉麻醉。术中使用常频喷射通气，频率36次/分，喷射压力定为 $2.5 \sim 3.5\,kg/cm^2$。通气 $5 \sim 10\,min$ 后行动脉血气分析，根据血气分析结果调节喷射气压。

3. 手术期间麻醉医生要时刻关注手术进展，术中在应用氩气刀时需及时停止通气，停止通气时间一般为 $1\,min$，最长不超过 $3\,min$。一旦硬质气管镜在一侧气道操作时间过长（$>3\,min$），要及时提醒胸外科医生尽快将硬质气管镜退回主气道，待通气改善后再进行手术。

参考文献

[1] 李运，李剑锋，刘军，等. 电视硬质气管镜治疗大气道良性肿瘤. 中国微创外科杂志，2005，12（5）：997-998.

[2] Simon. M, Gottschall. R, Gugel. M, et al. Comparison of transcutaneous and endtidal CO_2-monitoring for rigid bronchoscopy during high-frequency jet ventilation. Acta Anaesthesiologica Scandinavica，2003，47（7）：861-867.

[3] Conacher ID. Anaesthesia and tracheobronchial stenting for central airway obstruction inadults. Br J Anaesth，2003，90（3）：367-374.

[4] A. Rezaie-Majd, W. Bigenzahn, D. -M. Denk, et al. Superimposed high-frequency jet ventilation (SHFJV) for endoscopic laryngotracheal surgery in more than 1500 patients. Br J Anaesth，2006，96（5）：650-659.

[5] 谢荣. 麻醉学. 3版. 北京：科学出版社，1994：46-48.

[6] Jones MJ, Mottram SD, Lin ESetal, et al. Measurement of entrainment ratio during high frequency jet ventilation. Br J Anaesth，1990，65：197-203.

病例 30

长 Q-T 综合征

祝 娟，潘 芳

病例介绍

患者，女性，21 岁，5 年前无明显诱因出现反复晕厥，多于情绪紧张或环境温度较高时发生，不伴抽搐，无四肢僵直。晕厥时间 2～3 分钟，意识清醒后无特殊不适。行 ECG 检查提示窦性心动过缓，心率 52 次/分，Q-T 间期延长，QT 473 ms，QTc 500 ms。Holter 提示 QT 延长。诊断为长 Q-T 综合征。口服普萘洛尔治疗，15 mg tid，效果不明显。拟行胸腔镜下左胸交感神经链切断术。麻醉诱导前给予咪达唑仑充分镇静，局麻下经右侧桡动脉置管行有创动脉血压监测，并于患者背部放置体外除颤器电极片，以备突然发生室速或室颤时应用。选用静脉快速诱导，依次注入丙泊酚 2.0 mg/kg、芬太尼 3 μg/kg、罗库溴铵 0.6 mg/kg 后，插入双腔气管插管行单肺通气，静脉持续泵入丙泊酚 4～6 mg/(kg·h) 和瑞芬太尼 0.1～0.2 μg/(kg·min) 维持麻醉，术中未再追加肌松药。患者取右侧卧位，经左胸置入胸腔镜，切除 T_2～T_5 左心交感神经。手术时间 36 分钟，术毕顺利拔除气管插管返回病房，术中及术后无心律失常发作，4 天后顺利出院。患者围术期血压、心率变化见表 1，手术前后 Q-T 间期改变见表 2。

表 1　围术期血压、心率变化

	麻醉诱导前	麻醉诱导后	探察、分离左胸交感神经链	切断左胸交感神经链前	切断左胸交感神经链后	清醒拔管后
心率（次/分）	77	78	73	74	76	81
血压（mmHg）	118/70	116/60	111/65	111/64	107/58	120/63

表 2　Q-T 间期改变

	QT	QTc
术前	473 ms	500 ms
术后当日	444 ms	489 ms
术后第一日	448 ms	486 ms

病理生理特点

先天性长 QT 综合征（congenital long QT syndrome，c-LQTS）是由于编码心脏离子通道的基因突变导致相应的离子通道功能异常的一组综合征，心电图表现为 QT 间期延长和 T 波形态异常。其发生机制仍有待研究。目前研究发现，大约有 65%～70% 的先天性长 QT 综合征患者编码心脏离子通道和连接蛋白 B 的基因存在病理性改变。由于心脏离子通道功能障碍，使心室复极受到影响，当交感神经兴奋性增强时，可使复极进一步提前，复极的不均一性进一步加大，从而容易形成兴奋折返，诱发尖端扭转型室性心动过速（TdP），导致晕厥、惊厥，甚至心源性猝死。

对于 c-LQTS 患者，任何使交感神经兴奋性增强的因素，均可诱发 TdP。因此，如何预防和治疗致命性 TdP，是围术期麻醉管理的重点。TdP 可发生于围术期任何阶段，长时间 TdP 可引起严重的血流动力学变化和室颤，应立即电除颤、心脏按压和循环支持治疗。短阵 TdP 可在心动过缓时出现，可以超速起搏，并用利多卡因或硫酸镁治疗。硫酸镁的负荷剂量为 30 mg/kg，维持剂量为 2～4 mg/min。15 分钟后再次重复负荷量。硫酸镁具有心脏钙通道阻滞剂作用，并可激活细胞膜上的 Na^+-K^+ ATP 酶，提高 4 期静息电位，减少心律失常的发生。但应常规监测镁浓度以防中毒。对硫酸镁治疗没有反应的 c-LQTS 患者，可应用临时起搏器。c-LQTS 患者禁用拟交感活性药物，如异丙肾上腺素、多巴酚丁胺等，因为这些药物可诱发心律失常。

麻醉管理特点及经验教训

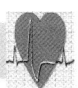

1. 术前准备

对于 c-LQTS 患者术前准备的重点是降低交感神经兴奋性。应用 β 受体阻滞剂治疗者，围术期应继续服用 β 受体阻滞剂，并在手术当日早晨服用常规剂量的药物。术前需充分镇静，应在安静的环境中进行麻醉前准备和麻醉诱导，特别是有创性操作，因为焦虑、噪声或刺激均可能诱发 TdP。咪达唑仑可降低交感神经的兴奋性，是比较安全的术前用药。围术期应监测血浆电解质水平，低钾、低镁、低钙都可使心肌复极延迟，应予以纠正。在麻醉诱导前，应准备好体外起搏、自动除颤装置，确保发生紧急情况时可随时应用。

2. 术中麻醉管理

胸腔镜手术需要在全麻、双腔气管插管行单肺通气下进行。常规静脉快速诱导，多选用静脉持续泵入丙泊酚＋瑞芬太尼复合异氟烷吸入维持麻醉。目前有研究表明，丙泊酚对 QT 间期没有或仅有微小影响，推荐使用。大部分吸入麻醉药（氟烷、恩氟烷、异氟烷、七氟烷）对 QT 间期都有一定程度的延长，但与其吸入浓度相关。异氟烷、七氟烷不增加心肌对儿茶酚胺的敏感性，安全性高；而氟烷使心脏对儿茶酚胺的敏感性增加，应避免应用。琥珀酰胆碱可引起钾离子释放，不适于长 QT 综合征患者。泮库溴铵作用时间长且有迷走神经抑制作用，亦不宜用于长 QT 综合征患者，而维库溴铵和罗库溴铵是比较理想的选择。尽量避免应用新斯的明拮抗残余肌松作用，因为新斯的明可以引起心动过缓，使 QT 间期延长甚至出现心脏停搏，对于手术疗效不理想者危险性较大。

术中应保持患者体温正常，因为低温可使失活状态的钠通道恢复时间延长，从而使 QT 间期延长。对于手术时间较长者术中应监测体温。手术期间，麻醉过浅、心动过缓和心动过速、低氧血症和高碳酸血症等，都会影响心肌细胞复极，增加交感神经的兴奋性，应避免发生。患者应给予充分镇静、镇痛，尽可能减小应激反应。在置入喉镜、插管、拔管等刺激较大的操作时，可加用短效的 β 受体阻滞剂。在整个围术期，应使患者处于安静的环境中，并将监测的重点放在 QT 间期的变化上。

虽然胸腔镜手术属于微创手术，但胸腔镜术后 VAS 评分多在 5～7 分。这对 c-LQTS 患者是不利的，疼痛使交感神经兴奋性增加，可诱发心律失常，仍应给予有效的术后镇痛，如在电视胸腔镜打孔肋间及放置胸引管肋间用长效局麻药行肋间神经阻滞，镇痛效果好。

3. 术后用药

左心交感神经切除术主要是通过阻断心交感神经的兴奋，间接达到治疗目的，在减少高危患者晕厥和心搏骤停方面有显著意义。但由于手术只是阻断了交感兴奋传导的神经通路，并未根本解决心肌细胞离子通道异常这一病理改变。因此术后需及时应用β受体阻滞剂。β受体阻滞剂的用量以运动平板时最大心率低于 130 次/分为宜。通常情况下，普萘洛尔最大用量为 2～3 mg/kg。

麻醉管理重点小结

1. 对 c-LQTS 患者β受体阻滞剂应服用至术前，并及时纠正电解质紊乱。术前应给予充分的镇静，降低交感神经的兴奋性。

2. 诱导前应在患者后背放置自动体外除颤电极，确保发生快速室性心律失常时可以使用。诱导时要充分抑制双腔管插管反应，适当增加阿片类药物用量，并可以加用短效β受体阻滞剂，避免使用增加交感神经兴奋性的药物。

3. 术中应保证足够的麻醉深度及氧合，减小应激反应，保持患者体温正常。术后拔管时尽量避免应用新斯的明拮抗残余肌松作用，完善术后镇痛并继续服用β受体阻滞剂。

参考文献

[1] 李剑锋，王俊，胡大一，等. 经胸腔镜切除左胸交感神经治疗先天性 Q-T 间期延长综合征. 中华外科杂志，2003，41（9）：660-661.

[2] Huang FD, Chen J, Lin M, et al. Long-QT syndrome associated missense mutations in the pore Helix of the HERG potassium channel. Circulation，2001，104：1071-1075.

[3] Antzelevitch C，Shimizu W. Cellular mechanisms underlying the long QT syndrome. Curr Opin Cardiol，2002，17：43-51.

[4] Kies SJ, Pabelick CM, Hurley HA, et al. Anesthesia for patients with congenital long QT syndrome. Anaesthesiology, 2005, 102 (1): 204-210.

[5] Booker PD, Whyte SD, Ladusans EJ. Long QT syndrome and anesthesia. Br J Anaesth, 2003, 90: 349-366.

[6] Susan JK, Christina MP, Heather AH, et al. Anesthesia for patients with congenital Long QT syndrome. Anesthesiology, 2005, 102: 204-210.

病例 31

重症肌无力

祝 娟

病例介绍

患者，女性，43岁，身高163cm，体重61kg，2年余前无明显原因出现右侧上睑下垂、复视。上述症状晨起较轻，运动后及晚间较重。曾就诊于当地医院给予激素输液治疗，自诉症状缓解。1年前再次出现上述症状，并出现吞咽困难、言语吃力，偶有饮水呛咳，无声音嘶哑，无四肢无力。10个月前就诊于外院行新斯的明试验（＋）；肌电图检查提示：低频重复刺激双侧面神经和腋神经时，肌电波幅出现明显或较明显的衰减现象。诊断为"重症肌无力"，给予溴吡斯的明60 mg tid，口服2天后自诉肌颤明显，并伴有明显心慌，自觉与该药有关而自行停药，未予其他治疗。后患者症状反复发生，2月前因上呼吸道感染继发支气管炎于当地医院住院治疗，上述症状明显加重，伴咀嚼、吞咽困难，行胸部CT检查示：胸骨体部后方，约平主动脉弓下水平见约2.8 cm×2.5 cm软组织密度影，边缘较清，考虑胸腺瘤可能性大。患者于一个半月前开始继续口服溴吡斯的明治疗，剂量为15 mg tid，并于一个月前加量至60 mg tid，一直维持至今，治疗有效，目前患者无明显吞咽困难，无呼吸困难，无四肢肌无力表现。

患者入室后连续监测心电图、心率、SpO_2、呼气末二氧化碳分压，静脉给予东莨菪碱 0.3 mg，咪达唑仑 2 mg。选用静脉快速诱导，依次注入丙泊酚 120 mg、芬太尼 0.1 mg、顺式阿曲库铵（商品名：赛机宁）6 mg、2％利多卡因 3.5 ml 后，插入双腔支气管插管行单肺通气。术中采用电刺激一侧尺神经记录拇内收肌收缩情况监测肌松（TOF-R），当 TOF-R 25％时追加顺式阿曲库铵 2 mg。麻醉维持采用静脉持续泵入丙泊酚 4～6 mg/（kg·h）和瑞芬太尼 0.1～0.2 μg/（kg·min）。手术行电视胸腔镜胸腺扩大切除术，术后病理回报 B2 型胸腺瘤，手术时间 112 分钟，手术结束前静脉给予地塞米松 10 mg，手术结束时停用丙泊酚和瑞芬太尼，术后回麻醉恢复室。术中输入平衡液总量 1500 ml，静脉麻醉药总量：芬太尼 0.10 mg、丙泊酚 600 mg、瑞芬太尼 1.4 mg、顺式阿曲库铵 8 mg。术中均行单肺通气，患者各项生命体征稳定，未发生呛咳、体动等异常表现。术后回恢复室后 10 min 患者自主呼吸恢复，静脉给予新斯的明 1 mg＋阿托品 0.5 mg，12 分钟后神志恢复清楚，全身肌力恢复正常，15 分钟后拔管，面罩吸氧 3 L/min，SpO_2 持续维持在 95％以上，安返病房。8 天后患者痊愈出院。

病理生理特点

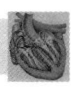

重症肌无力是一种神经肌肉接头处兴奋传递障碍性疾病，其特点为骨骼肌无力和疲劳。目前，有理由认为重症肌无力是一种自身免疫性疾病，其自身免疫部位位于骨骼肌突触后膜烟碱样乙酰胆碱（Ach）受体。组织学上表现为突触后膜结构简单化和结构破坏。对存在于 90％重症肌无力患者血清中的特异性 Ach 受体抗体的检测使人们注意到该抗体在重症肌无力致病中的重要作用。重症肌无力患者 75％～85％有胸腺疾病。10％～15％的重症肌无力患者伴有胸腺瘤，大部分患者的胸腺瘤是良性，界限清楚，有包膜，可呈囊性或钙化，通常由上皮细胞和淋巴细胞组成，但是三分之二的胸腺瘤与重症肌无力无相关性并且主要含梭状细胞。如果瘤体向周围组织浸润，例如浸润胸膜和心包则认为是恶性胸腺瘤，而组织学改变不能确定胸腺瘤是否为恶性。

在大部分年轻重症肌无力患者的胸腺皮质和髓质中可见淋巴细胞样增生。生发中心的数量可有增加，但不仅仅见于重症肌无力，其意义尚不清楚。生发中心的数量和疾病病程、严重程度以及对治疗的反应之间的关系尚无定论。胸腺中的 T 细胞成分无论是数量或亚群一般均在正常范围，但是重症肌无力患者的胸腺中可有 B 细胞数量增加。

绝大部分发病较晚的重症肌无力患者（55 岁以后）均有萎缩退化的胸腺，偶尔可能在 CT 上表现为在整个前纵隔内存在相对低密度影（可能为脂肪）中夹杂着很多高密度的点（可能为胸腺组织）。有证据表明萎缩的胸腺仍然具有免疫活性，同时在前纵隔脂肪内仍可辨认出胸腺细胞。在这些患者中胸腺切除的作用尤为重要，其外周血中淋巴细胞相对较少，主要是 T 淋巴细胞以及 $3A1^+$ 和 $OKT4^+$ T 细胞亚群的减少。一旦把"退化的"胸腺切除，这种变化会迅速恢复正常。

麻醉管理特点及经验教训

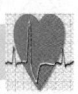

1. 术前准备

麻醉前正确估计病情，做好充分准备，使患者处于最佳状态，可降低手术和麻醉的危险性。术前应预防肺部感染，纠正电解质紊乱。麻醉医生还要掌握患者对抗胆碱酯酶药的需要量和治疗效果，针对容易发生呼吸衰竭的原因采取相应措施，以尽量减少麻醉手术刺激所致肌无力危象，避免乙酰胆碱酯酶药物过量所致胆碱能危象。术前镇静剂的使用应以能镇静但不抑制呼吸为原则，保持患者情绪稳定。为减轻应用抗胆碱酯酶药物所致的毒蕈碱样反应，麻醉前可考虑给予足量阿托品拮抗，防止术中迷走神经张力过高导致心率抑制甚至心搏骤停。对于术前 6～12 个月中连续使用激素超过 1 个月的患者，麻醉诱导后应给予补充适量激素。

2. 麻醉方法

重症肌无力患者顺利通过手术麻醉和肌松剂代谢期，而平稳过渡到术后恢复期，能够减少肺部并发症的发生。这就对麻醉中使用肌松剂提出了更高的要求。重症肌无力患者由于乙酰胆碱受体大量减少，神经-肌肉接头传递障碍，且大多服用抗胆碱酯酶药治疗，进一步改变了患者对肌松药的敏感性，一方面影响去极化肌松药，如琥珀胆碱的水解而易出现Ⅱ相阻滞，其肌松效应由4分钟可被延长至87分钟；另一方面重症肌无力患者对非去极化肌松药高度敏感，因此即使是非常小的剂量（常规剂量的1/3~1/6）就可达到肌松要求，而常规诱导剂量容易导致其术后呼吸功能的恢复明显延迟。目前，用于重症肌无力的非去极化肌肉松弛药主要推荐阿曲库铵或顺式阿曲库铵等。过去曾认为重症肌无力患者应禁用非去极化肌松药，但现在文献认为适量应用是安全的，阿曲库铵或顺式阿曲库铵常用诱导剂量为常规诱导剂量的1/5~1/4，或正常ED95的40%~50%，且起效时间与正常人相比无明显延长。麻醉维持中可适量追加肌肉松弛药，追加剂量为诱导剂量的1/4。阿曲库铵或顺式阿曲库铵的消除方式为霍夫曼消除和酯解，不依赖肝肾代谢，可用于合并有肝肾疾患者。然而霍夫曼消除有赖于正常的体温和体液pH，因此术中要做好保温措施并且维持正常的酸碱平衡。重症肌无力手术中，由于术前使用了抗胆碱酯酶类药物后呼吸道分泌物增多，术中及时吸痰、保持呼吸通畅也是预防危象发生的关键之一。

重症肌无力患者阿片制剂应当谨慎使用，因为这类患者对其呼吸抑制效应相当敏感，应减量应用。术中最好采用短效阿片类药物维持镇痛，如瑞芬太尼。大部分吸入麻醉药可以增加非去极化肌松药的敏感性，如果采用吸入麻醉药维持麻醉应当考虑减少非去极化肌松药的用量。其次，重症肌无力患者术中不要盲目追加肌松药，应根据肌松监测（TOF）结果考虑是否要追加肌松药，否则很容易导致其术后呼吸功能的恢复延迟。另外，术后6小时内口服小剂量的溴吡斯的明和鼓励患者积极咳嗽排痰可以减少术后再次插管和行呼吸支持的发生率。最后，重症肌无力患者的术后镇痛方案应当避免加重呼吸功能的损害。因为此类患者对胃肠外麻醉性镇痛药的呼吸抑制作用极其敏感，应尽量少用。硬膜外应用阿片制剂是胃肠外给药的替代方法，此法可以较小的剂量提供很好的镇痛，而且较少引起呼吸抑制。

麻醉管理重点小结

1. 麻醉前正确估计病情，掌握患者对抗胆碱酯酶药的需要量和治疗效果。术前镇静剂的使用应以能镇静但不抑制呼吸为原则。对于术前6~12个月中连续使用激素超过1个月的患者，麻醉诱导后应给予补充适量激素。

2. 重症肌无力患者应用抗胆碱酯酶药后一方面影响去极化肌松药而易出现Ⅱ相阻滞；另一方面对非去极化肌松药高度敏感。阿曲库铵或顺式阿曲库铵常用诱导剂量为正常诱导剂量的 1/5~1/4，或正常 ED95 的 40%~50%，且起效时间与正常人相比无明显延长，麻醉维持中应根据肌松监测结果考虑是否要追加肌松，追加剂量为诱导剂量的 1/4。

3. 术后镇痛方案应当避免加重呼吸功能的损害。

参考文献

[1] Trabold F, Casetta J, Duranteau P, et al. Propofol and remifentanil for intubation without muscle relaxant: the effect of the order of injection. Acta Anaesthesiol Scand, 2004, 48 (1): 35-39.

[2] Erhan E, Ugur G, Gunusen I, et al. Propofol-not thiopental or etomidate-with remifentanil provides adequate intubating conditions in the absence of neuromuscular blockade. Can J Anaesth, 2003, 50 (2): 108-115.

[3] Park IK, Choi SS, Lee J G, et al. Complete stable remission after extended transsternal thymectomy in myasthenia gravis. Eur J Cardio Thorac Surg, 2006, 30: 525.

[4] 庄心良, 曾因明, 陈伯銮. 现代麻醉学. 3 版. 北京: 人民卫生出版社, 2003: 1536-1538.

病例 32

心包内全肺切除术后心脏疝

吉晓琳

病例介绍

患者，男性，52岁，因"阵发性咳嗽伴后背疼痛5月余"经门诊以"右肺癌"收入院。术前心电图大致正常。X线胸片检查示双肺纹理增重，右肺门影增大、增浓，纵隔稍右偏。胸部CT示右肺门占位，恶性可能性大。纤维支气管镜检查示软骨环清晰，隆嵴锐利，右侧距隆嵴下第2个软骨环处右主支气管内可见粉色新生物，右主支气管被大部阻塞，触之出血，纤维支气管镜无法通过，左侧正常，考虑右主气管内占位。肺功能检查示：FVC 2.59 L，占预测值64.9%，FEV_1 1.74 L，占预测值54%，FVC/FEV_1 67.32%。考虑通气功能中度损减，以阻塞型为主；弥散功能正常。

入院后第4天行手术治疗，全麻+胸段硬膜外麻醉下行心包内右全肺切除术。术中见肿物位于右肺门，肺门周围呈"冰冻肺门"状态，右侧膈神经、右侧奇静脉被肿瘤包绕侵犯。术中心包外切断右下肺静脉，打开心包，心包内切断右上肺静脉。贴近动脉圆锥切断右肺动脉主干。手术切除致心包缺损约6 cm×4 cm，以1号可吸收缝线织网式缝合修补心包缺损处。术中血压（BP）维持在110~160/60~90 mmHg，心率（HR）在80~100次/分，中心静脉压（CVP）在 2~6 mmHg，手术顺利。

术后拔除气管插管前取仰卧位吸痰时，患者剧烈咳嗽，5 分钟内 BP 突然下降至 60/30 mmHg，HR 突然短暂下降至 40 次/分后持续上升并维持在约 120 次/分，CVP 骤然增高至 21 mmHg，SpO_2 进行性下降，予补液扩容及多巴胺、肾上腺素等血管活性药物治疗后未见好转，麻醉单见图 1。查体头面部、上胸壁及双上肢皮肤青紫，且呈进行性加重，左肺呼吸音粗，右肺呼吸音消失；心脏叩诊胸骨右缘呈实音；听诊发现心率快，第一心音最强处明显右侧移位。心电图提示各导联广泛性 ST 段明显抬高或压低，呈典型急性心肌缺血改变，以 Ⅱ、Ⅲ、avF 导联为著。考虑不除外急性心脏压塞可能。急诊行心包穿刺术，未明确引出心包积血、积液。急行床旁超声心动图，见胸骨左缘及剑突下心脏回声影观察不满意，不除外术后心脏疝可能。为进一步明确诊断，拔除胸腔闭式引流管，经该切口置入胸腔镜探查，见心脏经心包缺损处向右侧胸腔疝出，心包缺损织网式缝合处织网丝线结被撕

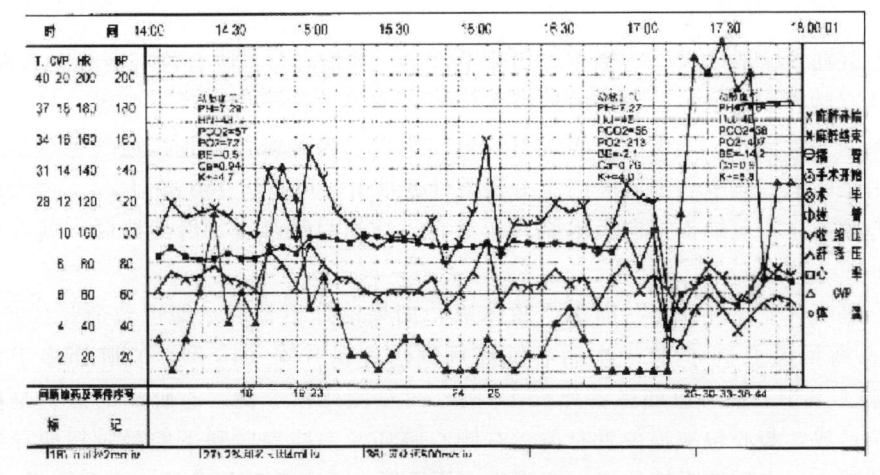

图 1

脱，缝线被推向下方一侧，心脏经上方缺损间隙完全进入右侧胸腔，上腔静脉根部与右心耳明显扭曲成角，心脏疝诊断明确，立即经原切口行开胸心脏复位术。心脏复位后，BP 渐上升至 110/80 mmHg，CVP 恢复至 12 mmHg，HR 恢复至 80 次/分。患者病情平稳，以约 6 cm×4 cm Marlex 网片修补心包缺损。术后患者心率、血压平稳，予抗炎、补液、扩冠、营养心肌等治疗，心电图残存急性下壁心肌梗死改变，余导联基本恢复至正常。术后第 7 天患者顺利恢复出院。

病理生理特点

随着肺癌根治性手术（包括心包内全肺切除术和心包切除术）逐渐增加，患者术后发生心脏疝的报道并不罕见。心脏疝大多发生在手术结束即刻，目前尚未有术后 24 小时以后出现心脏疝的病例报道，可能是由于心脏和心包可快速发生粘连的原因。

心脏疝发生的病因是一侧全肺切除手术后，缺损心包未吻合修补或缝合不确切，同时伴有胸腔压力增加。发病的诱因多为术后变换体位至仰卧位、咳嗽、气管内吸痰、拔除气管插管、术侧胸腔闭式引流负压吸引、患侧卧位及正压通气等。最常见的诱因是咳嗽。咳嗽导致胸腔内压力骤增（据报道，可高达 100 mmHg），增大的压力将心脏通过心包缺损推向手术侧，如果心包缺损只是缝合，缝线撕脱，就会导致心脏疝。

心脏疝首先出现的症状即为严重休克，如果治疗不及时，即可致命。1999 年，Kimura 等回顾了 68 例肺手术后心脏疝病例，发现右侧（46 例）心脏疝多于左侧（22 例）。其中右侧心脏疝患者死亡 12 例，而左侧死亡 9 例。心脏疝的症状是由心脏错位造成，与心包缺损位置有关。右侧心脏疝，上腔静脉和下腔静脉扭曲导致心脏充盈减少，出现梗阻性休克，表现为血压下降、中心静脉压急剧上升和心动过速；左侧心脏疝，由于部分心室壁从心包缺损疝出，导致心室壁受压或绞窄，出现心律失常和心肌缺血，表现为低血压、心室颤动和心肌梗死。

麻醉管理特点及经验教训

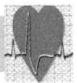

心脏疝是极为严重的术后并发症，死亡率极高，需及时明确诊断并急诊处理。因为心脏疝在临床上不十分常见，在诊断不明确时，考虑二次开胸的手术创伤大，使很多医生犹豫不决，以致延误了最佳抢救时机。所以心脏疝的早期识别极为重要，主要依靠以下几个方面：

1. 术后严密监测生命体征：当出现不明原因的 SpO_2 下降、BP 下降、HR 增快、CVP 增高致药物不能纠正的严重低血容量性休克，且伴有上腔静脉和（或）下腔静脉梗阻表现时，要高度怀疑心脏疝的可能。

2. 床旁 X 线胸片检查：此为早期诊断心脏疝方便、有效的检查方法。右侧心脏疝（图 2）时可见右心缘有一局限性半球形膨出影（部分型），或相当于右肺门下半部有一个三角形或球形软组织影突入右侧胸腔，该影内没有含气支气管征（完全型）；左侧心脏疝（图 3）时可见心腰变平或轻度膨出，也可于左心缘中段有一局限性半球形膨出阴影（部分型），或左心缘呈半球型，心脏明显左侧移位，甚至可抵左侧胸壁，心尖圆隆上翘，向左上方移位，膨出之心影于大血管间有明显切迹，左肺夹于心下与左膈面之间（完全型）。

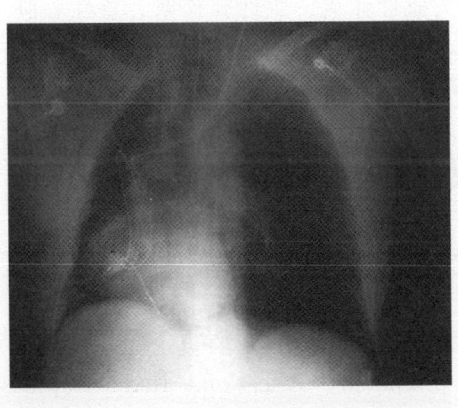

图 2

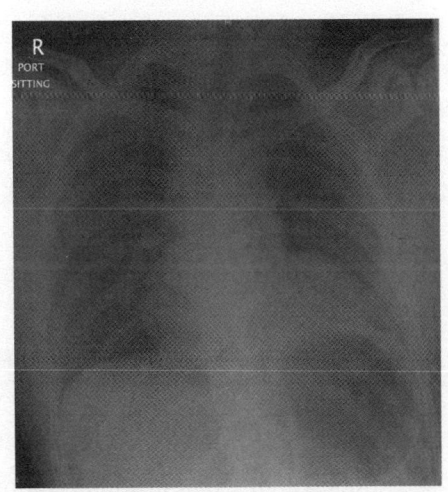

图 3

3. 床旁超声心动图：心脏疝超声心动图的特征性表现为胸骨左缘观察心脏不满意或完全未见心脏回声影，剑突下右心室位置向右上方偏移，右心明显突向右侧胸腔（右侧心脏疝）；或胸骨右缘心脏回声影缺失，或仅可见血管回声影，剑突下观察心脏不满意，胸骨左缘可见右心回声影，心脏明显左移（左侧心脏疝）。

4. 胸部 CT 或 MRI：若高度怀疑，但 X 线胸片或超声心动图诊断不明确，可进一步行胸部 CT 或 MRI 以除外诊断。

5. 胸腔镜探查：若急诊行床旁 X 线胸片或超声心动图检查有困难，或诊断不明确，可拔出胸腔闭式引流管，利用该切口直接行胸腔镜探查，以争取手术时间。胸腔镜为直视下观察病变情况，较 X 线胸片或超声心动图等影像学诊断依据更为直接、客观，诊断更为明确。

对心脏疝确诊患者，需急诊开胸行心脏复位，并直接缝合或补片缝合心包缺损。

麻醉管理重点小结

本例患者心包内右全肺切除术后出现急性心脏疝，主要是由于织网式缝合较大心包缺损时，存在修补不确切且线结处易于撕脱等风险。在患者拔除气管插管前气管内吸痰时，剧烈咳嗽可使胸腔内压力陡然增高，心脏向右侧胸腔摆动移位，撕脱缝线，疝入右侧胸腔，导致上腔静脉扭曲、静脉回流障碍、心室射血减少，继而出现血压下降、心率增快、中心静脉压增高、心肌缺血等一系列相关临床表现。

对于肿瘤累及心包，施行一侧全肺切除术的患者，术毕早期应特别警惕这种并发症的发生。临床如遇上述临床表现，在与失血性休克、急性肺栓塞、急性心脏压塞、急性心肌梗死鉴别，且临床对症处理无效后，应当机立断经胸腔镜或开胸探查，经补片缝合修补等积极处理后，患者多能转危为安，且预后良好。

参 考 文 献

[1] 王俊. 胸外科疑难病例诊疗分析精粹. 北京：北京大学医学出版社，2010：57-61.

[2] Eun A. Kim, Kyung Soo Lee, Young Mog Shim, et a1. Radiographic and CT findings in complications following pulmonary resection. RadioGraphics，2002，22：67-86.

[3] Carlos A. Montero, Josep M. Gimferrer, Guillermina Fita, et al. Unexpected postoperative course after right oneumonectomy. CHEST, 2000, 117: 1184-1185.

[4] Junzo Shimizu, Yoshinori Ishida, Yasumitsu Hirano, et al. Cardiac herniation following intrapericardial pneumonectomywith partial pericardiectomy for advanced lung cancer. Ann Thorac Cardiovasc Surg, 2003, 9: 68-72.

[5] Satoshi Numata, Winn Maung Maung Aye, Chuen Neng Lee. Cardiac herniation after resection of pericardial thymic cyst. Interact Cardio Vasc Thorac Surg, 2005, 4: 350-351.

病例 33

巨大纵隔肿物的麻醉管理

马瑞云

病例介绍

男性，患者，42岁，术前评估ASA Ⅲ级，180 cm，64 kg。

主诉"间断咳嗽，胸闷11天，发热5天"，以"巨大前纵隔肿物"收入院。既往史无特殊。检查提示X线胸片正侧位：左侧胸腔积液，大面积肺不张，前纵隔间隙消失（图1，图2）。胸部CT可见前纵隔巨大不规则团块16.7 cm×9.1 cm×12.1 cm，左肺上叶支气管受压变窄，纵隔大血管包绕、推挤移位。左侧多发胸膜结节（图3，图4）。

患者入院第2天，全麻下行"切开活检术"，病理示"恶性外周神经鞘瘤"，拟于全麻下行"clamshell前纵隔肿物切除术"。患者病情进展异常迅速，活检术后14天，术前访视见患者呼吸困难、憋喘加剧伴胸痛，慢性消耗病容，强迫半坐位，每日引流左侧血性胸腔积液约1000 ml。生命体征：T 37.4℃，HR 121次/分，BP 100/70 mmHg，RR 28次/分。查体可见颈胸区皮下静脉曲张，无颜面及上肢水肿。左肺呼吸音弱，可闻及胸膜摩擦音。

患者入室后，下肢开放两路粗大静脉通路，行右桡动脉、左侧足背动脉穿刺置管监测动脉压。患者重度呼吸困难，伴咳喘，不耐受体位变动及口腔表面麻醉，不耐受短暂脱离面罩氧气。

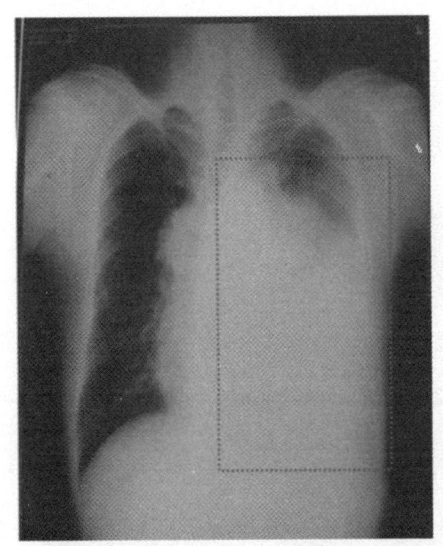

图 1 肺不张，心缘不清

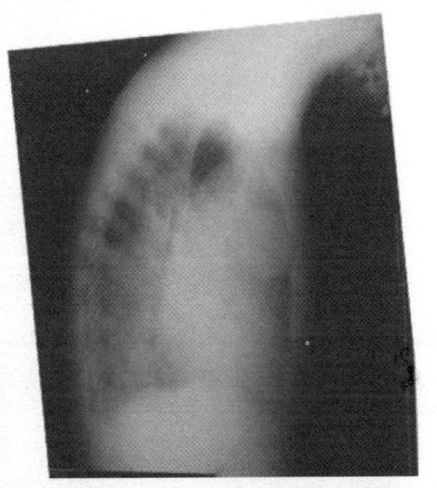

图 2 前纵隔间隙消失

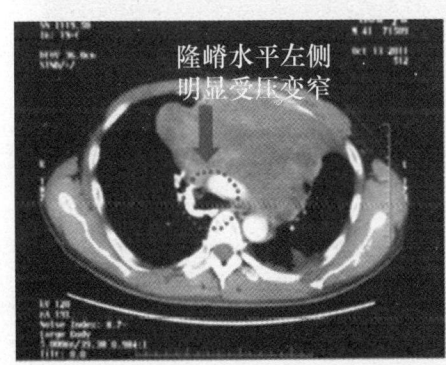

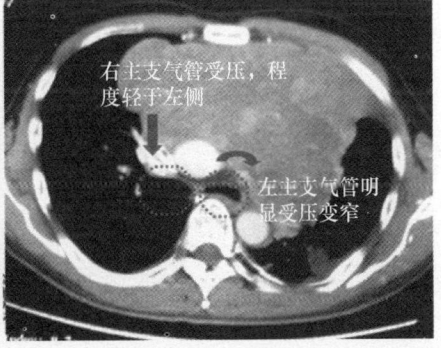

图 3 胸部 CT 示：气管隆嵴、左主支气管明显受压变窄

面罩吸入氧流量 5 L/min 时查动脉血气：pH 7.48、PO_2 94 mm H_2O、PCO_2 37 mmH_2O、Hb 11.9 g/dl。麻醉诱导前，放左侧胸腔积液约 1000 ml。寻找并维持患者相对舒适体位（偏左侧半坐位）。待胸外科医生就位，备好体外循环后进行麻醉诱导。

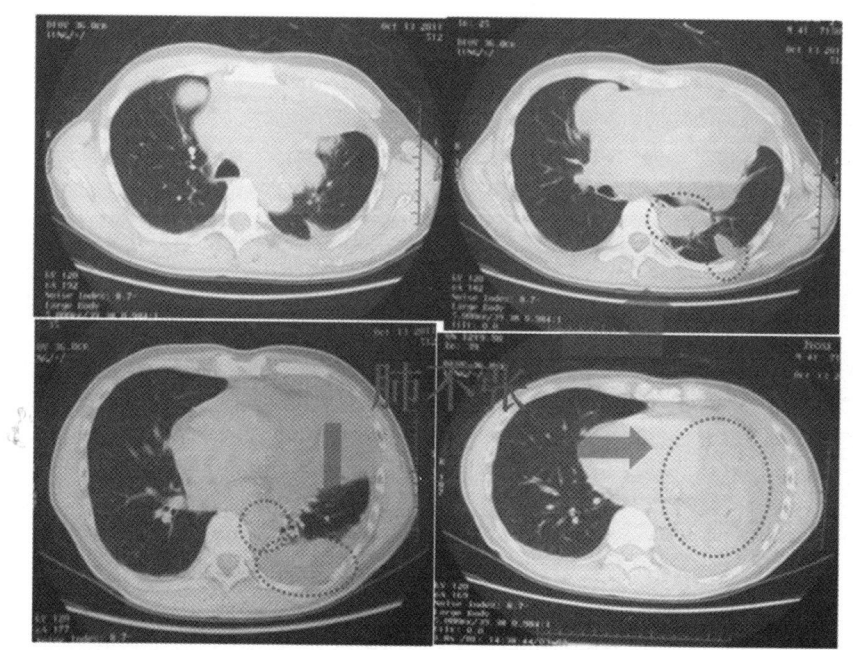

图 4 胸部 CT 示：左侧大面积肺不张

术前胸部 CT 阅片发现气道隆嵴水平及左侧主支气管严重受压，常规诱导并给予常规剂量肌松剂可能导致气管、支气管受压加重，甚至气道塌陷，同时可加重纵隔肿物对大血管（如上腔静脉）的压迫，引发严重的血流动力学紊乱。但是，患者在诱导过程中呛咳、依托咪酯引发肌肉振颤或由阿片类药物引发一过性胸壁强直，同样可增高胸内压，加重纵隔肿物对气道和大血管的压迫。因此计划使用亚临床剂量肌松剂并配合"慢诱导"，使患者平稳缓慢过渡至麻醉状态。麻醉诱导以吸入诱导配合滴定式静脉用药，尽可能保留自主呼吸缓慢过渡至人工辅助呼吸：面罩吸入 3.5% 七氟烷，氧流量 3 L/min，同时缓慢分次推注咪达唑仑 3 mg、亚临床剂量罗库溴铵 10 mg、依托咪酯 10 mg、瑞芬太尼 60 μg，并推注去氧肾上腺素 25 μg。直接喉镜下插入 7.5#钢丝螺纹气管导管，插入深度 27 cm，听诊双上肺呼吸音对称，血流动力学无显著波动。维持患者麻醉前相对舒适体位，超声引导下行右侧颈内静脉穿刺置管。

全麻后行双侧开胸，见肿瘤位于前纵隔，已突破纵隔进入双侧胸腔，以左侧为著。左侧胸腔大量血性胸腔积液，约 3000 ml。吸净积液后可见左侧脏胸膜及壁胸膜多发转移性结节，直径 1～3 cm 不等，部分肺实质受肿瘤浸润，以左肺上叶尖段、下叶内侧基底段为著。肿瘤整体位于上纵隔，包绕右心室流出道、升主动脉左侧前壁、上腔静脉及左侧无名静脉生长，已侵犯心包。术中与家属协商决定行姑息减瘤手术治疗。手术主要步骤结束后，上腔静脉内测中心静脉压由 45～50 cmH$_2$O 降至 5～8 cmH$_2$O。术中失血 4500 ml，尿量 600 ml，引流 2000 ml。入量 9000 ml，其中血浆 1800 ml，压积红细胞 1700 ml，胶体液 2200 ml，晶体液 3300 ml。术毕带气管插管返外科监护室。

患者预后：术后第 5 日拔管，无创呼吸机 BiPAP 辅助通气。术后憋喘无改善，大量胸腔积液，病情反复。术后第 24 天患者死于循环衰竭。

病理生理特点

纵隔肿物，尤其是上纵隔和（或）前纵隔的巨大肿物，由于其位置特殊，因压迫周围重要脏器所引发的病理生理变化，在麻醉管理的任何阶段，都可能引起呼吸与循环的剧烈变化和急性失代偿，对于麻醉医生来说是巨大的挑战。压迫气道（气管/支气管）时可威胁患者的通气与氧合；压迫心脏和（或）大血管时可造成严重的血流动力学的波动乃至循环衰竭，临床将这一症候群称之为纵隔肿物综合征（mediastinal mass syndrome，MMS）。

MMS在临床上主要有四个方面的表现：气道梗阻、上腔静脉综合征、肺动脉血流阻塞和心脏压塞。简单说来就是纵隔内肿物压迫气管/支气管、上腔静脉、肺动脉以及心脏所引起的通气及血流动力学的改变，可表现为单独某一方面的压迫，也可以同时复合多种脏器压迫。在临床上表现复杂，具体则取决于肿瘤的位置、大小、生长速度乃至病理类型。

由于上腔静脉管壁薄，压力低，相对更易于受压，因此临床上上腔静脉压迫综合征最为常见。表现为上腔静脉分布区静脉增粗、迂曲，上腔静脉血流回流受阻，有时可引起口腔和咽喉黏膜水肿充血，导致意外的困难气道；尤其是面罩通气困难，应引起警惕。

纵隔肿物对于气道的压迫，尤其是气管远端/支气管的压迫可严重威胁通气功能。一般气道管径/面积压迫超过35%时，患者常有自觉症状，表现为平卧呼吸困难或咳嗽，严重时可不耐受平卧位。全麻诱导过程中气道塌陷、阻塞是纵隔肿物围麻醉期最常见的危重并发症。

正常吸气时气道扩张，可将气道的外在压迫减少到最低，全麻后胸腔内负压消失，胸内压增高加重肿瘤压迫。其次，全麻后肺容积减少，气管支气管管径随之减小。最后，全麻后支气管平滑肌松弛，使大气道更容易受压。因此全麻后可使纵隔肿物对气道的压迫加剧，甚至发生气道塌陷。应当警惕的是这种严重气道并发症可发生在围麻醉期的各个阶段，包括苏醒期。尤其是活检术后，肿物对气道压迫并未解除，即使诱导期顺利平稳，在苏醒期尤其是拔除气管插管前后应尤其谨慎，加强监测。儿童的气道软骨结构更易于受压，同时儿童肿瘤常生长迅速，但儿童症状主诉的获取又相对困难，因此相对于成人患者而言，儿童患者的麻醉风险更高，更应谨慎评估，充分准备。

仰卧晕厥症状常提示大血管受压。对于肺动脉主干及其主要分支的压迫，常因体位改变或全麻后胸腔内压力增加而突然加重，导致血流动力学急剧变化甚至循环衰竭，心搏骤停。纵隔肿物对心脏的直接压迫相对少见，具体的病生理改变则取决于肿物压迫对心脏结构、功能的改变，可表现为血流受阻，收缩和（或）舒张功能受限制——心脏压塞，也可因受压或牵拉而影响瓣膜功能，引起狭窄或反流。经食管超声心动图或经胸超声心动图兼具检查和监测的重要功能，可明确心脏/大血管受压迫情况及病生理改变，并指导麻醉策略。

麻醉管理特点及经验教训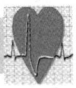

巨大纵隔肿物患者的麻醉,对于麻醉医生是相当棘手的挑战。术前评估详细了解患者的病史和主诉,完善相关的检验检查十分重要,还要明确纵隔肿物对周围重要脏器是否形成压迫、压迫程度是否构成威胁以及相关病理生理改变。麻醉医生应该了解患者自主状态下的"相对舒适"体位,在这个体位患者症状最轻,同时也是肿物压迫最小。因体位或麻醉的改变而突发或加重气道/大血管受压导致通气/循环障碍时,首先应恢复术前确认好的"相对舒适"体位,尤其是在儿童患者。

术前应重点对气道进行评估,纵隔肿物对气道的压迫根据平卧位时症状分级,见表1。仰卧位呼吸困难和咳嗽,提示诱导时有可能发生气道梗阻,儿童常由于无症状或无主诉而被忽视,麻醉期间可发生致命并发症。

表1 MMS 患者症状分级

无症状	可耐受平卧位,无症状
轻度	可耐受平卧位,偶有咳嗽或压迫感
中度	可短时间平卧,咳嗽和呼吸困难症状明显
重度	呼吸困难,不能耐受平卧位

胸部 CT 可更直观明确纵隔肿物对气道的压迫部位和程度。胸部 CT 显示气管直径或横截面积受压超过 50% 时,全麻围术期发生气道相关并发症的可能性增高。胸部 CT 下直接测量气道管径或面积的受压程度可用于预测全麻状态下困难通气的发生率。管腔直径减少 35% 可产生呼吸困难症状,一旦超过了 50% 就有可能在全麻诱导或复苏期间发生完全性气道梗阻。纵隔肿物患者的安全分级,详见表2。

表2 纵隔肿物患者全麻安全性分级

安全	无症状的成人,同时胸部 CT 下气管支气管横径＞正常 50%
不安全	有重度症状的成人或儿童; 儿童胸部 CT 下气管支气管横径＜正常值 50%,无论有无症状
不确定	有轻/中度症状的儿童,胸部 CT 下气管支气管横径＞正常 50%; 有轻/中度症状的成人,胸部 CT 下气管支气管横径＜正常值 50%; 无法提供主诉和病史的成人或儿童

术前的纤维支气管镜检查虽更为直观，但对于气道严重狭窄或同时伴有大血管压迫的患者常难以耐受。一旦发生呛咳，胸腔内压骤然增加，可导致灾难性的后果。对于相对轻症的患者，术前纤维支气管镜检可明确狭窄位置和远端气道的情况，并可引导加强型气管插管通过狭窄处，建立安全的人工气道。

除气道外，巨大纵隔肿物对循环的影响也应仔细评估。除详细了解患者的病史、体征外，应仔细研读术前胸部CT，以明确纵隔肿物与主动脉、肺动脉主干、左/右肺动脉、上腔静脉、心房以及心室的位置关系和压迫程度。肿物与大血管及心脏关系密切者，术前应进行经胸超声心动图检查，了解有无心脏功能与结构的改变，尤其是肿物压迫对于心室流出道和瓣膜功能的影响程度。

此类患者术前应进行多科室会诊，由胸外科医生、麻醉医师、体外循环灌注师、放射科医师、重症监护医师共同制订适合的围术期诊疗计划。如肿物过于巨大致明显影响通气/循环功能时，在明确病理后，可考虑是否先行放/化疗，待肿物体积减小，对生理功能干扰减少后，再行手术治疗。此外还应明细手术策略以及可能发生的并发症和相应的处理方法。

巨大纵隔肿物患者，无论是否有明确的上腔静脉综合征，应选择下肢开放静脉输液通路。肿物与主动脉关系密切有损伤可能时，应行上、下肢有创动脉血压监测。考虑到术中操作可能压迫或损伤头臂干，脉搏血氧饱和度监测宜放置于右手，而有创动脉压监测宜置于左手。

对于大血管和心脏严重受压或气道安全性分级为不安全的患者，诱导前可先于局麻下行股动脉-股静脉插管再行全麻诱导，以备突发气道塌陷和人工气道建立失败。

对于气道安全性分级不确定的患者，首先应在术前确认患者的"相对舒适"体位。压迫突然加重导致通气/循环功能衰竭时，应首先恢复"相对舒适"体位。如果条件允许的话，最安全的诱导方式是保留自主呼吸，行气管内表面麻醉后插入加强型气管插管，并通过气道狭窄处，随后以纤维支气管镜确认导管前端位置。但气道严重狭窄患者或大血管严重受压患者可能无法耐受清醒气管插管，呛咳可引发胸腔内压急剧增加，从而引起致命的阻塞性通气/循环功能衰竭。此外，严重狭窄的气道所能通过的气流量也非常有限，这类患者应避免焦虑、疼痛和交感兴奋，否则易增加呼吸作功以及狭窄远端湍流形成，而减少有效气体交换。

分级不确定或不安全的患者，应采取保留自主呼吸的"慢诱导"，Frawley形象地将之称为"NPIC"诱导（noli pontes igniiconsumere, i. e. "don't burn your bridges", NPIC), 以保证麻醉诱导过程中每一步都处于可逆状态。自主呼吸模式可使气流通过严重狭窄后最大程度保留层流形式，有利于狭窄远端有效的气体交换。NPIC 诱导以吸入麻醉药为主，或采用滴定式静脉给予丙泊酚/氯胺酮，保留自主通气，直至确认气道安全。如需要使用肌松，先由自主呼吸逐渐过渡至手动通气，在证实正压通气可行后，才可使用短效肌松剂。诱导全程应密切监测气体交换和血流动力学参数变化。此类患者麻醉诱导时，应有可熟练操作硬气管镜的胸外科医师在场。一旦出现气道狭窄处塌陷，可将硬气管镜插至狭窄远端通气或放置气道支架。

2004 年的一篇回顾性研究表明：105 例次纵隔肿物相关全麻，无一例术中气道塌陷（0/105），而严重的术后呼吸道并发症为 7 例。随着对患者术中急性呼吸道阻塞危险认识的提高，手术室内发生的危及生命的气道事件越来越少。急性呼吸道阻塞更可能发生在术后恢复室。因此在整个围术期都应提高警觉。

麻醉管理重点小结

1. 术前评估非常重要，注重多科室合作，重视转运过程。
2. 体位改变可危及重要脏器功能，导致呼吸/循环衰竭，术前应确定患者"相对舒适体位"，不应强迫患者取平卧位。
3. 术前不使用任何镇静药物以免引起呼吸抑制或肌肉松弛。潜在的上腔静脉综合征患者应开放下肢静脉通路。
4. 加强监测，选择"NPIC 吸入诱导"，尽可能保留自主呼吸。
5. 谨慎使用肌松剂，确需应用时宜选择短效肌松剂，如琥珀胆碱。
6. 应尽可能将加强型气管导管通过狭窄处。
7. 气道分级不确定的患者，麻醉诱导应有胸外科医师在场，并备好硬气管镜。
8. 危重患者或气道分级不安全的患者，诱导前应行股动静脉置管，备好体外循环通路。
9. 苏醒期注意监测，防治术后气道梗阻。

参考文献

[1] Ronald Miller. 米勒麻醉学. 邓小明，曾因明，译. 7 版. 北京：北京大学医学出版社，2011.

[2] ErdosG, Tzanoval. Perioperative anaesthetic management of mediastinal mass in adults. Eur J Anaesthesiol, 2009, 26 (8): 627-632.

[3] Philippe Bechard, Louis Letourneau, et al. Perioperative cardiorespiratory complications in adults with mediastinal mass. Incidence and Risk Factors. Anesthesiology, 2004, 100: 826-834.

[4] Karen S. Sibert, et al. Spontaneous respiration during thoracotomy in a patient with a mediastinal mass. Anesth Analg, 1987, 66: 904-907.

第三部分

神经外科

病例 34

颅内动脉瘤术中控制性降压

钟红桥，许军军

病例介绍

患者，男性，46岁，体重75 kg，主因"突发头痛2天余"，CT诊断"左侧大脑中动脉瘤破裂"拟急诊行动脉瘤夹闭术。既往高血压病史3年，不规律口服卡托普利治疗。患者入室后BP 180/90 mmHg，HR 70次/分左右，SpO_2 95%，右下肢开放两路外周静脉并行桡动脉穿刺置管，予丙泊酚200 mg、芬太尼0.4 mg、罗库溴铵50 mg、2%利多卡因5 ml、尼卡地平0.2 mg后行气管插管，诱导及插管过程中血压平稳，维持在145/80 mmHg左右。插管后予异氟烷吸入，丙泊酚+瑞芬太尼静脉泵入维持麻醉，并行右颈内静脉置管。查血气：pH 7.48，$PaCO_2$ 38 mmHg，PaO_2 332 mmHg，HCT 39%，BE 4.6 mmol/L，K^+ 2.9 mmol/L，予15%氯化钾10 ml入500 ml生理盐水静滴。切皮后血压维持在110～120/60～70 mmHg，并予25%甘露醇250 ml静滴，呋塞米10 mg入壶，甲泼尼龙0.08 g入壶减轻脑水肿，尿量增加后再次予15%氯化钾10 ml入500 ml生理盐水静滴。夹闭动脉瘤前术者要求控制性降压，遂予尼卡地平0.2 mg iv，并加大丙泊酚和瑞芬太尼的泵入剂量，维持收缩压在90～100 mmHg左右，控制性降压过程持续约60分钟。手术顺利，术中失血1000 ml，尿量1500 ml，输注晶体液3000 ml、胶体液1500 ml，术野回收250 ml。术毕带管回ICU。

病理生理特点

典型的脑动脉瘤通常位于血流动力学压力最大的 Willis 环血管分叉处。大的动脉瘤可引起神经压迫症状，但主要的危险是破裂和出血。颅内动脉瘤（ICAs）占所有蛛网膜下腔出血（SAH）病例的 75%～80%，1/3 的患者死于最初的出血，另 1/3 的患者出现严重残疾或迟发死亡，只有 1/3 并发症较轻，预后尚可。颅内动脉瘤破裂的可能性取决于动脉瘤的大小、瘤壁的强度、既往破裂的病史，以及跨壁压。跨壁压为脑灌注压（CPP）＝平均动脉压（MAP）－颅内压（ICP）。动脉瘤破裂导致动脉血溢漏以及颅内压（ICP）迅速升高，导致脑灌注压（CPP）和脑血流（CBF）下降，并引起意识丧失。正常情况下，脑存在自动调节功能，即在较大 CPP 范围内维持恒定的 CBF。但在病理情况下，自动调节功能受到损害或丧失。这些病理情况包括严重脑创伤或蛛网膜下腔出血，此时脑灌注变为"压力依赖性"。对于这些患者，关键要维持正常甚至升高的脑灌注压，从而保证缺血区域足够的氧供。蛛网膜下腔出血死亡和致残主要原因为首次出血、血管痉挛和再次出血。血管痉挛多发生于出血后 5～10 天，在出血前 3 天罕见，在第 7 天左右风险达到高峰，一般在 10～14 天左右消失，原因与外渗血液的出血量及血液在蛛网膜下腔分布有关，患者出现意识状态改变或新发局部神经功能受损。脑动脉瘤破裂首次出血后的第一个 24 小时内，再次出血的风险高达 4%，而后每日仍高达 1.5%，出血后第 14 天和半年的累计出血率分别为 19% 和 50%，6 个月后每年累计再次出血的发生率为 3%。

麻醉管理特点及经验教训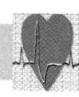

控制性降压可被用于降低跨血管壁压，使动脉瘤颈部足够松弛，减少破裂或出血的概率，利于手术夹闭动脉瘤，可减少出血量，还可改善术野的可见度。本例患者入室血压较高，为避免气管插管时的咳嗽、插管反应和血压过高，给予了利多卡因、尼卡地平、较大剂量的丙泊酚和芬太尼，使诱导过程平稳。与常规开颅手术不同的是，诱导时要避免过分过度通气和低碳酸血症，因为 ICP 的急剧降低会使跨壁压急剧增大而增加破裂风险，在剪开硬膜之前，ICP 的过快降低，由于去除了动脉瘤周围的填塞效应，有导致再出血的危险。

颅内手术中，维持脑灌注是最重要的问题。控制性降压可导致整个大脑的脑灌注压下降，使血管痉挛部位和脑组织受牵拉区域的脑灌注压进一步下降。有报道认为控制性降压与术后血管痉挛之间存在关联，这些新的认识使得近年来控制性降压的应用逐渐减少。本例虽进行了控制性降压，但降压期间将患者收缩压维持在 90～100 mmHg 以上，较低血压的时间尽可能短，保持了基本的脑灌注压，同时给予了一些脑保护的措施，如丙泊酚、异氟烷可降低脑氧耗量，皮质激素有助于减轻组织炎症和水肿，在血管源性脑水肿尤其是与脑肿瘤相伴的脑水肿，有助于血脑屏障恢复，并适当给予利尿和补钾，维持电解质的平衡。

麻醉管理重点小结

1. 避免诱导或手术期间动脉瘤破裂，并维持充足的 CPP，这就要求麻醉医师必须保持适当的与手术刺激相应的麻醉深度，迅速、可逆地调节血压。

2. 维持脑松弛（cerebral relaxation），改善术野，使脑组织回缩。在中心静脉压和血气指导下行利尿和适当的通气，维持 $PaCO_2$ 在 30 mmHg 左右，尽量避免使用 N_2O 和琥珀胆碱，因其升 ICP 的作用明显。

3. 脑保护。临床上尚未确立标准的脑保护措施，可能有作用的包括巴比妥类、丙泊酚、浅低温、镁剂、红细胞生成素、瑞马西胺、利多卡因等。

4. 如术前无意识障碍，手术过程平稳，手术范围未涉及重要功能区，可在术毕拔管。苏醒期和拔管时应使患者舒适，无呛咳或应激，无高碳酸血症，无血压剧烈波动。可给予利多卡因、艾司洛尔等。

参考文献

[1] Fun-Sun F. Yao. Yao & Artusio 麻醉学. 王天龙，张利萍，Chris C. Lee，等，译. 北京：北京大学医学出版社，2009：568-588.

[2] Chang HS, Hongo K, Nakagawa H. Adverse effects of limited hypotensive anesthesia on the outcome of patients with subarachnoid hemorrhage. J Neurosury, 2000, 92 (6): 09.

第四部分

普通外科和泌尿外科

病例 35

二次肝移植术中门静脉开放后心搏骤停抢救成功

张 欢

病例介绍

患者，男性，49岁。主因"乙肝病史30余年，肝硬化8年，肝癌1个月"行原位肝移植术。既往否认心肺疾患，心功能Ⅰ级，术前超声心动图检查正常。手术顺利，各项生命体征平稳，术毕转入ICU。术后患者转氨酶、血清总胆红素持续升高，尿量逐渐减少，机械通气SIMV模式，FiO_2 100%，PEEP 10 cmH_2O 时 PaO_2 60 mmHg左右，同时需要持续输注去甲肾上腺素 0.4 μg/(kg·min)维持血压。术后3天，B超发现肝动脉及门静脉血流减少，遂急诊行剖腹探查。患者带气管插管入室，BP 135/85 mmHg，HR 93次/分左右，SpO_2 93%，CVP 14 mmHg，查血气：pH 7.334，$PaCO_2$ 36.1 mmHg，PaO_2 65.4 mmHg，HCT 26%，BE 6.1 mmol/L，K^+ 4.9 mmol/L。麻醉采用芬太尼＋丙泊酚＋异氟烷维持。术中探查见肝右叶 15 cm×15 cm 巨大血肿，压迫下腔静脉，决定行二次肝移植手术。考虑到患者无尿，遂经股静脉插管行持续静脉-静脉血滤治疗，超滤率（UF）300 ml/h。由于患者原计划只进行剖腹探查手术，所以未在患者背部铺垫加温水毯，只能采取升高室温及加温输血、输液的方法。无肝前期历时2小时50分，血流动力学维持平稳，BP 110/60 mmHg，HR 110 次/分，CVP 14 mmHg，PaO_2 62 mmHg 左右，咽温 36.8℃。无肝期生命体征平稳，历时 1 小时 40 分。切除病肝后，氧合改善。门静脉开放前 10 分钟血气：pH 7.352，$PaCO_2$ 38 mmHg，PaO_2 262 mmHg，BE－4 mmol/L，K^+ 5.2 mmol/L，咽温 34.2℃。供肝静脉吻合期间，常规以 4℃ 2% 白蛋白溶液经门静脉冲洗。开放前 BP 100/55 mmHg，HR 110 次/分，CVP 6 mmHg，由于体温较低同时又缺乏有效的升温措施，嘱术者准备温盐水开放后行腹腔冲洗。门静脉开放即刻静脉分次给予多巴胺 3 mg，$CaCl_2$ 1 g，血压无显著降低，维持在 150/80 mmHg。门静脉开放后 1 分钟，心率突然减慢至 40 次/分左右，随即出现室颤，立即行持续胸外按压，静注肾上腺素 1 mg，200 J—300 J—360 J 电除颤无效。急查血气：pH 7.457，$PaCO_2$ 23.4 mmHg，PaO_2 245.1 mmHg，BE－6.9 mmol/L，K^+ 4.1 mmol/L。继续持续胸外心脏按压，并反复静脉给予利多卡因、肾上腺素、碳酸氢钠等药物，多次 360 J 除颤，并经左锁骨下静脉植入临时起搏器，均无效，共历时 45 分钟。其间虽曾有 2 次心跳恢复，但维持时间均不足 2 分钟。患者双侧瞳孔散大，咽温 33.6℃。针对患者顽固性室颤，静脉给予 25% $MgSO_4$ 10 ml，2% 利多卡因 5 ml，再次 360 J 除颤复苏成功，患者恢复窦性心律。抢救共历时 50 分钟，复苏期间肾上腺素总用量达 0.3 mg/kg。复苏成功后，又静脉追加 25% $MgSO_4$ 10 ml，持续输注多巴胺 8～10 μg/(kg·min)，去甲肾上腺素 0.6 μg/(kg·min)，并给予甘露醇脱水，低温脑保护，纠正酸碱平衡治疗，维持患者血流动力学稳定至术毕。术中总入量 10 205 ml，其中血浆 3800 ml，浓缩红细胞 2200 ml；出血 4000 ml，无尿。离室 BP 125/50 mmHg，HR 110 次/分，CVP 9 mmHg，血气分析：pH 7.254，$PaCO_2$ 42.1 mmHg，PaO_2 164.3 mmHg，BE－8.5 mmol/L，HCT 27.1%，K^+ 3.6 mmol/L。

瞳孔缩小。入 ICU 后急查血清镁 0.71 mmol/L。患者术后第 6 天拔管，神志清楚，生命体征平稳，查体生理反射存在，病理反射未引出。

病理生理特点

供肝下腔静脉和门静脉血管吻合完毕开放瞬时，是麻醉管理的关键步骤，此时经常出现再灌注综合征（PRS），主要特点为血流动力学的剧烈波动。表现为移植肝血流再通后 5 分钟内平均动脉压及全身血管阻力降低，MAP 急剧下降 30% 以上或者降低幅度大于 30 mmHg，平均肺动脉压、肺毛细血管楔压和中心静脉压升高，以及窦性心动过缓、心律失常甚至心搏骤停。通常在 5~10 分钟内缓解，但有时持续时间较长。PRS 程度不一，严重血流动力学改变的发生率约为 30%。发生机制主要包括严重代谢性酸中毒、高钾血症、低温、供肝释放血管活性物质以及供肝的缺血-再灌注损伤。

无肝期一般持续 60 分钟左右。由于门静脉阻断，造成大量来源于肠道和盆腔的血液淤积，引起酸性代谢产物增加，导致体内出现严重的代谢性酸中毒。同时，由于下腔静脉完全或部分阻断，使回心血量显著减少，如无肝前期机体血容量补充不足，可造成严重的低血压和器官灌注不良，也会进一步加重代谢性酸中毒的程度。此外，供肝血管吻合期间，常在肝周围布满冰屑，造成无肝期体温下降。供肝保存液中还含有高浓度的钾离子。

供肝循环开放后，下腔静脉恢复血流致回心血量骤然增加，心脏负荷增加，同时含有大量酸性物质的血液经门静脉冲入肝，连同肝内的低温液体、缺血期间聚集的血管活性物质一起进入心脏。多种不利因素对心血管系统的共同作用是造成 PRS 的主要原因。如患者术前合并右心功能不全，这种影响将更为严重。

麻醉管理特点及经验教训

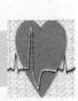

无肝期应注意维持血流动力学稳定，保证组织有效的灌注压力，维持容量指标

（CVP、PCWP）处于正常稍低的水平，以减少开放后回心血量骤增对心脏负荷的影响；开放前采取有效措施冲洗供肝内高钾保存液；同时维持酸碱平衡和电解质正常，特别注意循环开放前最好维持血 K^+ 处于正常稍低水平，血 $Ca^{2+} > 1.0$ mmol/L；维持体温正常；准备好抢救药物和设备；密切注意 ECG 和血流动力学指标的变化。

本例患者既往无心肺疾患，供肝循环开放前后血气分析示轻度代谢性酸中毒，血钾正常，而开放前咽温仅 34.2℃，故考虑循环开放过程中低温是导致心搏骤停的主要原因。低温可直接抑制窦房结功能，减慢传导，诱发严重心律失常，如结性逸搏、室性早搏、房室传导阻滞等，严重者发生室颤。需要指出的是，在温度上升之前行电除颤往往无效，其机制可能与心脏应激性增加，窦房结抑制，不应期延长以及酸碱、电解质改变等多种因素有关。

在本例患者长时间心肺复苏过程中，曾多次给予和使用肾上腺素、利多卡因、除颤等药物和处理均未奏效，期间虽有二次心搏恢复，但持续时间很短，直至静脉给予 25% 硫酸镁后再行除颤一次成功。原因一方面与低温尚未改善有关，另一方面则考虑患者同时合并较为严重的低镁血症。虽然由于条件限制，未能对患者术中血清镁进行测定，但从术中先后两次共补充 25% 硫酸镁 20 ml，回 ICU 后血清镁（0.71 mmol/L）仍低于正常（0.8～1.2 mmol/L）这一现象分析，仍支持上述推断。

与本例患者有关的低镁血症原因包括：肝衰竭、第一次手术后镁摄入不足、术中血液稀释以及二次肝移植术中持续使用静脉-静脉血滤治疗（置换液中不含镁）。成人体内镁有相当一部分（19% 左右）分布在骨骼肌以外的软组织，其中以肝最高。Mg^{2+} 在机体的生化反应中占有重要的地位，是细胞内许多酶系统的激活剂。低镁可致 Na^+-K^+ ATP 酶泵活性降低，使细胞内 K^+ 外流，引起静息膜电位降低，心肌兴奋性增加，传导减慢。低镁时自律细胞的除极加快，自律性及心肌兴奋性增高，易引起室上性和室性心律失常。低镁还可加重儿茶酚胺过多引起的心律失常，尤其是室性心律失常。严重低镁可导致心功能不全或心脏性猝死，还可发生扭转型室性心动过速和顽固性室颤。

本例复苏成功的原因包括：① 抢救及时；② 持续有效的胸外心脏按压：在历时 50 分钟的抢救过程中，基本维持 MAP 在 50 mmHg 以上，保证了重要器官的灌注；③ 抢救药物及除颤仪的合理应用；④ 注意对脑组织的保护：复苏后期以冰袋包绕头颈部，同时复苏过程中低温状态也起到了一定的脑保护作用。所有上述措施均对患者最终成功复苏起到了重要作用。

麻醉管理重点小结

1. 肝移植术中麻醉管理环环相扣。无肝期维持血流动力学稳定、酸碱及电解质平衡、避免低温,维持有效组织灌注压力以及适当的容量负荷是减轻再灌注综合征的有效手段。

2. 低镁血症是临床医师容易忽略的问题,而肝移植围术期存在多种可造成患者低镁血症的潜在危险因素。

3. 复苏期间遇有顽固性室颤,应考虑是否有低镁血症的可能。

参 考 文 献

[1] Michael Ramsay. The Reperfusion Syndrome:Have We Made Any Progress? Liver Transplantation,2008,14:412-414.

[2] Ronald W. Busuttil, Goran B. Klintmalm. Transplantation of The Liver. 2 nd ed. Philadelphia:Elsevier,2005:589-607.

病例 36

慢性肾衰竭长期透析

张熙哲

病例介绍

患者，男性，41岁，体重70kg，以"发现大便带血1年，大便变细2月"入院。直肠检查发现距离肛门10cm肿物，诊断为直肠癌。10年前体检发现尿蛋白阳性，未予诊治；5年前尿蛋白逐渐增加并出现眼睑和双下肢可凹性水肿，血压升高（最高达180/100mmHg），口服硝苯地平、福辛普利、美托洛尔等药物（剂量不详），血压控制不满意；1年前行肾动脉栓塞后血压控制良好。近1年尿量逐渐减少，肌酐升高至800μmol/L，行透析治疗2次/周；半年前出现无尿，肌酐升至1000μmol/L，透析治疗改为3次/周。透析前：尿素31.5mmol/L，肌酐1036μmol/L，钾5.67mmol/L；术前一天透析，透析后尿素12.6mmol/L，肌酐402μmol/L，钾3.98mmol/L，体重减少0.5kg。术前血红蛋白70g/L，输注浓缩红细胞400ml后升至87g/L。在全麻下行直肠癌根治术。监测ECG、SpO$_2$、有创动脉血压监测（artery line，AL）、CVP、PetCO$_2$、动脉血气、体温。入室血压142/80mmHg，心率88次/分。诱导应用依托咪酯14mg、舒芬太尼20μg、顺式阿曲库铵10mg、艾司洛尔60mg，维持应用丙泊酚4～8mg/（kg·h），瑞芬太尼0.1～0.2μg/（kg·min），顺式阿曲库铵

> 1.5 μg/(kg·min)。手术历时 4 小时，出血量 1500 ml，无尿；输入浓缩红细胞 1000 ml、血浆 800 ml、胶体液 1400 ml、晶体液 600 ml；CVP 维持在 6～10 mmHg，血红蛋白 90 g/L，钾 4.3 mmol/L。术后入 ICU，半小时后患者清醒、拔管，1 天后转入普通病房。

病理生理特点

术前应明确慢性肾衰竭（CRF）的病因。评估全身并发症，包括：体液、酸碱、电解质失衡；心血管和呼吸异常，造血功能受损，凝血病，代谢和免疫功能受损，胃肠道功能障碍，神经功能障碍。是否合并糖尿病或高血压及其对其他系统的影响。

术前应维持容量正常；手术当天的血清钾浓度不应超过 5.5 mmol/L。常规血液透析可控制液体超负荷、酸中毒、高钾血症、尿毒症，但是对血小板和神经病变影响不大。最后一次透析最好安排在术前一天，应用最小量的肝素或不用肝素；与麻醉至少间隔 4～6 小时，使液体在体内达到平衡和清除残余肝素。连续性静脉-静脉血液透析（CVVHD）在控制容量方面非常有效，对血流动力学干扰很小，但需要一定程度抗凝；可以在心肺转流期间和术后早期进行。腹膜透析的血流动力学更稳定，缺点是高代谢状态时的效果不佳、腹胀可影响肺功能、有腹膜炎的危险，不适于术前进行；如果应用可持续至进入手术室之前。本例患者在术前一天采用血液透析，对容量、电解质和尿毒症的控制较好。

高血压是 CRF 最常见的心血管异常，术前必须控制。透析可激活肾素-血管紧张素-醛固酮系统，不利于血压控制，降压药可能需要加量。透析不充分的患者常见出血性尿毒症性心包炎，可进展成心脏压塞；常见房性心律失常。

CRF 常伴有贫血。急性失血、合并心肺疾病、接受较大手术者应通过红细胞输注使 Hct 升高至 26% 以上。输血应在透析期间进行，以防高血容量和高钾血症。术前应用人类重组促红细胞生成素可升高 Hct，改善患者的健康状况，减少红细胞输注、住院时间，降低心血管死亡率；但是剂量过大使 Hct 快速超过 35% 可加重高血压、增加动静脉瘘和静脉血栓的发生率和死亡率。

CRF 患者在围术期有出血倾向，应用区域麻醉时应考虑出血并发症的危险（术前一天透析中的肝素对区域麻醉没有影响)。除了出血时间延长外,其他凝血检查通常正常。血小板活性可异常,可能是血管内皮释放的因子Ⅷ-vWF复合物不足引起的。有活动性出血时,应在术前纠正血小板功能障碍。冷沉淀(含有Ⅷ-vWF)或去氨加压素(DDAVP)可快速改善血小板功能,而输注血小板无效。DDAVP 0.3μg/kg可刺激内皮释放Ⅷ-vWF,但仅持续6~8小时,而且容易产生快速耐药(内皮Ⅷ-vWF耗竭,4~7天才能恢复)。结合雌激素也有相似作用,起效较慢,但持续时间可长达14天。本病例在术前未评估血小板功能,术中出血较多可能与血小板功能障碍有关。

许多CRF患者伴有中枢和外周神经系统功能异常。出现外周神经病变时,应警惕可能合并自主神经病变,与麻醉相关的表现为胃排空延迟、体位性低血压和静息性心肌缺血。

麻醉管理特点及经验教训

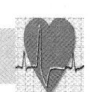

1. 术前用药:CRF患者对中枢神经系统(CNS)抑制药物非常敏感,镇静药或阿片类术前用药应减量或不用。预防误吸可应用抗胆碱能药、H_2受体阻断剂或非颗粒性制酸剂。降压药治疗通常持续到术日。

2. 一般原则:败血症是CRF患者的首要死亡原因,因此应严格遵守无菌原则。无尿的患者不留置尿管以避免上行性感染。保护动静脉瘘和可能造瘘的部位,避免应用无创血压袖带或直接动脉测压。术中可能有大量液体出入、败血症或心肺功能不全时,应进行有创血流动力学监测。肾性骨营养不良容易发生骨折或关节损伤,摆体位时应小心;周围神经病变可能使患者对体位不当没有感觉。

3. 区域麻醉:凝血病已纠正并排除了尿毒症性神经病变后,可采用区域麻醉。需要注意的是:代谢性酸中毒可降低局麻药的惊厥阈值;自主神经病变可增加低血压的危险;低血压应以血管收缩药纠正,避免液体超负荷;术后交感神经阻滞消退可引起外周血管阻力突然升高,诱发肺水肿。

4. 全麻:即使容量正常,CRF患者对麻醉诱导的反应也常如同处于低血容量。降压药或尿毒症使交感神经功能减弱,更容易发生低血压。通过头抬高、快速序贯诱导、环状软骨压迫等措施预防误吸。如果怀疑有容量不足(例如近期血液透析),诱导前可以250~500 ml液体冲击以对抗麻醉、正压通气、肌松、体位改变引起的心脏前负荷降低。

5. 麻醉药：许多单次注射或短期输注的药物的作用时间取决于再分布而不是清除，因此不受 CRF 的影响；但是维持剂量可产生蓄积。即使药代动力学无变化，麻醉药的药效也会增强（尤其是合并一定程度脑病时），应减量 25%～50%。瑞芬太尼不依赖于肾清除，不需要改变剂量。肾功能缺失时，地西泮、咪达唑仑、吗啡、哌替啶的活性代谢产物在循环和脑脊液中蓄积，可引起镇静和呼吸抑制延长，应减量或避免应用。麻醉维持可用 N_2O 复合异氟烷、地氟烷或丙泊酚、短效阿片类药，避免应用恩氟烷和七氟烷。终末期肾病可不用考虑药物的肾毒性。

6. 肌松药：美维库铵、阿曲库铵、顺式阿曲库铵不依赖于肾清除，适于 CRF 患者。无肾患者应用单次剂量维库溴铵和罗库溴铵的药代动力学变化不大，但持续输注或重复用药可造成蓄积。泮库溴铵大部分依赖肾清除，即使单次应用也可能发生作用延长，应避免使用。如果最近 24 小时内接受过透析、血清钾 < 5 mmol/L，可应用琥珀胆碱；但钾浓度在正常范围高限时应慎用，因为可能引起致命性高钾血症，而且预注小剂量非去极化肌松药无法预防。无论应用何种肌松药，初始剂量最好都要减少，并根据肌松监测决定后续剂量。

7. 呼吸管理：慢性代谢性酸中毒者应增加分钟通气量，以免 pH 急性下降和高钾血症。减慢呼吸频率可增加静脉回流时间，减少正压通气对心排血量的影响。

8. 液体管理：是 CRF 患者围术期管理的难点和重点，肾功能缺失缩小了液体不足和过量之间的安全界限。无尿患者的液体维持量应保持在最少范围内，但是液体丢失也必须及时完全替代以避免低血容量。监测 CVP 有助于指导补液。不使用乳酸林格液或其他含钾液体。

对于仍有残余肾功能者应注重术中肾功能的保护，这依赖于维持充足的血管内容量和减少心血管抑制。低血容量和低血压可使肾功能恶化，即使血流动力学轻微变化也可能引起急性肾衰竭。CRF 的血流动力学很不稳定，麻醉过深、液体丢失、体位变动容易引起低血压，麻醉过浅容易引起高血压，对此应有所准备。β受体阻滞剂（例如艾司洛尔）可控制快速性心律失常和高血压，但是大剂量可妨碍细胞内钾摄取而加重高钾血症。

除了肾本身的问题外，少尿最可能的病因是循环血容量不足。在没有充分的容量替代时，不建议用药物利尿，以免进一步加重这种情况。少尿时还应排除肾后性（尤其是尿管）梗阻或头低位时尿液聚积在膀胱顶。

9. 术后：麻醉苏醒可能延迟。神经肌肉阻滞延长时应排除抗生素、酸中毒、电解质紊乱的影响。50%新斯的明的清除依赖肾排泄，CRF 显著延长其清除半衰期，可造成心动过缓、支气管痉挛或分泌物增多。术后短期机械通气有利于麻醉苏醒、避免拮抗剂的应用。

术后镇痛应用阿片类药物时应小心，即使小剂量也可能加重 CNS 和呼吸抑制，合并代谢性酸中毒时更容易引起 pH 突然下降和急性高钾血症。哌替啶的代谢产物蓄积可导致惊厥。

术后的液体平衡必须精确，既要限制液体维持量，也要及时补充进行性液体潴留或明显的丢失，并采取措施防治呕吐。在有创监测的辅助下维持循环容量、肾血流量和肾灌注压。区域麻醉的交感阻滞消退或潴留的液体重吸收时，可发生术后肺水肿。某些患者可能因液体过荷而需要血液透析，应考虑肝素对术后出血的影响。

麻醉管理重点小结

1. 术前应对肾功能及其他器官、系统的受累情况进行评估。
2. 术前通过透析、输血等措施纠正尿毒症、代谢性酸中毒、高钾血症、贫血、凝血病。
3. 术中维持正常血容量和血流动力学稳定。不应用含钾溶液，无尿者的液体维持量保持在最少范围。
4. 术中不应用肾毒性药物；尽量选用不依赖肾代谢的药物。
5. 术后维持正常血容量和血流动力学稳定。

参考文献

[1] Sadovnikoff N. Perioperative Acute Renal Failure. International Anesthesiology Clinics, 2001, 39: 95-109.

[2] Reddy VG. Prevention of postoperative acute renal failure. Journal of Postgraduate Medicine, 2002, 48: 64-70.

[3] Kellum J, Leblanc M, Venkataraman R. Acute renal failure. Clin Evid, 2005, 13: 1070-1092.

病例 37

腹腔镜肾手术相关并发症

汤峙瑜，潘　芳

病例介绍

患者，男性，69岁，身高175 cm，体重83 kg，主因"体检发现右肾囊肿7年"收住入院。患者既往、个人家族史无特殊。入院各项常规检查无明显异常，完善各项术前准备。拟行全身麻醉下"腹腔镜右肾囊肿切除术"。

患者入室后常规监测体温、ECG、SpO_2、NIBP、$EtCO_2$。入室血压128/76 mmHg，SpO_2 98%～99%，静脉予咪哒唑仑2 mg后行左桡动脉穿刺置管，用于术中监测动脉血压及血气测定。静脉诱导予丙泊酚180 mg（分次），舒芬太尼20 μg、罗库溴铵50 mg，气管插管后调整呼吸参数使$EtCO_2$维持在30～35 mmHg，气道压约14 cmH_2O。维持应用丙泊酚4～6 mg/(kg·h) + 瑞芬太尼0.1～0.2 μg/(kg·min) 复合吸入1%七氟烷。患者取左侧卧折刀位后手术开始，后腹膜注入CO_2使气腹压力达14 mmHg，此时血压为95～110/55～70 mmHg，气道压28 cmH_2O。调整呼吸机参数，通气频率15次/分，潮气量650 ml，吸呼比1∶1.5，气道压上升至30～35 cmH_2O。手术开始约30 min，血压升至140/90 mmHg上下，患者$EtCO_2$逐渐上升至52～55 mmHg，SpO_2为100%，急查血气提示患者：pH 7.28，$PaCO_2$ 57 mmHg，PaO_2

> 429 mmHg，BE +2.6 mmol/L。与手术医生沟通后同意气腹压力降至 10 cmH$_2$O，呼吸机调为压控，压力设定为 28~30 cmH$_2$O，使潮气量能维持在 650 ml 左右，PEEP 5 cmH$_2$O。继续手术，生命体征基本维持正常，EtCO$_2$ 无继续升高。约 20 min 后手术结束。手术结束前 5 min 停麻醉维持药，并小壶给予 10 μg 舒芬太尼。继续维持较大分钟通气量的机械通气，并将患者置于仰卧头略高位，以尽可能较快地排出 CO$_2$，待患者自主呼吸恢复后，予新斯的明 2 mg + 阿托品 1 mg，带管脱氧呼吸空气 5 min 维持 EtCO$_2$ 35 mmHg，SpO$_2$ 99%，RR18 次/分，BP128/75 mmHg，HR74 次/分，满足插管条件后顺利拔管，安返病房。

病理生理特点

与传统开放手术相比，腹腔镜下行肾或肾上腺手术可以最大程度地减少患者的损伤、减少住院天数并改善患者愈后。但腹腔镜所引起的围术期循环及呼吸功能的紊乱也给麻醉管理带来巨大挑战。

与传统开放手术相比，后腹膜腹腔镜手术必须在后腹膜人为地建立一个 CO$_2$ 气腹腔隙。因为后腹膜腔并非一个真正的腔隙，需要人为地扩开腹膜后腔隙以制造气腹充气空间，其内充满大量脂肪和结缔组织，在分离的过程中会产生组织创面并造成血管断端的形成。与腹膜腔相比，对 CO$_2$ 的弥散缺少屏障，使 CO$_2$ 较易向周围组织弥散并吸收入血。CO$_2$ 的吸收程度与气腹腔的压力成正比，大量 CO$_2$ 吸收可导致高碳酸血症的发生。此外，腹内压增加，术中体位变化、膈肌抬高后引起的心排血量变化等因素也是导致高碳酸血症发生的原因。

高碳酸血症对循环系统的影响较为复杂。在细胞水平，高碳酸血症对心肌收缩力以及收缩速率有直接抑制作用，同时它还可以直接引起心肌激惹和心律失常。高碳酸血症作用于去神经支配的血管，可降低血管对儿茶酚胺的反应性，引起血管扩张。另外，高碳酸血症还可能刺激中枢神经系统和交感肾上腺系统，从而引起心排血量增加、心率增快、心肌收缩力增强、血压升高等效应。

高碳酸血症对于中枢神经系统亦有直接与间接的作用：CO_2 轻微增加会直接抑制大脑皮质，CO_2 进一步升高时可刺激皮层下的下丘脑中枢，导致皮质兴奋性增加。高碳酸血症刺激下丘脑，可使肾上腺皮质和髓质激素释放，进一步增加皮质的兴奋性。另外，CO_2 是调节脑血流的最重要的因素。高碳酸血症可降低脑血管的阻力，导致脑血流量的增加，从而引起颅内压的增加。

泌尿外科腹腔镜手术多在侧卧折刀位或仰卧头低位下进行，特殊体位成为另外一个对患者生理功能影响较大的因素。头低位可能导致中心静脉压上升和心排血量升高。正常情况下，机体会通过减压反射使外周血管扩张，心率下降，从而能够缓冲头低位所导致的血流动力学变化。全麻可不同程度地抑制减压反射，如果患者术前合并心脏疾患，这种体位有可能会导致心肌氧供需失衡。此外，头低位还会影响脑循环，尤其是那些颅内顺应性下降的患者，主要表现为眼压上升，并会使青光眼患者的病情恶化。

侧卧折刀位由于下肢处于下垂位，对于患者的下肢静脉回流有巨大的影响，初期可造成循环血量的相对不足。如果同时伴有头低位，可能会导致脑静脉血流回流的受阻，特别是与气腹所产生的高碳酸血症并存时，会使颅内压进一步增高，从而增加了脑水肿的发生风险。

麻醉管理特点及经验教训

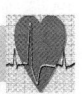

1. 术前访视和评估：应对拟行腹腔镜肾手术的患者进行细致访视，评价其身体状态及并存疾病，特别要对心肺功能及神经系统的功能状态有充分的了解。一方面，腹腔镜手术创伤小，术后疼痛相对较轻，术后可早期活动，有利于患者术后心肺功能的恢复。另一方面，由于术中采用特殊的折刀体位会增加腹内压，可能会造成术中发生严重的肺通气血流比失调和心脏负担加重；对合并呼吸系统疾病的患者，术中长时间气腹也会由于二氧化碳排出受限，造成高碳酸血症更为突出。因此对于特殊患者，术前应权衡利弊，制订周密的麻醉计划。必要时应建议改为开腹手术。

2. 术中管理：腹腔镜泌尿外科手术通常在全身麻醉气管插管行正压机械通气的条件下进行。由于二氧化碳气腹及相对较高的腹内压所致的膈肌抬高，导致术中发生高二氧化碳血症、心脏移位、限制性通气功能障碍的发生率明显增加。另外，腹腔镜泌尿外科的手术有时需要将患者摆放为特殊的折刀体位，除了加重上述情况的严重性外，对下肢回心血量的影响，对颅脑静脉的回流以及对脊髓的牵拉都是非常严重的。而对于老年患者而言，上述因素所引起的病理生理的变化可能更为明显。同时还应注意到，腹腔镜手术结束过程往往非常迅速，因此应该对手术的进程有充分的了解，并尽可能避免使用长效麻醉药。麻醉管理应该围绕上述问题进行。

术中监测应该包括：心电图、无创血压、脉搏氧饱和度、呼末二氧化碳监测、分钟通气量、气道压力、体温及尿量等。对于一般状态较差的患者可能增加 BIS、中心静脉压及有创动脉压等的监测。腹腔镜手术中还应经常观察患者的皮肤颜色、皮肤张力和毛细血管充盈程度。应定时检查上胸部是否有皮下气肿，头低位时应更加关注角膜和结膜是否有水肿。

术中发生高碳酸血症的可能性很高，应定时做血气分析，做好麻醉机呼吸参数的调节，通常压力控制的模式更易保持良好的通气状态。必要时可调高压力及呼吸频率，以维持相对满意的血二氧化碳水平。如仍无改善，可以和手术医生协商适当降低气腹压力，必要时暂停手术或中转开腹。

术中的液体管理非常重要，尤其是对于老年患者。补液应切记："第三间隙液体量"较开腹手术要少得多；没有经切口所发生的液体丢失；腹腔内残留盐水应计入最后总的液体入量。严格计算并控制液量有利于降低患者术后神经系统及心肺并发症的发生。对于有可能发生液体过量或肺水肿、脑水肿的患者，可适当给予甘露醇或呋塞米，以减轻水肿的发生程度。

除常规拔管标准外，在头低位、折刀位长时间手术的患者，拔管需特别谨慎。如果患者发生水肿、静脉充血以及头颈部青紫，需推迟拔管时间，直至患者意识良好、肌力完全恢复、胸-腹式呼吸协调，方可安全拔出气管插管。如发现有球结膜和眼皮水肿，需将患者置于头高位，有助于减轻潜在的脑水肿并有利于患者的恢复。

麻醉管理重点小结

1. 泌尿外科腹腔镜手术对患者的生理干扰相对较大，术前应进行仔细评估。
2. 术中发生高碳酸血症的可能性大，注意调节呼吸参数，建议手术医生尽可能使用较低的气腹压力，必要时暂停手术或中转开腹。
3. 术中补液要量出为入，避免入液过多，导致器官水肿的发生，从而影响苏醒和恢复。
4. 严格掌握拔管指征，特别是对于有可能发生脑水肿的患者，必要时采用头高位以增加脑组织的静脉回流,或使用利尿剂。

参考文献

[1] D. Conacher, N. A. Soomro. Anaesthesia for laparoscopic urological surgery. Rix British Journal of Anaesthesia, 2004, 93 (6): 859-864.
[2] Bum-Soo Kim, Sun-Hyung Joo, Jin-Hyun Joh, et al. Laparoscopic cholecystectomy in patients with anesthetic problems. World J Gastroenterol, 2013, 19 (29): 4832-4835.
[3] 蒋建渝. 临床麻醉学理论与实践. 北京:清华大学出版社, 2006.
[4] Fun-sun F. Yao. YAO & ARTUSIO 麻醉学. 王天龙, 张利萍, Chris C. Lee, 冯艺, 译. 6 版. 北京:北京大学医学出版社, 2009.

病例 38

脓毒性休克

王 倩

病例介绍

患者，女性，73岁，身高160cm，体重60kg。主因"发热、排便减少2周，加重伴腹痛1周"入院。患者2周前无明显诱因出现发热，最高达38.6℃，排少量黄色稀便，伴里急后重，1周前上述症状加重，并出现左下腹疼痛，伴恶心、呕吐，呕吐物为胃内容物，就诊于本院急诊，给予禁食水、补液、抗感染治疗，症状持续不缓解收入院。既往高血压、糖尿病、肾功能不全。入院查体：神志淡漠，精神弱，急性病容，心率120次/分，血压90/60mmHg。心肺未见异常，左下腹可触及包块，明显压痛，反跳痛，肌紧张，移动性浊音（+）。辅助检查：血常规：WBC 22.80×10^9/L，中性粒细胞87.2%。腹部CT：乙状结肠占位，周围软组织肿块及小片气体密度影，腹膜后淋巴结增大，考虑转移。入院诊断：乙状结肠穿孔，肠梗阻，弥漫性腹膜炎，脓毒血症，高血压，糖尿病，肾功能不全。患者急诊手术，入室BP100/60mmHg，HR120次/分，窦性心律，吸空气SpO_2 92%，体温37.5℃，神志淡漠，已放置胃管、尿管，并给予抗生素输注。麻醉前桡动脉置管测有创动脉血压，采用咪达唑仑、依托咪酯、芬太尼、阿曲库铵（商品名：赛机宁）诱导。诱导前液体输注量为晶体液（复方电解质注射液）400 ml。诱导后经颈内静脉置入中心静脉导管监测CVP，经股静脉置管以备术中透析。麻醉维持使用七氟烷吸入复合丙泊酚、瑞芬太尼、阿曲库铵持续泵入。诱导后，吸纯氧条件下动脉血气分析示：pH 7.32，PO_2 321 mmHg，PCO_2 34 mmHg，lac 3.3 mmol/L，电解质正常。术中呼吸参数：潮气量480 ml，呼吸频率12次/分，吸入氧浓度70%，PEEP 4 mmHg。术中血压持续偏低，维持在80~100/35~45 mmHg，CVP持续偏低，维持在2~3 mmHg。单次给予去氧肾上腺素、多巴胺等药物只能暂时维持血压升高，遂给予去甲肾上腺素0.05~0.10 μg/(kg·min)持续泵入，血压波动在110~120/40~50 mmHg，CVP维持在6~8 mmHg。术中见乙状结肠周围多处积脓，行乙状结肠切除、腹腔脓肿引流、肠减压、横结肠造瘘术。手术时间3小时30分钟，入液1700 ml，包括晶体液（复方电解质注射液）1200 ml，胶体液（琥珀酰明胶注射液）500 ml，出血100 ml，无尿。离室血压110/45 mmHg，HR 75次/分。术后安返ICU。7小时后患者脱机拔管。术后持续给予床旁CRRT，继续抗炎、补液等治疗。

病理生理特点

脓毒性休克的发病机制目前尚未完全阐明，病原微生物进入人体释放毒素可促发复杂的免疫反应。除内毒素（革兰阴性肠杆菌细胞壁释放的脂多糖中的类脂组分）外，还有大量炎性介质，包括肿瘤坏死因子、白三烯、脂氧合酶、组织胺、缓激肽、5-羟色胺和白细胞介素-2等，形成全身炎症反应综合征（SIRS）。脓毒性休克患者血流动力学最初的变化为动脉和小动脉扩张，系统血管阻力下降，心排血量正常或增加。当心率加快时，射血分数可能下降。病情进展后心排血量可减少，周围阻力可增加。尽管心排血量增加，但血液流入毛细血管进行交换的功能受损，氧的供应和二氧化碳及废物的清除减少，灌注下降导致重要脏器如脑、肾功能受到影响，进而引起一个或多个脏器功能障碍或衰竭。最后导致心排血量减少而出现典型的休克特征。

麻醉管理特点及经验教训

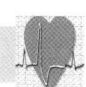

脓毒症休克患者麻醉选择以全身麻醉为宜，优点是：气管内插管后可确保呼吸道通畅和充分供氧，也便于呼吸管理和机械通气；可应用肌松药以减少深麻醉对循环的抑制。持续低血压状态不宜选用椎管内麻醉。由于脓毒性休克引起的机体生理和功能变化将影响到麻醉药物在体内的分布、代谢和药效，应调整麻醉用药剂量、间隔时间并选择对循环抑制轻又能满足手术要求的麻醉药物。全麻诱导可选用氯胺酮、依托咪酯或咪达唑仑等，复合小剂量芬太尼和肌松药。丙泊酚因对循环抑制较为明显，此类患者应慎用。本例患者采用依托咪酯、芬太尼和阿曲库铵诱导。依托咪酯心血管系统影响小，虽然存在导致肾上腺功能抑制的风险，但是有研究证实，单次诱导剂量的依托咪酯用于脓毒症和脓毒症休克的患者并不增加其死亡率、血管活性药物使用量、ICU驻留时间以及呼吸机使用时间。患者术前肾功能不全，采用阿曲库铵（Hoffman降解）减轻肾负担。麻醉维持可采用瑞芬太尼、丙泊酚持续输注，或间断追加咪达唑仑和小剂量芬太尼的方法，根据患者血流动力学指标变化调整药物剂量和给药时机，亦可复合吸入麻醉。对于血压难以维持者，可静脉给予缩血管药物处理。

根据《2012年严重脓毒症与脓毒症休克治疗国际指南》（以下简称《指南》）的推荐治疗方案，在外科手术去除感染灶、使用抗生素的同时，麻醉医师应当进行液体治疗。严重脓毒症早期液体复苏推荐使用晶体液，不建议使用分子量大于200D或取代级超过0.4的羟乙基淀粉，也不推荐使用明胶。严重脓毒症和脓毒症休克早期液体复苏时可使用白蛋白。早期复苏最初6小时内的复苏目标包括：①中心静脉压（CVP）8～12 mmHg；②平均动脉压（MAP）≥65 mmHg；③尿量≥0.5 ml/(kg·h)；④中心静脉（上腔静脉）氧饱和度（$S_{cv}O_2$）≥70%，混合静脉氧饱和度（S_vO_2）≥65%。推荐采用液体冲击疗法，持续补液直到血流动力学（例如动脉压、心率、尿量）得到改善。血管加压类药物使用推荐包括：去甲肾上腺素作为首选血管加压类药物；如果去甲肾上腺素效果不明显，可联合肾上腺素；抗利尿激素0.03 μ/min 可以联合或代替去甲肾上腺素；多巴胺作为血管加压药，对患者具有严格的选择，只用于心律失常发生率低，低心排血量和（或）慢性心率的患者，不建议使用低剂量多巴胺作为肾保护药物；存在心肌功能障碍（充盈压升高及心排血量降低）或持续灌注不足的患者，推荐静脉滴注多巴酚丁胺或联合血管加压素，即使血容量足够及平均动脉压$\geqslant$65 mmHg。对于成人脓毒性休克患者，如果液体复苏或血管加压素能够恢复血流动力学稳定性，建议不要使用类固醇类药物；当不能维持血流动力学稳定时，建议氢化可的松 200 mg/d 连续静脉注射；当患者不再需要血管升压药时，建议停用糖皮质激素治疗。

本例患者急诊入院时临床诊断为脓毒性休克，进入手术室后在准备手术的同时立即给予液体复苏治疗，采用复方电解质注射液作为复苏液体。诱导后患者血压偏低，选择去甲肾上腺素作为血管加压类药物，两者同时使用尽可能维持平均动脉压在 65 mmHg 以上。但本例患者术前即存在肾功能不全，持续无尿，补液过程中需严格监测中心静脉压，在充分补液的同时避免液体负荷过重。$S_{cv}O_2$ 与 S_vO_2 具有一定相关性，临床更具可操作性，数值比 S_vO_2 高 5%～15%，所代表的趋势相同，可反映组织灌注状态。在脓毒性休克早期降低，而当组织器官利用氧障碍或微血管分流增加时升高。乳酸可作为评价疾病严重程度和预后的指标之一，动态监测乳酸浓度变化或计算乳酸清除率是更好的监测指标。

《指南》推荐血红蛋白低于 7.0 g/dl（70 g/L）时输注红细胞，使血红蛋白维持在 7.0～9.0 g/dl（70～90 g/L）。在临床无出血、也不计划进行有创性操作时，不建议用新鲜冰冻血浆纠正实验室凝血异常。不推荐抗凝血酶。进行外科手术或有创性操作时，血小板计数应$\geqslant$50000/mm^3（50×10^9/L）。本例患者术前血常规检查血红蛋白及血小板均在正常范围内，术中出血量 100 ml，无输血指征，术中未输血。

《指南》推荐严重脓毒症与脓毒症休克患者应使用胰岛素控制血糖＜150 mg/dl，但严重低血糖的危害更甚。本例患者既往糖尿病病史，根据本科室血糖控制要求，血糖＜200 mg/dl 可暂不处理。

本例患者未出现严重的急性肺损伤（ALI）或急性呼吸窘迫综合征（ARDS），因此呼吸参数并未按照脓毒症所致急性肺损伤 ALI/ARDS 机械通气模式要求设定（潮气量设定 6 ml/kg，吸气末平台压高限设置$\leqslant$30 cmH$_2$O，允许性高碳酸血症，设定 PEEP 以防止呼气末肺泡萎陷）。

本例患者术前即存在肾功能不全，因此术前放置股静脉插管以备术中透析使用。术中液体量需严格监测，避免使用肾毒性药物，监测动脉血气，及时发现和纠正电解质、酸碱平衡紊乱。

麻醉管理重点小结

1. 脓毒症休克患者麻醉应选用对心血管抑制作用较轻的药物。

2. 积极的液体复苏,必要时使用血管加压类药物,首选去甲肾上腺素,维持 MAP$\geq$65 mmHg、CVP 8～12 mmHg、尿量$\geq$0.5 ml/(kg·h)。糖皮质激素并非首选。

3. 必要时输注血制品,使用胰岛素控制血糖。

4. 术中监测有创动脉压、CVP,及时行血气分析,关注 $S_{cv}O_2$、乳酸变化,纠正电解质、酸碱平衡紊乱。

参考文献

[1] 高宝来,余剑波. 脓毒性休克患者的麻醉处理. 临床麻醉学杂志,2008,24(11):989-991.

[2] 高戈,冯喆,常志刚. 2012国际严重脓毒症及脓毒性休克诊疗指南. 中华危重病急救医学,2012,25(8)501-507.

第五部分

代谢及内分泌

病例 39

过度肥胖患者的麻醉

姚 兰

病例介绍

患者，男性，28岁，身高168 cm，体重115 kg，体质指数（BMI）41 kg/m²。因"肾结石、输尿管结石"拟行经皮肾镜+输尿管镜碎石术。既往曾有"心慌"及"阻塞性睡眠呼吸暂停"病史。术前实验室检查血脂稍高，血气二氧化碳分压（$PaCO_2$）为51 mmHg，余未见异常。患者入室后 HR 84次/分、BP 154/86 mmHg、SpO_2 98%。上肢开放静脉通路，输注乳酸林格液，静脉给予咪达唑仑2 mg后，将患者置于右侧卧位行硬膜外穿刺。穿刺困难，其间SpO_2由98%下降至82%，面罩吸氧4 L/min，同时将患者改为头高脚低位，SpO_2逐渐恢复至100%。由于硬膜外穿刺困难，决定改为气管插管全身麻醉。麻醉诱导采用静脉注射丙泊酚150 mg，芬太尼0.3 mg及罗库溴铵50 mg，声门暴露尚可，但难以插入8#和7.5#气管导管，后改用6.5#钢丝螺纹气管导管插管一次成功。麻醉维持采用静吸复合麻醉方法，持续静脉输注瑞芬太尼0.1~0.2 μg/(kg·min)+丙泊酚2~4 mg/(kg·h)，复合吸入1%七氟烷。俯卧位下行"经皮肾镜碎石术"时，SpO_2曾降至93%~96%，遂加用PEEP 10 cmH_2O，SpO_2维持在100%，气道峰值压力维持在28~30 cmH_2O，生命体征平稳。截石位下行"经输尿管镜碎石术",手术顺利,共用时3.5小时。术毕转入麻醉恢复室。约15分钟后自主呼吸恢复,对简单指令有反应,静脉给予新斯的明3 mg+阿托品1.5 mg,充分拮抗残余肌松后顺利拔出气管导管。拔管后患者嗜睡,面罩吸氧5 L/min,SpO_2维持在94%左右,持续面罩吸氧40分钟后,脱氧SpO_2维持在97%,生命体征平稳,安返病房。

病理生理特点

BMI 26～29 kg/m² 为超重;BMI≥30 kg/m² 者为肥胖;BMI＞40 kg/m² 或者 BMI＞35 kg/m² 并伴有明显合并症的患者为病态肥胖(MO),这类患者可同时伴有多种疾病,如高血压、冠心病、充血性心力衰竭、卒中、骨关节炎、2型糖尿病、高胆固醇血症、阻塞性睡眠呼吸暂停等。

胸腹部过多的脂肪组织可使胸壁和肺顺应性降低,导致功能残气量(FRC)、肺活量(VC)和肺总量(TLC)下降。直立位时虽可使功能残气量与潮气量之和等于或大于闭合气量,但在仰卧位、俯卧位或头低位时则可使闭合气量大为增加,致使气道过早关闭,造成肺内通气/血流比值失衡,发生低氧血症。

肥胖患者的血容量、心排血量与体重成比例增加。心脏作功也增加,常伴有左心室肥大。患者可合并高血压,伴随低氧血症时还可并发右心室肥厚。因血脂升高可出现冠状动脉粥样硬化、冠心病。肥胖还可影响肝肾功能而出现脂肪肝和蛋白尿。肥胖对心肺功能的影响见图1。

MO患者脂肪组织在咽后壁聚集,导致咽腔狭窄,气管外部脂肪组织的堆积压迫呼吸道。此外患者还可能存在短颈以及颞颌关节、环枕关节活动受限,造成气管插管困难。此类患者困难插管的发生率较其他患者要高2～10倍。Mallampati分级≥3级、颈围＞40 cm、高龄男性、阻塞性睡眠呼吸暂停(OSA)是与插管困难相关的几个危险因素。

MO患者腹压增高,发生误吸综合征的风险增高,据统计误吸33%发生在插管时、36%发生在拔管时。

虽然肥胖患者的胰岛细胞增加，血浆胰岛素含量高于正常，但其糖耐量降低，故常并发非胰岛素依赖型糖尿病。肥胖患者三酰甘油增高，从而使缺血性心脏病的发病率增加。

尽管药物首先分布的中央室容积在肥胖患者并没有发生改变，但体内水含量、脂肪组织及非脂肪组织质量增加，从而影响脂溶性药物的分布。肥胖患者静脉麻醉药的剂量推荐见表1。

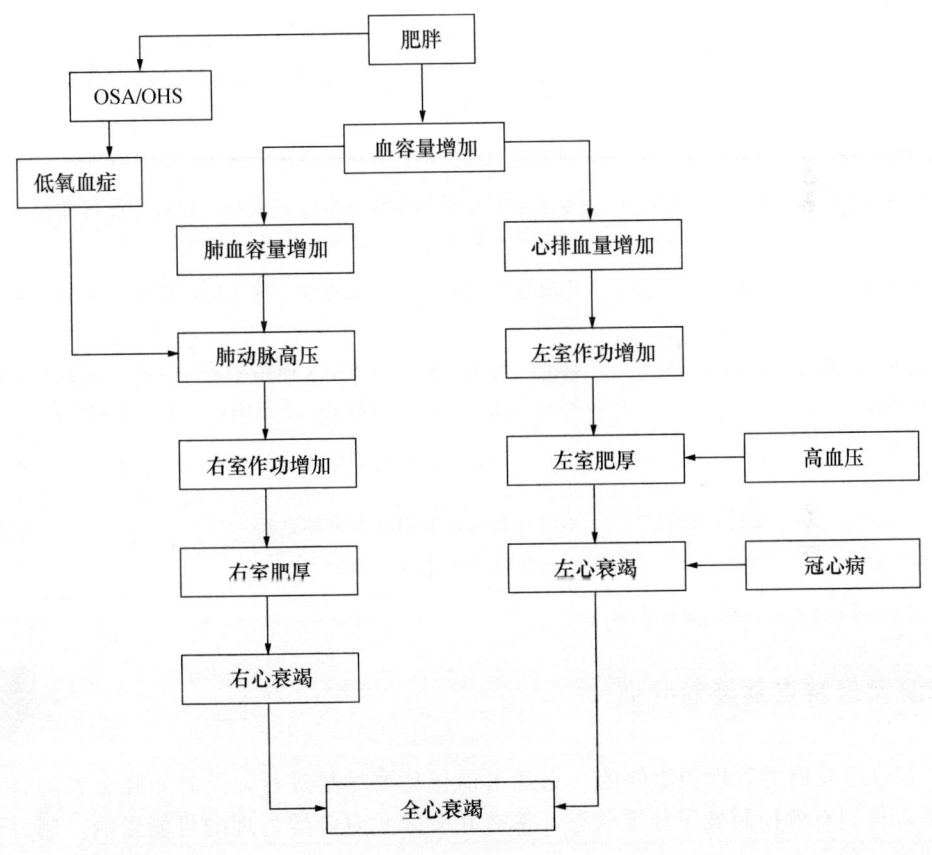

图1 肥胖对心肺功能的影响

OSA，阻塞性睡眠呼吸暂停；OHS，肥胖性通气不足综合征

表 1　肥胖患者静脉麻醉药的推荐剂量

药　物	剂量相关	说　明
丙泊酚	诱导：IBW 维持：TBW	肥胖患者的初始分布容积没有变化。全身清除及稳态分布容积与 TBW 关系密切。丙泊酚与脂肪组织及血流丰富的器官有较高的亲和力。肝的摄取与代谢转化与 TBW 相关
硫喷妥钠	TBW	脂溶性药物使分布容积增大，同时血容量、心排血量及肌肉重量增加，所以需要增加药物剂量。作用时间延长
咪达唑仑	TBW	体重增加使中央室分布容积增加。尽管属于短效药物，但为了达到足够的药物浓度通常需要较大的初始剂量，导致作用时间延长
琥珀酰胆碱	TBW	血浆胆碱酯酶活性与体重呈比例增加，应增加剂量
维库溴铵	IBW	由于血容量增加导致分布容积增加，同时肥胖可能致肝功能受损，如果按实际体重给药可造成恢复延迟
罗库溴铵	IBW	肥胖患者起效时间可能更快，恢复时间略长。药动学和药效学无明显改变
阿曲库铵/顺式阿曲库铵	TBW	清除、分布容积、消除半衰期均无改变。由于代谢不依赖器官功能，所以使用剂量不受影响，也不会影响恢复
芬太尼 舒芬太尼	TBW 诱导：TBW 维持：IBW	分布容积和消除半衰期增加与肥胖程度呈正相关。在多余脂肪组织与肌肉组织中的分布同样广泛。舒芬太尼是高度脂溶性药物，故消除半衰期延长
瑞芬太尼	IBW	应按照理想体重计算剂量

IBW，理想体重；TBW，总体重

麻醉管理特点及经验教训

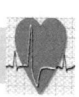

　　MO 患者麻醉管理很重要的一点是术前评估要尽早进行，及时知晓患者的合并症是否得到有效控制处于稳定状态，掌握并明确其对麻醉处理的可能影响，制订围术期的处理方案，使麻醉方案、用药、监护的选择最优化。监测血压的袖带气囊长度至少应为上臂中点处臂围的 80%、宽度至少为臂围的 40%，袖带过小会使测压值偏高。

　　MO 患者行椎管内麻醉椎间隙的定位较为困难。腹内压增高使下腔静脉压力增高，硬膜外腔血管充血，腔隙变窄，麻醉药易于扩散，因此局麻药剂量应予以酌减。全麻诱导应注意患者的体位、充分预给氧以及选择适宜的麻醉药，并需要具备困难气道处理的相关知识和设备。气管外部脂肪组织的堆积压迫呼吸道时，在轻度到中度镇静的情况下就有可能出现呼吸道梗阻的现象，容易发生通气不足，故使用镇静药物时应控制好剂量，同时吸氧。MO患者的适当体位是将患者的肩背部和头部垫高30°，以使其头部（下颌）高于前胸壁水平线，这种体位既能改善患者的呼吸力学及纯氧去氮的效果，也能更好地暴露声门。

气管插管前面罩加压给氧对于MO患者非常重要，患者功能残气量低于正常，平卧位的潮气量常低于小气道闭合容积，导致耐受缺氧时间有限，还可出现肺不张、肺内分流增加以及氧合障碍。在处理困难气道时，应尽量保留自主呼吸；并准备好其他的人工气道（内径较细的气管插管、双管喉罩、食管气管联合插管等）。饱胃的患者应进行快速诱导插管，而拔管应该在患者清醒、保护性反射完全恢复后方可进行。

本例患者麻醉维持采用持续输注短效静脉麻醉药复合七氟烷吸入的方法，既便于调控麻醉深度，同时更利于术后苏醒恢复。肥胖患者对多数挥发性麻醉药的代谢要多于正常体重患者，表现为血清无机氟离子浓度升高，从而影响患者的苏醒。对于肥胖患者的研究发现，七氟烷的生物转换并不造成血浆氟离子浓度发生显著变化，同时术前术后肝肾功能均无显著差异，表明七氟烷更适宜用于肥胖患者的麻醉维持。MO患者麻醉状态下闭合容量可以超过功能残气量，加之体位的影响使本例患者俯卧位手术期间曾出现SpO_2下降，加用PEEP可使缺氧症状改善。此外，俯卧位、肥胖、插入较细内径的气管导管、手术操作以及应用PEEP，均可增加患者的气道压力，应加强监测。如发现气道峰值压力持续高于$30\,cmH_2O$，可采用压力控制通气模式，设定峰值气道压力，监测气道顺应性和呼气末二氧化碳的变化，调节呼吸频率。

肥胖患者术毕拔管时，首先应避免全麻药物残余作用对呼吸功能的影响，同时全麻可以增加此类患者肺不张的发生率，术前合并OSA患者拔管后也可能出现严重的上呼吸道梗阻和呼吸抑制，所以拔管应特别谨慎。应在麻醉恢复室进行，拔管后应将患者置于半卧位面罩吸氧，必要时使用无创呼吸机。

麻醉管理重点小结

1. MO患者的麻醉管理要从仔细的术前评估开始，了解肥胖对患者呼吸、循环功能的影响程度。

2. MO患者椎管内麻醉可能存在定位和穿刺困难。气道管理也极具挑战性。全麻诱导和维持药物的选择应考虑药物在体内分布和代谢特点，使用合理剂量和给药方式，避免术后恢复延迟。

3. 应了解体位、术式对患者呼吸功能的影响，合理调整呼吸参数和通气模式改善术中通气和氧合。

4. 术毕拔管应特别谨慎，避免麻醉及药物残余作用对呼吸功能的影响。拔管后应将患者置于半卧位面罩吸氧观察，稳定后方可返回病房。

病例 40

嗜铬细胞瘤切除术

张熙哲

病例介绍

患者，男性，42岁，体重73kg，以"阵发性出汗、头晕、乏力10年"入院。阵发性高血压病史5年，血压最高达250/130mmHg，间断服用降压0号（氨苯蝶啶＋利血平＋氢氯噻嗪＋双肼屈嗪＋氯氮䓬），平时血压150/100mmHg。入院后于高血压发作时查24小时尿去甲肾上腺素、肾上腺素、多巴胺、3-甲氧基4-羟苦杏仁酸分别为2559μg、493μg、328μg和14mg；腹部超声和CT示左侧肾上腺区占位，诊断为左肾上腺嗜铬细胞瘤。服用盐酸酚苄明10mg每日3次，血压控制在140/90mmHg左右，心率90次/分左右；每日静脉输注1500ml晶体液；2周后手术。术前一日停用酚苄明。术前30分钟肌注哌替啶50mg，异丙嗪25mg，东莨菪碱0.3mg。入室后于局麻下开放上肢静脉通路（16G×2）、左桡动脉置管直接测压和硬膜外穿刺置管（$T_{11\sim 12}$间隙），操作期间血压150/90mmHg，心率80次/分，无明显波动。硬膜外注射2%利多卡因4ml确认导管位置，5分钟后行全麻诱导。全麻诱导采用丙泊酚250mg、芬太尼0.3mg、维库溴铵8mg，气管插管期间血压升至200/110mmHg，心率升至140次/分，给予丙泊酚100mg、拉贝洛尔5mg后恢复到血压140/80mmHg、心率 90 次/分。经右颈内静脉置入双腔导管。麻醉维持采用吸入异氟烷和氧气，间断静注维库溴铵，硬膜外持续输注 2% 利多卡因 6 ml/h；$PetCO_2$ 维持在 35～40 mmHg。手术采用右侧卧位，翻身和切皮时血压、心率无明显波动。术中出血 200 ml，切除肿瘤前静脉输注胶体液 1000 ml、晶体液 1000 ml，CVP 维持在 8～10 mmHg。术中探查肿瘤时循环波动较大，血压最高达 240/120 mmHg，心率 130 次/分，通过暂停操作、酚妥拉明 1～2 mg 和艾司洛尔 30 mg 多次间断推注后可恢复。结扎静脉前 10 分钟停止硬膜外用药。切除肿瘤后即刻，血压急剧降低到 70/40 mmHg、心率 100 次/分，加快静脉输液、暂停异氟烷吸入、多次注射去甲肾上腺素 10～50 μg，以 2 mg 去甲肾上腺素溶于 100 ml 生理盐水中持续滴注（根据血压调整滴速），2 分钟后血压回升至 100/50 mmHg，心率 90 次/分。随后改为持续静脉泵注去甲肾上腺素 0.1～0.5 μg/（kg·min），血压维持在 110/60 mmHg 左右。术后入 ICU，采用硬膜外镇痛。1 小时后患者清醒、拔管，第 2 天停止去甲肾上腺素泵注，血流动力学稳定。术后 14 天痊愈出院。术后病理检查确诊为嗜铬细胞瘤。

病理生理特点

　　嗜铬细胞瘤能分泌大量儿茶酚胺，引起心血管、内分泌和代谢的一系列病理生理改变。大部分以分泌去甲肾上腺素为主，表现为持续性或阵发性高血压。刺激 β 受体可引起严重心律失常，窦性心动过速最常见；高血压发作时，也可反射性引起心动过缓甚至心搏停止。冠状动脉收缩，心率和心肌收缩力增加使氧耗增加，因此可出现心肌缺血或心肌梗死的症状，而冠状动脉血管造影和心肌酶正常。周围血管强烈收缩使血容量减少 20%～50%。胰岛素分泌抑制和肝糖原输出增加使血糖升高。可出现心悸、多汗、震颤、发热等代谢亢进表现。

高水平儿茶酚胺可在 1/3 患者引起扩张型心肌病，高血压也可造成肥厚型心肌病。左心受累最严重，临床表现为充血性心力衰竭、心律失常、心肌缺血。强心、利尿的效果不佳，需应用 α 受体阻滞剂；合并快速性心律失常时可联合应用小剂量 β_1 受体阻滞剂；钙通道阻滞剂有助于保护心肌和减少儿茶酚胺释放。术前应准备相对较长时间，心肌损害可在肿瘤切除后逐渐恢复。

高水平儿茶酚胺可使突触前 α_2 受体（参与调节去甲肾上腺素释放的负反馈）脱敏感，降低抑制性作用，交感神经系统刺激（例如精神紧张、体位变动、气管插管）使去甲肾上腺素释放更多，容易发生高血压危象，甚至心力衰竭、肺水肿和脑出血。

麻醉管理特点及经验教训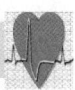

1. 术前

必须控制儿茶酚胺的不良作用，主要目的是控制血压、心率和心律，使血容量恢复正常。充分的术前准备应使患者达到：血压≤165/90 mmHg 至少 48 小时；有体位性低血压，但直立位血压仍≥80/45 mmHg；心率<100 次/分；ECG 没有任何 ST-T 改变达 2 周；室性早搏不超过每 5 分钟 1 次。

（1）控制高血压是术前准备的关键，必须应用 α 受体阻滞剂。

1）酚苄明是常用药物，一般从 10 mg 每天 2～3 次开始，逐渐加量直至高血压得到控制，大多数用量为每天 1 mg/kg。出现体位性低血压或鼻塞说明 α 受体已充分阻断，一般需时约 2 周。

酚苄明与受体非竞争性共价结合产生不可逆性阻滞，作用时间取决于受体再合成的速度。虽然半衰期为 24 小时，但是术前 24～48 小时停药后的 α 受体阻滞作用可延续到术后，导致肿瘤切除后的持续性低血压。酚苄明是非选择性 α 受体阻滞剂，突触前 α_2 受体阻断后可使心脏感神经末梢的去甲肾上腺素释放不受抑制，相对正常的交感神经活动即可引起严重的变时性和变力性作用。

2）哌唑嗪和多沙唑嗪是选择性 α_1 受体竞争性阻滞剂，不阻断突触前 α_2 受体，肿瘤切除后的残余 α 受体阻滞作用小，理论上优于酚苄明，但尚未得到广泛应用。

3）钙通道阻滞剂、血管紧张素转换酶抑制剂（ACEI）、血管紧张素Ⅱ拮抗剂等降压药的应用尚无充分的证据支持。

（2）术前有两种情况需要应用 β 受体阻滞剂：① 控制肾上腺素增加或因 α 阻断

而造成 β 活性过度引起的症状和体征，主要是快速心律失常；② 阻断突触前 α_2 抑制引起的过度心脏交感刺激。用药前必须保证充分的小动脉扩张，否则可引起急性肺水肿和高血压危象。选择性 β_1 阻滞剂（例如阿替洛尔或比索洛尔）适用。

（3）一般在术前 3～6 天开始每天输入晶体液和胶体液 1000～2000 ml 进行扩容，但应避免扩容过度引起急性左心衰。贫血者应将血红蛋白纠正至 80 g/L 以上。

2. 术中

（1）术前酚苄明应至少停用 48 小时；哌唑嗪和多沙唑嗪只需术日停药。术前用药的剂量宜偏大，在不影响呼吸的情况下尽量使患者处于安静或嗜睡状态。

（2）麻醉方式可采用单纯全麻或全麻复合硬膜外阻滞。异氟烷可有效扩张小动脉，对心率和血糖没有影响，适合应用。硬膜外麻醉的镇痛作用确切，可减少应激反应，血管扩张有利于肿瘤切除前的血压控制和扩容；缺点是肿瘤切除后的低血压发生率高，需要增加去甲肾上腺素的用量。

麻醉期间应监测 ECG、SpO_2、有创动脉压、CVP、血糖、电解质、血气、尿量，必要时置入漂浮导管。有创操作应在局麻下进行。

（3）避免下列情况发生：刺激交感神经系统（麻黄碱、氯胺酮、缺氧、通气不足），加重儿茶酚胺的心律失常作用（氟烷），副交感神经系统抑制（泮库溴铵），组胺释放（阿曲库铵、吗啡）。氟哌利多、促肾上腺皮质素（ACTH）、皮质类固醇、甲氧氯普胺、三环类抗抑郁药、吩噻嗪类可诱发严重高血压，应避免应用。

（4）麻醉管理的重点是保持循环稳定。肿瘤切除前的血流动力学变化通常为一过性，应采用短效药物，有利于肿瘤切除后的管理。

1）酚妥拉明是竞争性 α_1 和弱 α_2 受体阻滞剂，对血管有直接扩张作用。静脉输注 0.1～2 mg/min 或以 1～2 mg 的递增剂量静注，1 分钟即可起效。为了减少反射性心动过速和心脏神经末梢 α_2 受体阻断促进儿茶酚胺释放引起的心脏兴奋作用，可同时应用 β 受体阻滞剂。

2）硝普钠起效快、作用短，直接扩张血管而不依赖肾上腺素能受体，对心功能没有不良影响，常用剂量为 0.5～8 μg/（kg·min）。

3）硫酸镁可抑制儿茶酚胺释放，同时具有直接血管扩张和抗心律失常作用，有利于维持血压稳定。可在诱导前应用 40～60 mg/kg，然后输注 1～2 g/h，使血清镁离子浓度达到 2～4 mmol/L。镁可延长神经肌肉阻滞时间，应进行肌松监测。

4）超短效 β 受体阻滞剂艾司洛尔是控制 β 受体介导的血流动力学反应的最佳药物，负荷量 0.5 mg/kg，持续输注 0.1～0.3 mg/（kg·min）。术中最常见的心律失常是室性早搏和阵发性室速,可应用利多卡因或艾司洛尔。

(5) 尽管术前已充分准备,大多数患者在围术期仍会发生血流动力学剧烈波动,主要集中于以下几个时期:

1) 麻醉诱导和切皮:例如本例患者,血压和心率在诱导时显著升高。足够的麻醉深度、完善的镇痛和良好的肌松是管理重点。在此基础上,血压升高可应用酚妥拉明或硝普钠;心动过速可应用艾司洛尔;血压和心率都升高者可应用拉贝洛尔 0.05~0.3 mg/kg,最大剂量可达 1~2 mg/kg。拉贝洛尔兼有 α 和 β 受体阻滞作用(相对强度为 1:7),半衰期长达 3~4 小时,术中一般不再应用,以免肿瘤切除后引起显著低血压。

2) 剥离或挤压肿瘤:肿瘤分泌去甲肾上腺素时主要产生加压反应,收缩压可在操作后 20 秒升高;肿瘤分泌肾上腺素时加压反应可伴心动过速。此时应立即停止手术,同时暂时增加异氟烷吸入浓度;以酚妥拉明或硝普钠降压、艾司洛尔降低心率。

3) 结扎肿瘤血管或切除肿瘤后:儿茶酚胺的半衰期非常短,肿瘤切除或静脉结扎后 1~2 min 浓度即显著下降;儿茶酚胺长期刺激使交感神经系统 α、β 受体下调;加上残余降压药(例如本例酚苄明停药时间仅有 24 小时)和麻醉药的作用,血压可在 5 min 内显著降低,是最常见的死亡原因。因此,肿瘤切除之前应充分扩充血容量,即使血压较高也应在降压药的配合下积极补充容量;肿瘤切除后应适当减浅麻醉、停用降压药物,硬膜外阻滞应提前停药。一旦发生低血压,首先应加快补液,升压药在低血容量状态下无效。首选去甲肾上腺素[0.05~0.2 mg 静脉注射,或持续输注 0.01~0.2 μg/(kg·min)],少数患者需加用肾上腺素;维持收缩压在 100 mmHg 以上。纠正电解质紊乱和酸碱失衡,必要时可应用皮质类固醇。

3. 术后

术后应在 ICU 密切监护至少 24 小时,大部分患者仍需以去甲肾上腺素维持 1~2 天。充分镇痛以减少血流动力学波动。随着内源性儿茶酚胺的代偿性增加和麻醉药物的作用逐渐消退,应适量利尿以减轻容量过荷,避免肺水肿和急性左心衰竭。

主要的术后并发症是持续低血压,原因可能有:① 因为对侧肾上腺的儿茶酚胺分泌受抑制,在肿瘤切除后,去甲肾上腺素的唯一来源是肾上腺素能神经末梢,这取决于整体的交感神经活性(在麻醉期间显著抑制,患者意识恢复后可有好转);② 循环儿茶酚胺长期高浓度使相关肾上腺素能受体下调;③ 术前应用酚苄明的患者在术后可有持续 α 受体阻滞,术前应用多沙唑嗪者顽固性低血压的发生率和液体负荷的需要量则少得多。

术后也可能出现高血压，原因多为残余肿瘤或容量过荷。

4. 其他

儿童和妊娠期嗜铬细胞瘤的围术期管理与成人相同。

儿茶酚胺可抑制胰岛素分泌、促进糖原分解，患者多有空腹血糖升高，肿瘤切除前应避免含糖溶液，血糖超过 10 mmol/L 时可酌情静注胰岛素 0.1 U/kg。肿瘤切除后，随着儿茶酚胺浓度的下降，胰岛素分泌很快增加，大部分患者的血糖恢复正常，部分可降至正常以下。围术期应监测血糖，尤其注意避免术后低血糖休克。

双侧嗜铬细胞瘤需要切除双侧肾上腺，可导致急性肾上腺皮质功能减退，引起顽固性低血压，术前和术后应常规补充肾上腺皮质激素。

10%的嗜铬细胞瘤是多发性内分泌肿瘤的一部分，治疗时应考虑是否有其他内分泌肿瘤；另一方面，治疗其他内分泌肿瘤时也应考虑是否合并嗜铬细胞瘤，尤其是隐匿型。

麻醉管理在一定程度上取决于术式。腹腔镜手术需要持续的组织牵拉和止血，可引起持久的血流动力学波动。注水分离后腹膜和建立二氧化碳气腹均可刺激肿瘤，是除肿瘤分离外最危险的两项操作。

麻醉管理重点小结

1. 充分的术前评估和准备是保证围术期平稳、提高手术安全性的重要因素。

2. 麻醉开始后即积极扩充血容量并补充麻醉导致的循环血容量相对不足，可降低肿瘤切除后的低血压发生率和严重程度。

3. 充分准备各种血管活性药物（尤其是酚妥拉明、艾司洛尔、去甲肾上腺素），保证肿瘤切除前后的血流动力学稳定。

参考文献

[1] Prys-Roberts C. Phaeochromocytoma-Recent Progress in its Management. Br J Anaesth, 2000, 85: 44-57.

[2] Joris JL, Hamoir EE, Hartstein GM, et al. Hemodynamic changes and cate-

cholamine release during laparoscopic adrenalectomy for pheochromocytoma. Anesth Analg,1999,88:16-21.
[3] Michelle AO Kinney,Bradly J Narr,Mark A Warner. Perioperative Management of Pheochromocytoma. J Cardiothorac Vasc Anesth,2002,16:359-369.

第六部分

骨 科

病例 41

骨科肿瘤手术大量出血

高 岚

病例介绍

患者，男性，56岁，主因"背痛5个月，双下肢无力，不能行走1个月"，门诊以胸椎病变、不全截瘫收入院。既往30年前曾患亚急性黄疸型肝炎。18年前因血小板减少症行脾切除术，术后血小板恢复正常。2004年行肱骨骨折内固定术。4月前行胆囊切除术。MRI：T_8椎体变扁，胸髓受压变形，T_9、T_6、T_2可见附件异常信号。准备在全麻下行后路胸椎肿瘤切除内固定术。术前血常规、生化、凝血全项及ECG等检查均未发现明显异常。患者入室后开放粗大的外周静脉，行有创桡动脉测压。咪达唑仑、丙泊酚、芬太尼和维库溴铵诱导，诱导后行颈内静脉穿刺，导管到位后CVP显示8 mmHg。麻醉维持采用丙泊酚＋瑞芬太尼静脉泵入和异氟烷吸入全麻。术中监测BP、HR、CVP、SpO_2、$ET-CO_2$以及体温和尿量。手术分离并切除肿瘤过程中出血迅速，约5000 ml，CVP降至1 mmHg，血气分析：pH 7.38，PCO_2 37 mmHg，PO_2 342 mmHg，HCT 21%，Ca^{2+} 0.57 mmol/L，K^+ 3.6 mmol/L。给予氯化钙1 g入壶，同时快速加温加压补充静脉输液和血液制品。血压最低达76/45 mmHg，适当减浅麻醉并给予麻黄碱6 mg静注后，血压恢复至120/60 mmHg左右，随后继续积极补

> 液，维持血流动力学稳定。整个手术过程视手术进程和出血情况复查血气，根据血气结果补血、补液，调整呼吸参数和电解质紊乱。术毕血气分析：pH 7.33，PCO_2 43 mmHg，PO_2 376 mmHg，HCT 33%，Ca^{2+} 0.91 mmol/L，K^+ 4.1 mmol/L。手术顺利，出血较多，失血共7000 ml，术中总入量12400 ml，其中血浆2400 ml，浓缩红细胞2400 ml，尿量1000 ml，术毕返ICU。

病理生理特点

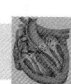

骨科手术中脊柱、骶尾部及骨盆的肿瘤手术切除难度极大，经常面临的最为严重的并发症是大量失血，其出血的特点是在切除肿瘤的短时间内有大量失血，出现血压迅速下降，心率增快，如果处理不及时可能导致心搏骤停。术中通常都需要大量输血补液，对内环境有很大的影响。麻醉有较大的风险，麻醉处理上也有一定的特殊性。由于患者的出入量较大，快速输血、输液会引起一系列的病生理反应。首先由于全麻药对下丘脑体温调节中枢的作用，血管扩张以及手术室内相对干冷的环境都会使体温下降。静脉内输入大量室温液体也会导致术中低体温的发生。其次大量出血补液引起贫血、稀释性凝血功能障碍、弥散性血管内凝血、纤维溶解、高钾血症、低钾血症、酸碱平衡失调等。低体温会导致机体的代谢、心率、心排血量以及血压下降。寒战可增加氧耗量，肾上腺素和去甲肾上腺素水平上升而导致血管收缩，严重者可致心率减慢血压降低，心肌易激惹导致室颤。同时低温和大量输血、输液也会影响凝血功能。

麻醉管理特点及经验教训

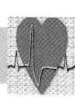

处理术中可能大出血的手术麻醉要积极做好预防工作。首先要在术前完善相关的各项检查，注意术前血红蛋白含量、Hct、血小板及凝血功能。麻醉前心肺功能的评估也至关重要，判断患者是否可以耐受手术和麻醉。长期卧床或高位截瘫的患者，有自主神经功能的紊乱，心脏储备功能可能较差，对麻醉、手术以及失血的代偿能力较差，在麻醉诱导以及体液剧烈改变时易发生严重低血压。对于转移性肿瘤的患者，要注意原发肿瘤引起的全身性症状，如发热、体重减轻、低蛋白血症等，或因化疗药物引起的并发症。

  此例患者虽然有不全截瘫的症状，但是时间较短。既往有血小板减少症的病史，本次入院检查血小板和凝血全项均正常。一般情况尚可，无其他心肺疾病。故麻醉诱导选择了常规用药，过程平稳顺利。如果遇到术前心肺功能差的患者，首先，诱导时宜用对循环影响小的药物，同时要缓慢推入，严密观察。其次，患者入室后宜采用大口径静脉留置针，进行有创血压监测和中心静脉置管，保证输液给药管路的通畅。对于有大出血可能的患者，要预先取好一定量的血液制品以备急用，以新鲜冰冻血浆和压积红细胞为主。第三，准备好麻醉药和抢救药物，包括：血管活性药和预防过敏反应的药物。钙剂、镁剂也应在手术室中备好。第四，使用保温毯，非手术区域用无菌单覆盖，注意保持手术室的温度，并将所有液体及血液制品都加温，实时监测患者的体温。我们在此患者大出血前准备了加温加压的输液装置，在血压骤降时，可以迅速大量补充缺失的液体，同时避免了体温的降低，有研究表明术中低温影响术后切口愈合而且感染概率增加。另外，估计术中有大出血可能的患者，可以应用血液稀释和控制性降压等措施减少术中的出血。在患者入室开放静脉后就积极补充术前损失量和生理需要量，并适当扩容进行血液稀释。此患者拟行后路手术，所以在气管插管时常规选用了加强钢丝导管。还要注意俯卧位对患者的影响，必须防止眼球受压，俯卧位手术后失明是罕见的，但却是灾难性的并发症。术中要关注术者的操作，密切观察患者的血流动力学变化，估计出血量，必要时检查血气了解患者的血红蛋白、酸碱平衡和电解质情况。如出现短期内难以纠正的低血压，可以适当减浅麻醉，必要时应用麻黄碱、多巴胺或去氧肾上腺素来维持血压，同时加快输血、输液的速度，尽量使 Hb 不低于 9 g/L，Hct 不低于 30%。失血过多时凝血功能可能出现紊乱，有条件时可以用血栓弹力图来指导凝血制品的使用。同时注意大量输血带来的问题，如低体温、酸碱和电解质等内环境的剧烈改变，采取综合治疗措施应对。大量输库存血，还应酌情补充钙剂，以助凝血，加强心肌收缩力，提升血压，并可以减少输血引起的过敏反应。在快速出血和迅速补液时应该监测 ECG、CVP 和尿量，注意患者的心脏承受力。

麻醉管理重点小结

针对骨科肿瘤手术大量失血和体液变化快的特点,术中为维持血流动力学的稳定,需要良好的监测和体液管理。麻醉管理应该重视以下几个方面:
1. 了解患者的一般情况、肿瘤累及的范围、心肺功能。
2. 术前要开放粗大的外周静脉,同时监测有创动脉压和中心静脉压。
3. 准备好急救药品和血液制品,预防和处理术中的大量失血。
4. 防止不同体位对患者以及麻醉的影响。
5. 短时间需要输注大量血液时,可以采用加温和加压输血器。
6. 预防和治疗大量输血引起的内环境紊乱。

参 考 文 献

[1] Kurz A, Sessler DI, Lenhardt R. Perioperative normothermia to reduce the incidence of surgical-wound infection and shorten hospitalization. Study of Wound Infection and Temperature Group. N Engl J Med, 1996, 334 (19): 1209-1215.

[2] Raw DA, Beattie JK, Hunter JM. Anaesthesia for spinal surgery in adults. Br J Anaesth, 2003, 91 (6): 886-904.

病例 42

老年患者骨折复位内固定术中发生肺栓塞

赵 红，姜柏林

病例介绍

患者，男性，76岁，主因"左股骨粗隆间骨折"入院，卧床3日后拟行左股骨粗隆下髓内钉内固定术。既往体健，否认心脑血管疾病病史。查体：体重60kg，BP 140/85mmHg，HR 82次/分，心肺检查阴性，左下肢较右下肢明显肿胀，余无异常。心电图：窦性心律，ST-T改变，左心室高电压。X线胸片：因卧床未做。超声心动图：升主动脉增宽，左心室舒张功能减低，EF 66%。血钾3.1mmol/L。患者入室BP 142/90mmHg，HR 80次/分，SpO_2 95%。麻醉前给予咪达唑仑0.5mg，吸氧3L/min。右侧卧位行硬膜外穿刺置管，过程顺利。其间询问患者有无不适，患者可以正常回答，恢复仰卧位后，硬膜外给药前测量血压降至76/45mmHg，患者出现意识淡漠，主诉憋气，SpO_2 86%。ECG提示ST段压低，请心内科会诊。分别给予麻黄碱、去氧肾上腺素、多巴胺处理，效果不明显，患者心率减慢至42次/分，给予肾上腺素、阿托品处理，患者呼吸减弱，SpO_2 80%。面罩加压给氧阻力增大，给予罗库溴铵50mg后迅速行气管插管，机械通气，气管插管后呼气末CO_2分压只有11mmHg，气管插管后10分钟出现一次心搏停止，给予肾上腺素、心外按压后心跳恢复，但瞳孔散大。

患者在变动体位后突然出现心率、血压、血氧饱和度下降，伴有呼吸困难，首先考虑大面积肺栓塞可能性大。给予三次罂粟碱 30 mg 静推，并使用尿激酶行溶栓治疗，首量给予 25 万单位后以 5 万单位/h 持续泵入。开始抢救的 90 分钟之内，患者血压难以维持，采用多巴胺、肾上腺素持续泵入血压仅能维持在 60～80/35～50 mmHg，SpO_2 低至 78％，90 分钟后 SpO_2 逐渐升至 100％，呼气末 CO_2 分压升至 19 mmHg，动脉血气分析 pH 值 7.02，PO_2 424 mmHg，PCO_2 64.8 mmHg，实际碱剩余（ABE）－20mmol/L，标准碱剩余（SBE）－17.5mmol/L，Lac 17.9 mmol/L，给予 5％ 碳酸氢钠 250 ml 纠酸，复查血气，pH 值 7.16，PO_2 485 mmHg，PCO_2 46 mmHg，ABE－7.6 mmol/L，SBE－5.2 mmol/L，血清乳酸（Lac）14.2 mmol/L。血压能够维持，考虑与溶栓治疗有效相关。急查 D-二聚体（D-dimer）6690.5 pg/L，多导联 ECG 提示 I、III、aVF 导联 T 波倒置。患者在多巴胺30 μg/（kg·min），肾上腺素 0.3 μg/（kg·min）支持下血压维持 70～90/50～60 mmHg 送至外科重症监护病房（ICU）。

在 ICU 进行了肺栓塞的进一步检查，X 线胸片提示左胸透过度略减低，未见大片实变影，主动脉迂曲，心横径增大；超声心动图提示升主动脉增宽，右心房、右心室扩大，三尖瓣轻度反流，肺动脉压 45 mmHg，轻度升高，诊断为肺栓塞。患者在 ICU 仍以血管活性药维持血压，于当晚经抢救无效死亡。

病理生理特点

肺动脉栓塞又称肺栓塞（pulmonary embolism，PE），是指嵌塞物质进入肺动脉及其分支，阻断组织血液供应所引起的病理和临床状态。常见的栓子是血栓，下肢深静脉、盆腔静脉血栓形成后脱落最为常见,促进静脉血栓形成的因素包括血流缓慢、创伤/骨折、感染、血液易于凝结的倾向如老年人和恶性肿瘤等。充血性心力衰竭及心房颤动患者的栓子可来自右心房或右心室。其他如空气、脂肪、转移性癌、羊水以及肺动脉血栓形成都可以造成肺血管阻塞。本病例中,患者为老年人,具有血液易于凝结的倾向,发病前有下肢骨折的创伤史以及卧床病史,体检发现患肢即左下肢较右下肢粗,考虑术前已有下肢静脉血栓形成,在搬动体位时血栓脱落阻塞肺动脉,造成肺动脉栓塞。

肺栓塞的病理生理特点主要为:栓子堵塞肺动脉,造成机械性肺毛细血管前动脉高压,肺血管床减小,肺循环阻力增加,同时肺部侧支血管形成。肺血管内皮受损,释放大量收缩性物质(如内皮素)使肺血管收缩。肺栓塞部位有通气但无血流灌注,不能进行有效气体交换,而其他部位高灌注,导致肺通气/灌注比例严重失调,因此 PaO_2 常降低。肺栓塞较大时,可引起反射性支气管痉挛。肺栓塞的机械性直接作用和栓塞后化学性与反射性机制引起的血流动力学反应是比较复杂的。一般而言,肺血管床阻塞>30%时,平均肺动脉压开始升高,>35%时右心房压升高,肺血管床丧失>50%时,可引起肺动脉压、肺血管阻力显著增加、心指数降低和急性肺源性心脏病。

麻醉管理特点及经验教训

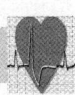

老年人在人口中所占的比例日益增多。近年来,随着麻醉、监护、外科技术的发展,老年人接受手术的比例逐年增加,手术种类也由体表和短小手术,增加到现在的胸部、腹部和骨科等重大手术。老年人麻醉药物的药代学和药效学都会有所变化;器官功能储备能力降低,对应激的反应能力下降。老年患者 β-肾上腺素能受体反应性下降,因而传导异常、心动过缓的发生率增加。血管硬化导致高血压的发生率增加。呼吸功能方面,老年人表现为闭合气量(CV)增加,同时年龄每增长10岁,第一秒用力呼气容积($FEV_{1.0}$)下降8%~10%。老年患者由于通气/血流比例失调、气体弥散受阻,动脉血氧分压逐年下降。

肺栓塞的后果取决于栓子的大小、栓塞部位和范围。若主要的肺血流被阻断,则迅速引起肺动脉高压、缺氧、心律失常、休克而致死。也可因神经反射引起呼吸或心搏骤停。临床类型可分为猝死型、急性肺心病型、不能解释的呼吸困难型、肺梗死型、慢性栓塞性肺动脉高压型。

手术中发生肺栓塞的临床表现具有非特异性，如呼吸过速和心动过速、呼吸困难、支气管痉挛和发热。最典型的表现是低氧血症。大块肺栓塞（栓塞2个肺叶或以上者，或栓塞少于2个肺叶伴血压下降者）时，呼气末二氧化碳降低，与动脉二氧化碳分压（$PaCO_2$）间差值增大。在自主呼吸的患者，也会因为呼吸频率增加出现低碳酸血症和呼吸性碱中毒。

实验室检查方面，心电图通常只显示出非特异的心动过速，栓塞严重时会出现电轴右偏、右束支传导阻滞和心前壁T波改变。胸部X线检查通常无特异表现，也可见到区域性肺血管纹理稀疏、纤细，肺透亮度增加；扩张的肺动脉伴远端肺纹稀疏（Westermark征）；未受累部位呈现纹理相应增多（即肺血分布不匀）；肺梗死时可发现肺周围浸润性阴影，形状不一，常累及肋膈角，患侧膈肌抬高及少量至中量胸腔积液。超声心动图会显示右心房和右心室急性扩张、肺动脉高压，偶尔甚至可以在肺动脉主干中见到血栓。行超声心动图检查，可以与心肌梗死、主动脉夹层、心脏压塞等相鉴别。血清D-dimer是纤维蛋白原降解产物，在肺栓塞时敏感性高，多大于500 pg/L，如果D-dimer阴性则可以排除肺栓塞，但是D-dimer特异性较差，肿瘤、炎症、感染、坏死、术后等，D-dimer都可以升高。肌钙蛋白水平也可以升高，说明存在由于右心室劳损造成的右心室心肌损害。核素肺通气/灌注扫描是诊断肺栓塞最敏感的无创性方法，但是特异性稍低。确诊试验需要进行肺血管造影，适用于临床和核素扫描可疑以及需要手术治疗的病例，表现为血管腔充盈缺损、动脉截断或"剪枝征"。

术中怀疑肺栓塞时主要进行支持性治疗，维持氧合、血流动力学和机体内环境稳定。因为有出血的风险，所以以往一直认为围术期溶栓是禁忌证。然而很多病例报告都显示围术期可以成功应用溶栓药物。围术期溶栓治疗可能的指征是大面积肺栓塞。尽管有很多成功的病例报告支持，在围术期进行溶栓治疗应该结合当时的病例具体情况，因为并发症与外科手术部位和种类相关，必须权衡早期溶栓的风险和受益。目前尚无数据支持某种具体的治疗方案。有的文献建议尽快开始溶栓，因为出血并发症的风险更依赖于溶栓治疗的持续时间，而不是溶栓药物本身或剂量。严重缺氧或低血压的患者，可考虑行心肺转流和肺动脉切开取栓术。在一项有关原位肝移植术中发生肺栓塞的系统性综述发现，74例术中发生肺栓塞进行或不进行心内溶栓治疗的患者，进行心内溶栓的患者死亡率为50%，不进行溶栓时死亡率为91%，差异具有显著性。

本例患者的临床表现有低氧血症、血流动力学不稳定、支气管痉挛（面罩加压给氧困难),气管插管后呼气末CO_2分压明显低于动脉CO_2分压,结合术前制动史、创伤、左下肢比右下肢粗,高度怀疑肺栓塞。急查D-dimer升高,在ICU进行超声心动图检查,新出现的肺动脉高压和右心室、右心房急性扩张,均证实肺栓塞的诊断。手术室内进行的气管插管、机械通气、循环支持、溶栓治疗都是积极有效和及时的。然而由于是大面积栓塞,回天乏力。在手术室外,临床高度怀疑肺栓塞时要立即给予肝素5000~10000单位,继以持续输注。肝素治疗1~2天后加用口服华法林抗凝治疗,维持INR 2.0~3.0即可停用肝素。溶栓方案,链激酶负荷量25万IU/30 min,继10万IU/h,维持24 h静脉滴注。尿激酶负荷量4400IU/(kg·10 min);继4400 IU/(kg·h),维持24 h静脉滴注。rt-PA 100 mg/2 h,持续静脉滴注。

下肢静脉滤网(inferior vena caval filter)可以在高危的患者中预防使用,适用于不能进行抗凝治疗的肺栓塞患者、抗凝治疗时严重出血者或者充分抗凝但反复出现肺栓塞者。

麻醉管理重点小结

外科手术中发生大面积肺栓塞很罕见。但是大面积肺栓塞起病急骤、病情凶险、死亡率高。在出现低氧血症、低血压、呼气末CO_2与动脉CO_2分压差值增加、肺动脉高压时要高度怀疑肺栓塞,对症治疗无效时考虑心肺转流和肺动脉切开取栓,或根据具体病例、术式、手术完成程度衡量风险与受益后进行溶栓治疗。

大面积肺栓塞预后差,死亡率高,也许术前仔细筛查对于改善预后具有更大的意义。对于高龄、创伤、罹患恶性肿瘤、房颤等具有肺栓塞高危因素的患者,术前仔细排查,高度怀疑肺栓塞时,尽早开始溶栓和抗凝治疗。

参 考 文 献

[1] Warnaar N, Molenaar IQ, Colquhoun SD, et al. Intraoperative pulmonary embolism and intracardiac thrombosis complicating liver transplantation: a systematic review. J Thromb Haemost, 2008, 6 (2): 297-302.

[2] Spöhr F, Böttiger BW, Walther A. Errors and risks in perioperative thrombolysis therapy. Anaesthesist, 2005, 54 (5): 485-494.

病例 43

过氧化氢冲洗骨髓腔致肺氧气栓塞

梁汉生

病例介绍

患者，女性，63岁，身高160cm，体重80kg。6个月前行"左股骨髁上骨折切开复位钛板内固定术"，20天痊愈后出院未复查。卧床4个月后开始下床扶拐近距离行走，1周前无外伤情况下自觉患肢疼痛，来我院就诊。以"左股骨骨折不愈合、左股骨髁上骨折术后内固定断裂"收住院，拟行"左股骨内固定取出、LISS内固定、双侧髂骨植骨"手术。既往史：类风湿性关节炎20年，口服药物治疗。右前臂不能平伸。腰部疼痛10余年，未诊疗，现仍有压痛。辅助检查：ECG、胸部X线片未见明显异常；腰椎X线片示腰椎退行性变；血、尿、便常规，凝血及感染四项未见明显异常。

患者入室后，开通外周静脉，测NBP134/87mmHg，HR78次/分，SpO_2 97%（吸空气）。桡动脉测压。选择$L_{2\sim3}$间隙行腰-硬联合麻醉：蛛网膜下腔穿刺成功后，注入0.2%布比卡因（轻比重）5.5ml后，向头侧置入硬膜外导管3cm。10min后测麻醉平面T_8-S，呼吸、循环稳定。手术开始后发现股骨断端有脓液流出，即行内固定物取出＋清创引流＋外固定器固定术，共引流约100ml脓液。术者刮除骨髓腔内大量脓苔后，向腔内快速注射3%

病例 43 过氧化氢冲洗骨髓腔致肺氧气栓塞

过氧化氢 50 ml。此时患者突然主诉头晕，血压（IBP）进行性下降（118/61 mmHg→46/29 mmHg），心率（HR）和脉搏氧饱和度（SpO_2）未见明显波动；很快患者意识消失，随后 HR、RR 和 SpO_2 下降。患者取头低位，面罩加压给氧辅助呼吸。IBP、HR、SpO_2 测不到，立即行胸外心脏按压，同时静脉注射肾上腺素和气管内插管。此间分次静脉推注肾上腺素共 4 mg，甲泼尼龙 80 mg 入壶，5% 碳酸氢钠 60 ml 静脉滴注，葡萄糖酸钙 1 g 静推。10 min 后自主心律恢复，停胸外按压。双侧瞳孔等大、等圆，直径约 4 mm，对光反射存在。查血气 pH 7.08，PaO_2 418 mmHg，$PaCO_2$ 62 mmHg，BE－11.6 mmol/L，Ca^{2+} 1.1 mmol/L，K^+ 6.1 mmol/L，Glu 185 mg/dl，Lac 5.6 mmol/L，Hb 9.6 g/dl；12 min 后呼吸频率恢复至 17 次/分，行 SIMV 通气，七氟烷 1% 吸入（氧流量 2 L/min）；20 min 后考虑患者存在呼吸机对抗，罗库溴铵 50 mg 静脉推注，间歇指令通气（IMV），气道压力（PAW）29 cmH_2O。查血气 pH 7.21，PaO_2 524 mmHg，$PaCO_2$ 36 mmHg，BE－13.9 mmol/L，Ca^{2+} 1.26 mmol/L，K^+ 4.0 mmol/L，Glu 295 mg/dl，Lac 9.2 mmol/L，Hb 9.2 g/dl；12 导联 ECG 示：窦性心律，右束支传导阻滞；手术床旁超声心动图：各房室结构正常，血流正常，各房室不大，未见明显气泡，左心室壁运动功能减弱。循环稳定，手术继续。乌司它丁 40 万 U 入瓶，胰岛素 6 U iv，10 U/h 持续泵入；多巴胺 3 μg/(kg·min) 泵入，甲泼尼龙 40 mg iv，PEEP 5 cmH_2O，15% 氯化钾 10 ml 入大瓶。直至患者出室，多次听诊两肺，未闻及湿啰音。考虑到患者呼吸功能进行下降，准备回 ICU 继续治疗，同时 PEEP 加大至 8 cmH_2O；患者回 ICU 急查床旁胸部 X 线片：双肺纹理增粗，心影不大，双肺渗出改变；床旁心脏超声心动图：未见明显异常。BNP 正常，心肌酶三项均偏高，D-Dimer 1260 ng/ml。继续呼吸支持治疗。患者于术毕第三天顺利拔管，返回病房。

病理生理特点

结合术中过氧化氢快速冲洗骨髓腔和抢救成功后高 PaO_2 和正常的 $PaCO_2$，高度怀疑本病例血压骤降因过氧化氢导致的肺氧气栓塞所致，同时伴有过氧化氢的毒性反应，导致呼吸功能下降。

过氧化氢是一种强氧化剂，为优良的供氧剂和消毒剂。1 ml 3％过氧化氢在体内反应可生成 9.8 ml 的氧气，并释放 48.4 kal 的能量。在密闭或半密闭条件下注射过氧化氢有导致氧气栓塞的潜在危险，当吸收入血的氧气量达到 40 ml，75％患者容易发生猝死。

骨髓腔是一个半密闭空腔，过氧化氢产生的气体逸出困难；同时释放大量热能，促使骨髓腔静脉窦开放；产生大量的氧气使骨髓腔内的压力剧增。

因此，产生的氧气和过氧化氢均能进入静脉系统，在特殊条件下还可进入动脉系统。进入体内的过氧化氢会产生直接毒性反应，在体液中金属离子的作用下产生多种自由基，并由此引发连锁反应和卤化物及过氧化物酶反应，产生次氯酸等高活性有毒物质，导致细胞器功能障碍，酶失活，细胞内钙超载。吸收入血管的过氧化氢在过氧化氢酶的作用下同样产生大量的氧气，当产生的氧气超过血液吸收的限度时，即可能形成氧气栓塞。

氧气进入体内后循 4 种途径进行分布：①经右心系统进入肺循环：通过肺泡毛细血管膜进行弥散，最后经呼吸排出体外。②聚集在右心房与上腔静脉结合处：大量气泡可栓塞在右心房、右心室及右心室流出道，导致血流受阻。③大量气栓通过未闭的卵圆孔（约 25％人群）进入体循环。④气体通过肺动-静脉的分流，穿过肺毛细血管而直接进入体循环，引起心、脑、肝、肾的栓塞。

麻醉管理特点及经验教训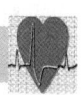

所有栓塞患者的麻醉处理均以抢救生命体征为首要任务，要快速识别和排除可能原因，停止诱因，稳定呼吸、循环，降低神经系统损伤，调整酸碱平衡和电解质水平，改善预后。

氧气栓塞的预防：应用低浓度的过氧化氢；用盐水先冲洗伤口；抬举下肢或应

用抗血栓弹力袜来增强右心房静脉压力；避免肺的呼气末正压通气。

氧气栓塞的诊断：心脏听诊可在胸骨旁听到车轮碾过样（mill wheel）杂音；TEE 能直接监测到心房、心室存在的气体，最小气体检测量可达 0.02 ml/kg，而从中心静脉导管中抽出泡沫性血液则是氧气栓塞的明确证据，TEE 被认为是诊断术中氧气栓塞的金标准。

氧气栓塞处理原则：马上停用过氧化氢冲洗；头低位 30°；左侧卧位；停止手术；敞开冲洗部位并用盐水冲洗；右心房静脉导管抽气；相应的呼吸、循环支持处理。

虽然到目前为止，在发展中国家还无法摒弃应用过氧化氢冲洗感染伤口，但临床医师在使用过氧化氢时一定要加倍小心，因为在一些手术中是很危险的、毫无保障的，过氧化氢导致的氧气栓塞是潜在的、最危险的、致命性的并发症。Olivier 等认为基于目前已知的预防和处理氧气栓塞方法均为临床经验，所以避免氧气栓塞的最好办法就是放弃过氧化氢的使用。如必须使用时，一定严格注意使用方法，切忌大量快速注入密闭或半密闭腔隙内。

麻醉管理重点小结

1. 麻醉医师应关注手术步骤，对可能对患者产生危险的关键问题应提醒外科医师。
2. 术中患者不良反应，麻醉医师应该第一时间发现。
3. 及时发现问题是抢救成功的最重要元素。
4. 抢救时要有序、冷静，及时请上级医师指导抢救。
5. 尽可能不使用过氧化氢。

参考文献

[1] Helmut Butzkueven, et al. Venous oxygen embolism with use of hydrogen peroxide during craniotomy in the supine position. Journal of Clinical Neuroscience, 2008, 15 (3): 1072-1077.

[2] Domaingue CM. Anesthesia for neurosurgery in the sitting position: a practical approach. Anaesth Intensive Care, 2005, 33 (3): 323-331.

[3] Haller G, Faltin Traub E, Faltin D, et al. Oxygen embolism after hydrogen peroxide irrigation of a vulvar abscess. Br J Anaesth, 2002, 88（4）: 597-599.

[4] Prabhakar H, Bithal PK, Pandia MP, et al. Bradycardia due to hydrogen peroxide irrigation during craniotomy for craniopharyngioma. Clin Neurosci, 2007, 14（5）: 1121-1129.

[5] Olivier Despond MS, Pierre Fiset. Oxygen venous embolism after the use of hydrogen peroxide during lumbar discectomy. Can J Anaesth, 1997, 44（4）: 410-413.

第七部分

困难气道

病例 44

甲状腺切除术后出血致呼吸道梗阻

于 玲，金荒漠

病例介绍

患者，男性，58岁，体重60 kg，身高173 cm。于外院行颈部腔镜下甲状腺部分切除术后10天，进食后突发憋气、吞咽困难2小时以"甲状腺手术部位出血"急诊入院拟行甲状腺血肿清除术。患者既往无其他系统疾病病史。鼻导管吸氧入室，神清烦躁，颈部饱满。主诉无法吞咽、张口疼痛及濒死感。呼吸急促，约30次/分，SpO_2为100%，袖带血压142/75 mmHg，脉搏96次/分。

将患者置于头高脚低位。开放外周静脉后，给予盐酸戊乙奎醚注射液1 mg，咪达唑仑2 mg，芬太尼0.05 mg。待患者紧张情绪缓解后，使用1%丁卡因行舌根及咽后壁表面麻醉，同时拟通过直接喉镜暴露声门向会厌部位喷洒局部麻醉药，因患者张口困难不予合作放弃，遂准备经纤维支气管镜行气管插管。静脉缓慢推注瑞芬太尼20 μg后，患者自主呼吸减弱，SpO_2下降至92%，但患者可以合作，嘱其深呼吸后SpO_2可升至96%，尝试经纤维支气管镜引导下气管插管。由于患者声门活跃，第一次插管未能成功。经纤维支气管镜注入2%利多卡因2 ml行表面麻醉，然后撤出纤维支气管镜，面罩给氧。3分钟后，再次给予瑞芬太尼10 μg，在纤维支气管镜的引导下再次行气管插管，此次插管过程顺利。

插管成功后静脉给予丙泊酚 70 mg，芬太尼 0.15 mg，罗库溴铵 50 mg，接麻醉机行机械通气。术中清除凝血块约 500 ml，手术过程顺利，手术后带气管插管回 ICU。手术后第二天，顺利脱机拔除气管导管。手术后随访患者对气管插管的过程无清晰的记忆。

麻醉管理特点及经验教训

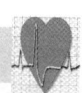

尽管有许多关于困难气道的临床操作指南供我们参考，但对于麻醉医生来讲，困难气道仍然是一个棘手问题。麻醉医生的快速反应和准确判断往往是挽救患者生命的决定因素。对于气道受压导致急性呼吸道梗阻的患者，迅速建立人工气道是保证抢救成功的关键。由于颈部血肿的存在以及可能存在解剖结构移位，气管切开可能存在难度，造成抢救时间延误。

甲状腺术后出血常常会影响到气道的通畅。本例患者表现为不能吞咽、呼吸困难及濒死感。颈部触诊可见气管结构移位。在纤维支气管镜下可见咽后壁水肿，声门向一侧移位。考虑到患者甲状腺术后早期本身可能存在咽部水肿，加之血肿压迫致呼吸道梗阻，同时处于饱胃状态，常规快速诱导喉镜直视下气管插管极有可能出现插管困难和反流误吸，因而决定在保留自主呼吸、镇静镇痛下行清醒气管插管。连接常规监测后，首先静脉给予少量的镇静（咪达唑仑）和镇痛药物（芬太尼），目的是缓解患者的紧张情绪，获得患者的合作。实施清醒气管插管时，咽后壁及声门部位表面麻醉不完善是造成声门活跃、插管难以成功的因素之一。本例患者选择使用小剂量短效镇痛药瑞芬太尼，同时通过纤维支气管镜引导行舌根、咽后壁及声门表面麻醉，使清醒插管得以顺利完成。

本例患者原计划经纤维支气管镜插入 8.0# 气管导管，第一次经纤维支气管镜引导行表面麻醉时，发现患者咽底部水肿严重，故改用 7.5# 气管导管，当确认纤维支气管镜进入气管并看到隆嵴后，顺利插入气管导管。需要注意，在使用纤维支气管镜引导进行气管内插管时，推送气管导管有时会出现困难，注意推送的动作应该轻柔，如果出现阻力，应稍后退导管并旋转通过，或改用细管径的气管导管。另外，对于饱胃患者应在操作前将患者置于头低脚高位,准备好吸引设备,并注意镇静镇痛药的使用剂量。

对于困难气道的患者,拔出气管导管时同样应该引起重视,谨慎处理。满足拔管条件后,可先将气囊放气,观察气管导管周围有无漏气。必要时可先于导管内置入一根较细的管芯,以备拔管后气道梗阻时引导插管。拔管后应密切观察患者的呼吸状态。

麻醉管理重点小结

甲状腺术后出血可引起严重的急性呼吸道梗阻,情况危急,迅速建立人工气道解除血肿压迫是抢救成功的关键。对于此类患者,气道处理宜选择清醒插管。完善的表面麻醉和适当的镇静是顺利完成插管的前提。相对于纤维支气管镜引导下清醒气管插管,经鼻或经口盲插管很容易造成首次插管失败,或因反复插管致组织损伤出血、加剧组织水肿,使后续操作视野模糊,因此建议麻醉医生掌握纤维支气管镜引导下清醒插管技术以更好地处理困难气道。

参考文献

[1] Heidegger T, Gerig HJ, Henderson JJ. Strategies and algorithms for management of the difficult airway. Best Pract Res Clin Anaesthesiol, 2005, 19 (4): 661-674.

病例 45

强直性脊柱炎困难气道

于 玲，金荒漠

病例介绍

患者，男性，53岁，体重62 kg，身高170 cm。因胃癌拟于全麻下行胃大部切除术。患者有强直性脊柱炎病史30年。无其他系统疾病病史。术前访视患者时检查插管条件：坐位口咽部结构可见软腭，Mallampati评分为Ⅲ级。患者颈椎、腰椎均受累，不能平卧。颈部和肩部均需较高的垫枕。颈部活动严重受限，不能后仰。颞下颌关节受累，活动轻度受限，张口度为3 cm。下颌的长度为8 cm，甲颏间距为5 cm。患者否认有打鼾史。入室后开放静脉，给予盐酸戊乙奎醚注射液1 mg，咪达唑仑2 mg，氟哌利多2.5 mg，先后给予芬太尼共0.1 mg。患者入睡后无鼾声，脉搏氧饱和度由100%下降至93%，但通过托起下颌和面罩辅助呼吸可使脉搏氧饱和度上升至100%。鉴于患者颞下颌关节活动轻度受限，睡眠后尚能通过前移下颌维持上呼吸道通畅，决定给予快速诱导插管。静脉注射丙泊酚1.5 mg/kg和琥珀胆碱1 mg/kg，面罩吸氧手控呼吸，见双侧胸廓起伏一致，气道阻力无明显升高。出现肌颤后首先使用Macintosh直接喉镜插管，可见患者会厌，但无法将其挑起暴露声门，遂退出喉镜，继续面罩加压给氧。患者血压、心率正常，脉搏氧饱和度维持100%。1分钟后，换用可视喉镜（Glidescope），显露声门后，将 50 cm 软管芯（Bougie）置入气管作为导引，顺利插入 7.5# 气管导管。手术后随访，患者无声嘶、咽痛等症状。

病理生理特点

强直性脊柱炎多见于男性，青壮年起病，属于结缔组织疾病。绝大多数首先侵犯骶髂关节，以后上行发展至颈椎。少数患者先由颈椎或几个脊柱段同时受侵犯，也可侵犯周围关节，早期病变处关节有炎性疼痛，伴有关节周围肌肉痉挛，有僵硬感，晨起明显；也可表现为夜间痛，经活动或服止痛剂缓解。随着病情发展，关节疼痛减轻，而各脊柱段及关节活动受限和畸形，晚期整个脊柱和下肢变成强硬的弓形，向前屈曲。

麻醉管理特点及经验教训

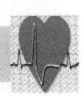

本例困难气道患者的处理方法并不是唯一的，但无论选择何种技术，均应遵循以下原则：仔细评估，循序渐进，结合自身条件和经验，杜绝不必要的损伤。

强直性脊柱炎患者全麻手术，术前应重点加强对气道的评估。检查内容包括颈部活动程度、张口度、Mallampati 分级及甲颏距，了解平卧时的习惯体位。在麻醉诱导前进行充分的准备十分必要。首先，根据术前评估结果，告知患者可能的风险和有关处理方案，获得患者的理解和配合；其次，在麻醉诱导之前确定周围至少有一位可以立即提供有效帮助的助手来共同管理困难气道；最后，要准备好有效实用的困难气道管理设备。本病例麻醉诱导前准备了困难气道推车，其中包括：① 常规应用的各种式样和型号的喉镜；② 硬质气管镜；③ 可视喉镜（Glidescope）；④ 50 cm 长软管芯（Bougie）；⑤ 可通气的导管更换器；⑥ 光棒；⑦ 喉罩；⑧ 纤维支气管镜；⑨ 紧急情况下建立气道通气的装置，如食管气管联合插管及环甲膜切开套装等。

尽管必要的辅助设备和手段对于困难气道患者气管插管具有非常重要的作用，

但需要强调的是操作者的技术和经验以及对困难程度的判断。对于这类患者，切忌盲目自信反复插管。在开始处理困难气道时，充分面罩吸氧可以提高耐受缺氧的能力，延长操作的时间。适当使用镇静药物，一方面可以缓解患者的紧张情绪，获得患者配合，同时还可以观察镇静状态下呼吸道是否通畅，判断托下颌手法是否有效。在排除面罩通气困难后，本例患者选择静脉注射丙泊酚和琥珀胆碱快速诱导，并在诱导过程中进一步观察加压给氧后双肺呼吸情况。琥珀胆碱时效短暂，应作为困难气道患者麻醉诱导时的首选肌松药。使用 Macintosh 喉镜无法暴露声门后，应及时调整插管方法；反复尝试造成局部水肿损伤，往往是导致严重后果的主要原因。

　　Glidescope 可视喉镜轻便灵活，镜片前端弯曲成 60 度，厚度为 18 mm，非常适用于声门暴露困难的患者。其镜片前端安装有一个高清晰度防雾摄像头，并由两个发光二极管提供光线和对比度，通过光缆将图像传递并放大至 7 英寸的液晶显示器上，使操作者可在显示器直视下进行插管。尽管有上述优点，但在实际使用中发现，虽然 Glidescope 可以暴露声门，但由于气管导管前端的弯曲角度不能与之匹配，仍会造成插管困难。为减少插管过程可能造成的损伤，本例患者使用先行置入 Bougie 作为导引，最终顺利完成气管插管。

麻醉管理重点小结

　　困难气道患者的术前评估和术前准备至关重要。在处理困难气道之前需使用面罩进行充分给氧。在处理过程中应遵循以下原则：仔细评估，循序渐进，结合自身条件和经验，杜绝不必要的损伤。

参考文献

[1] Heidegger T, Gerig HJ, Henderson JJ. Strategies and algorithms for management of the difficult airway. Best Pract Res Clin Anaesthesiol, 2005, 19 (4): 661-674.

[2] 徐康清，陈瑞霞，曾朝坤. 可视喉镜在气管插管临床带教中的应用体会. 医学信息，2008, 21 (9): 1550-1551.

第八部分

产 科

病例 46

产科相关外周神经并发症

姜陆洋，安海燕

病例介绍

患者，女性，30岁，体重65 kg，身高165 cm。主因"宫内妊娠39周，羊水少"拟行剖宫产术。患者既往体健，否认神经系统疾病。入院查体：血压110/70 mmHg，心率70次/分，心肺查体阴性，神经系统查体阴性。患者行硬膜外-腰麻联合麻醉，右侧卧位，选用$L_{2\sim3}$间隙正中入路穿刺，于蛛网膜下腔注入0.2%布比卡因4 ml，置入硬膜外导管4 cm，测平面达T_6，麻醉穿刺置管过程顺利，未出现异感，回吸无血和脑脊液。手术过程顺利，术后给予硬膜外镇痛泵进行镇痛治疗。药物配方：吗啡6 mg ＋ 0.75%罗哌卡因20 ml加生理盐水配至100 ml，持续输注速度2 ml/h。镇痛随访无不适主诉。术后第三日拔除镇痛泵硬膜外导管后，患者诉右侧大腿外侧中段手掌大小一片皮肤感觉麻木，轻度疼痛，有紧缩感，查体右侧大腿外侧中段10 cm的椭圆形范围皮肤感觉减退，未见肌力减弱，大小便功能无异常，其他神经学检查正常。给予神经营养药对症治疗。产后一月疼痛门诊复诊，主诉大腿外侧皮肤感觉仍未恢复，肌肉深部感觉轻度疼痛，给予神经营养药等对症治疗，同时进行针灸及局部理疗。产后三个月复诊，主诉症状好转。

病理生理特点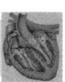

怀孕与分娩均可造成不同程度的、暂时的或永久性神经损伤,但未引起产科医生及孕妇的重视,因此,一旦产后出现神经症状往往归因于区域阻滞麻醉。产科麻醉后发生外周神经并发症的概率很低,且多数与椎管内麻醉并无直接关系。由分娩导致的周围神经损伤的风险是区域麻醉的5倍,大部分分娩后发生的神经损伤可能因为手术操作、分娩中非解剖体位和胎头下降压迫骶神经根引发而与麻醉无关。

孕晚期孕妇脊柱前凸程度增加、腹内压增高、胎头压迫以及剖宫产挤压胎头时容易引起压迫性神经损伤,多累及股神经、腰骶干、闭孔神经、股外侧皮神经、坐骨神经,这些损伤是产科固有性神经麻痹,与区域性麻醉或硬膜外镇痛并无直接关系。产后股神经病的发生率早年较高,目前已很低,可能同当代产科剖宫产分娩增加和第二产程缩短有关;病程有自限性,常在数周至数月内恢复。

该患者复合股外侧皮神经损伤,表现为感觉异常性股痛。股外侧皮神经损伤的因素包括解剖变异(指股神经在腹股沟韧带分为两部分)、腹内压增加、怀孕、肥胖、糖尿病、外伤、腹带压力、髋部弯曲时间过长等。怀孕期间脊柱前凸程度增加也会导致有上述解剖变异的妇女压迫症状加剧,主要是因为腹股沟韧带后束压迫神经的程度加重所致。有报告认为剖宫产时对Pfannenstiel切口(即沿耻骨联合上约3cm的皮肤自然皱纹切开)的过分牵拉,可以引起神经过度的牵张压迫造成股外侧皮神经损伤。

麻醉管理特点及经验教训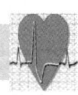

产科麻醉是临床麻醉的重要组成部分,虽然麻醉操作相对单一(以椎管内麻醉为主),手术患者病情相对简单。但简单麻醉并不是"简易"麻醉、"无风险"麻醉,美国麻醉学会(ASA)曾有数据表明,剖宫产麻醉相关诉讼例数占所有有效麻醉诉讼的71%。

最常见的产科麻醉相关并发症是穿刺针或导管导致的可逆性神经病变或局麻药神经内注射导致的单一神经根病变。国内行硬膜外-腰麻联合麻醉时,往往选择$L_{2\sim3}$或$L_{3\sim4}$。已经有很多研究表明,常用的髂嵴连线法(Tuffier's line法)测得腰椎棘突进行穿刺定点的解剖学标志往往并不可靠。女性双髂嵴最高点连线大约一半（53.3%）是通过 $L_{4\sim5}$ 间隙，有 24.6% 是通过 L_5 棘突，21.6% 通过 L_4 棘突，此外尚有少数患者此连线通过的是 L_3 棘突，这样即两连线间隙为 $L_{2\sim3}$，如果向上一个间隙穿刺，很有可能是 $L_{1\sim2}$ 间隙，会增加脊髓圆锥损伤的可能性。尽管普遍使用了无创笔型尖端的腰麻针，遗憾的是仍旧无法完全避免穿刺所造成的脊髓损伤。一篇研究报道了 7 例腰麻或腰硬联合麻醉后引起的脊髓圆锥损伤，其中 6 例是产科患者。这些患者在 $L_{2\sim3}$ 间隙置入无创腰麻针时都出现疼痛，尽管脑脊液回流顺畅，麻醉效果也大多满意，但术后都出现了不同程度的神经损伤，如足下垂、排尿困难、双侧的 $L_4\sim S_1$ 脊神经节段感觉障碍。术后的磁共振显示，在穿刺点的脊髓圆锥出现腰麻针穿刺造成的瘘管影，这些瘘管的尖端往往位于 $L_{1\sim2}$ 甚至更高，因此现在认为安全的腰麻穿刺间隙应该控制在 L_3 以下，而髂嵴连线法并不是找到 L_4 棘突的可靠方法。

长久以来，局麻药的神经毒性是造成神经损伤的重要因素之一。虽然不断出现更安全的局麻药新品种，但仍没有一种局麻药对神经组织是绝对安全的。孕妇的神经纤维对局麻药的敏感性增加，且怀孕期间腹内压力增大，硬膜外静脉怒张，从而使硬膜外和蛛网膜下腔的间隙减小，应注意在腰麻或硬膜外麻醉中，降低局麻药用量。

剖宫产手术本身可以发生周围神经或神经干的压迫，引起股神经、股外侧皮神经损伤（感觉异常性股痛）损伤。

本例患者麻醉操作顺利，用药量符合诊疗常规，且感觉减退的位置局限，不考虑是麻醉原因引起的神经损伤，应高度怀疑是产科相关因素造成的股外侧皮神经损伤。但无论何种原因造成神经损伤，均应积极治疗。治疗方法包括：① 病因治疗；② 保护及锻炼患肢；③ 物理疗法；④ 药物治疗：神经生长因子，鼠神经生长因子（苏肽生）30μg/d，肌内注射，3～6 周/疗程；甲钴胺（维生素 B_{12}），0.5mg/d，肌内注射，3～4 周/疗程；或甲钴胺，0.5mg，tid，口服，3～6 月/疗程；维生素 B_1，10mg，tid，口服，3～6 月/疗程；损伤早期激素治疗，损伤后 6～8h 内应用。

麻醉管理重点小结

1. 麻醉医生在麻醉或分娩镇痛前要了解和评估产妇神经系统的情况，排除少见家族性病因或神经损伤高风险的孕妇，正确选择麻醉方式。

2. 加强产妇的护理，避免长时间屈髋，大腿过度外展外旋。尽量缩短产程时间,减少主动屏气用力。正确使用产钳,减少神经损伤。

3. 加强无菌观念,熟练掌握椎管内麻醉穿刺技术,合理选用局麻药,可进一步降低与麻醉直接相关的神经损伤概率。

4. 麻醉后加强随访,及时发现、诊断神经并发症,积极对症治疗,必要时协同神经内科、康复理疗科、放射科等科室共同会诊,制订康复方案。

参 考 文 献

[1] Birnbach, D. J., M. Hernandez, A. A. van Zundert. Neurologic complications of neuraxial analgesia for labor. Curr Opin Anaesthesiol, 2005, 18 (5): 513-517.

[2] Vargo, M. M. Postpartum femoral neuropathy: relic of an earlier era? Arch Phys Med Rehabil, 1990, 71 (8): 591-596.

[3] Pham, L. H., L. A. Bulich, S. Datta. Bilateral postpartum femoral neuropathy. Anesth Analg, 1995, 80 (5): 1036-1037.

[4] Warner, M. A. Lower extremity neuropathies associated with lithotomy positions. Anesthesiology, 2000, 93 (4): 938-942.

[5] Reynolds, F. Damage to the conus medullaris following spinal anaesthesia. Anaesthesia, 2001, 56 (3): 238-247.

病例 47

妊娠期高血压疾病子痫前期

潘 芳

病例介绍

病例1，患者，女性，40岁。主因"停经38^{+6}周，血压升高6周，双下肢水肿5周，加重伴蛋白尿2周"入院。患者平素月经规律，孕32周发现血压升高至130/100 mmHg，尿蛋白（一），予以拉贝洛尔50 mg tid，患者间断口服，此后血压波动于150～130/100～90 mmHg，尿蛋白（一），2周前产检发现尿蛋白0.3 g/L，后复查尿蛋白1.0 g/L，5周前发现双下肢水肿，加重两周，基础血压100/70 mmHg，孕期增重23 kg。术前血常规：WBC 6.01×10^9/L，红细胞（RBC）3.404×10^{12}/L，PLT 263×10^9/L。尿蛋白0.3 g/L。生化：总蛋白53.3 g/L，白蛋白30.8 g/L。心电图正常，超声心动图正常。采用常规腰麻+硬膜外麻醉，术中无异常。新生儿Apgar评分1分钟6分，5分钟10分。

病例2，患者女性，28岁。主因"发现血小板减少，贫血，低白细胞6年余，停经32$^+$周，血压升高伴皮下瘀斑半个月"入院。患者既往月经规律，妊娠22$^-$周查血常规：PLT 11×10^9/L，HB 20 g/L，WBC 2.0×10^9/L，间断输压积红细胞800 ml，半个月前出现皮下瘀点、瘀斑，5天前间断输血小板2 U，压积红细胞800 ml，基础血压120/90 mmHg。孕期增重20 kg。患者6年前发现血小板减少,诊断为再生障碍性贫血,予以司坦唑醇、维生素B_{12}、血宝、环孢素治疗,效果不佳。术前心率80次/分,血压150/100 mmHg,四肢及腹部可见多个陈旧性出血点,双下肢无水肿。术前血常规:WBC $0.78×10^9$/L,RBC $1.87×10^{12}$/L,Hb 60.5 g/L,PLT $36.1×10^9$/L。心电图正常,超声心动图正常。血糖:9.52 mmol/L。尿蛋白>3.0 g/L。生化:总蛋白52.3 g/L,白蛋白27.1 g/L,碱性磷酸酶135 U/L,α羟丁酸脱氢酶364 U/L。采用全身麻醉。术中平稳。新生儿Apgar评分1分钟6分,5分钟8分,10分钟10分。

病理生理特点

子痫前期的诊断基于高血压伴有蛋白尿或水肿或两者兼有。出现惊厥可诊断子痫。

血管痉挛是发生子痫前期/子痫的病理生理基础。血管收缩导致血流阻力增加,从而发生动脉高血压。血管痉挛本身也会导致血管的受损,此外血管紧张素Ⅱ也会导致内皮细胞的收缩,这些变化会导致内皮细胞的受损,血液的成分譬如血小板和纤维蛋白原从内皮细胞的间隙渗出沉积到内皮下的组织。这些血管的改变,以及周围组织的缺氧,可能是导致在重度子痫前期的患者中发生出血、坏死以及其他脏器功能紊乱的基础。

尽管由于妊娠期高血压疾病会导致许多母体不良结局,但是简而言之它只是影响特定的靶器官,导致胎儿死亡最主要的原因是子宫胎盘血液灌注的减少。

1. 心血管改变:在子痫前期和子痫的患者中心血管功能的紊乱是非常常见的,发生的原因是因为高血压以及内皮损伤导致的细胞外间隙(尤其是肺)外渗增加,由此导致了心脏后负荷的增加。重度子痫前期的患者过量补液会导致左心室充盈压增加,增加心排血量。

2. 血容量改变:血液浓缩是重度子痫前期和子痫的标志,正常妊娠期所具有的血容量增加的现象在这些患者中并没有看到,原因是血管收缩、血管通透性增加。

3. 血液学改变:并非所有的患者均会有血液学的异常,但是某些妊娠期高血压的患者会出现。有些患者可能会发生有生命威胁的血小板减少症,某些患者凝血因子可能会减少,红细胞可能会发生损伤,出现异形性和溶血。

4. 血小板减少症:子痫前期和子痫均可导致急性的血小板减少症。一般在产后3～5天内血小板会恢复到正常的水平。血小板计数持续下降,一般需要终止妊娠。如果患者合并有肝酶的升高,情况将会更加危险,这种情况下提示存在着 HELLP 综合征,即溶血(Hemolysis)、肝酶升高(Elevated Liver enzymes)和血小板降低(Low Platelets)综合征。

5. 凝血功能障碍:子痫前期和子痫患者发生可溶性凝血因子缺乏导致的凝血功能障碍较为罕见,除非患者合并有其他的凝血问题,譬如发生了胎盘早剥或由于肝梗死导致的重度出血。

6. 肾:正常妊娠时,肾血流和肾小球滤过率有明显的增加。子痫前期的时候,肾灌注和肾小球滤过率下降。通常会有血清肌酐的升高,尤其是疾病程度比较重的时候。大多数子痫前期的患者出现肾小球滤过率的下降是由于血浆容量的下降,血清肌酐由此会比正常的 0.5 mg/dl 升高 2 倍左右。在某些重度子痫前期的患者,肾受累非常显著,血清肌酐可能会比正常非妊娠期的还要明显升高,可达 2～3 mg/dl。一般情况下,如果没有合并潜在的慢性肾血管性疾病,肾功能通常可以恢复到正常。

7. 蛋白尿:肾小动脉痉挛可使肾小球通透性增加,同时肾小管重吸收功能降低,导致血中蛋白漏出形成蛋白尿。子痫前期及子痫患者可见程度不等的蛋白尿。

8. 肝:重度子痫前期的患者,通常会有肝功能和肝形态的异常。肝周边区肝门周围出血性坏死是最有可能导致肝酶升高的原因,这些部位的出血可能会导致肝破裂,一旦出血延展至肝包膜就可能会形成包膜下血肿。

9. 脑:子痫前期,尤其是子痫发作时中枢神经系统的表现已经众所周知。视觉的改变是中枢神经系统受累的一个表现。有两种独立的但又相关的中枢神经系统病变,一种是由于重度高血压导致的脑出血,这可以发生在任何妊娠期高血压的患者上,子痫前期并非是其必要条件。另外一个脑部病变主要的表现为水肿、充血、局灶贫血、血栓栓塞和出血,这在子痫前期的患者通常是有不同程度的表现。

10. 视网膜脱离:视网膜脱离可导致视力的改变,通常是单侧的,很少发生皮质盲患者所出现的视力完全丧失。通常不需要手术干预,预后良好,在一周内视力可以恢复正常。重症的患者可有脑水肿的发生,患者可发生轻重不一的感觉迟钝和意识障碍，某些患者可发生重度的昏迷。

麻醉管理特点及经验教训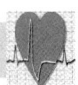

结合病史及实验室检查，第一例患者符合"妊娠期高血压，轻度子痫前期"的诊断，第二例患者应诊断为"妊娠期高血压，重度子痫前期，再生障碍性贫血"。子痫前期及子痫的发病机制不是很明确，治疗方面主要是对症处理，以预防和控制惊厥的发生，提高组织灌注，使血压正常化，并同时纠正凝血异常。子痫前期的治疗应包括控制高血压和预防子痫出现，其目标是制止惊厥发生、防止颅内出血、防止生命器官的衰竭并保证娩出健康的新生儿。最常使用的控制高血压的药物是肼屈嗪和拉贝洛尔；而最常用的预防和治疗子痫的药物是硫酸镁。对子痫前期的最有效的治疗是终止妊娠。对重度子痫前期的患者需要联合使用抗惊厥和降血压治疗，并同时考虑终止妊娠。

患者若不伴有严重的凝血功能障碍或血浆容量不足，可以考虑在椎管内麻醉下实施剖宫产手术。麻醉前应进行适当的扩容，实施麻醉操作及麻醉结束后应将患者置于子宫左侧位，这样可以尽可能地避免低血压的发生，保证重要脏器的血液灌注及胎儿的营养供应，特别是在椎管内麻醉的条件下，子宫胎盘的收缩血管可以充分扩张，从而增加胎盘的血液灌注。

椎管内麻醉时麻醉平面至少应该达到 T_6 水平，硬膜外麻醉由于其良好的可控性，所以使用中更优于蛛网膜下腔麻醉，血压的控制更趋平稳。子痫前期患者的体内胺类局麻药的清除时间延长，因此重复给药的体内血药浓度高于血压正常的患者。麻醉后若发生低血压，该类患者对血管收缩剂的敏感性增加，故纠正低血压时应使用小剂量麻黄碱。这种情况下低血压的预防尤其重要，应保证麻醉前的适量补液及子宫左侧位。

对于不能实施硬膜外麻醉的患者，可考虑进行全身麻醉。对子痫前期的患者实施全身麻醉有一定的风险，患者可能合并有组织水肿、喉头水肿、会厌炎或咽部的解剖变异，使气管插管变得困难。同时由于产妇的胃排空延迟，通常需按饱胃患者来处理，为避免误吸需进行快速序贯诱导（rapid-sequence induction）和气管插管，这样使得困难插管的发生率增加。对于合并有凝血功能障碍的患者，喉镜置入和气管插管均有可能导致出血的发生，因此必要时首先进行凝血功能的纠正。在麻醉过程中还应注意保持血流动力学的稳定，特别是在插管和拔管的过程中，因为较强的刺激可以导致明显的体循环和肺动脉高压，从而增加脑出血和肺水肿发生的可能性。必要时可以考虑合并使用扩血管药，同时应避免使用氯胺酮和麦角碱。对于合并使用硫酸镁的患者由于硫酸镁可以通过在神经肌肉接头作用而延长所有肌松药的作用，因此给予肌松药应非常小心，以免过量。

麻醉管理重点小结

1. 麻醉前掌握患者的病史和病情以及胎儿的状况。
2. 维持体液平衡，使心排血量、肾血流量和外周血管阻力尽可能达到其所能达到的最佳状态。
3. 密切监控血流动力学的变化，必要时采用有创监测。
4. 如无禁忌证，可选择椎管内麻醉，国内常用的剖宫产麻醉是硬膜外麻醉。否则可选择全麻。
5. 围术期可谨慎使用血管活性药，以维持血流动力学的平稳，保证重要脏器的血液供应，降低并发症的发生。

病例 48

妊娠合并血小板减少

周燕艳,张 红

病例介绍

患者,女性,34 岁,主因"停经 33 周,水肿加重 1 周,皮肤黄染 4 天",从外院急诊转入。患者停经 45 天查尿妊娠试验阳性,孕期未定期孕检。一个月前出现双下肢水肿,后逐渐加重至全身,休息后无好转。两周前刷牙时有牙龈出血,未予诊治。一周前水肿加重,伴有厌食、恶心、呕吐、乏力症状,并伴全身皮肤黄染,自觉眼花,未予处理。今日外院产检时因考虑"妊娠期高血压疾病 重度子痫前期,HELLP 综合征不除外"转入我院。既往体健。入院急查血常规示:WBC $13.2×10^9$/L,RBC $3.12×10^{12}$/L,Hb 99 g/L,PLT $63×10^9$/L,平均红细胞容积(MCV)29.5 fL。尿常规示:尿蛋白(++)。凝血全项:FIB(纤维蛋白原)480.7 mg/dl,D-二聚体 1040 μg/L,余项正常。生化:GPT(谷丙转氨酶)104 U/L,GOT(谷草转氨酶)136 U/L,总胆红素 52.51 μmol/L,直接胆红素 33.7 μmol/L,间接胆红素 18.81 μmol/L,BUN(尿素氮)8.6 mmol/L,Cr(肌酐)126 μmol/L。患者入室 BP 165/105 mmHg,HR 98 次/分,RR 22 次/分,SpO$_2$ 94%,轻度贫血貌,皮肤和巩膜轻度黄染,心肺听诊(一),双下肢水肿(++++)。外周开放两路静脉通道,一路输注羟乙基淀粉 130/0.4

氯化钠注射液，一路输注乳酸林格液。术前输注血小板1U，同时面罩给氧。术者消毒铺巾准备完毕，开皮前，静脉小壶给予东莨菪碱0.3 mg，间断静脉推注丙泊酚2 mg/kg及琥珀胆碱1.5 mg/kg，患者意识消失后由助手持续压迫环状软骨直至气管插管后套囊充气完毕，选用ID 7.0$^{\#}$气管导管插管成功后，接麻醉机控制呼吸，静注维库溴铵0.1 mg/kg，静脉小壶给予地塞米松5 mg，吸入异氟烷维持麻醉。诱导后10 min左右娩出一男婴，Apgar 1分钟评分为5分，HR 120次/分，加压给氧后Apgar 5 min评分为7分，送至儿科监护室。胎儿娩出后，产妇静脉注射芬太尼0.1 mg，缩宫素10 U，并将缩宫素20 U加入乳酸林格液500 ml中静脉滴注。术中调整异氟烷吸入量，使收缩压维持于90～130 mmHg之间。缝皮前停止吸入异氟烷。手术时间共58 min，术中输注乳酸林格液500 ml，生理盐水100 ml，羟乙基淀粉液500 ml，血小板1 U。出血量约200 ml，尿量约400 ml。术毕送回ICU，于次日清晨顺利脱机拔管。

病理生理特点

妊娠合并血小板减少症的常见原因主要有以下三个方面：一是妊娠相关血小板减少症（GT），为妊娠特发的良性血小板减少，孕妇发病率5%～8%。一般发生于妊娠晚期，血小板不低于$70×10^9$/L，妊娠前无出血及血小板减少的病史。通常血小板会在产后的24～72小时恢复正常。二是免疫性血小板减少性紫癜（ATP），包括特发性血小板减少性紫癜（ITP），发生率为千分之一到万分之一，血小板抗体（PA IgG）阳性，孕前有明确诊断，孕期反复出现血小板计数<$100×10^9$/L，并随着孕周增加呈进行性降低，血小板被自身抗体包裹，并迅速被网状内皮细胞清除。通过激素和注射免疫抑制剂的治疗，必要时行脾切除，大部分患者的血小板很快得以上升。三是先兆子痫、HELLP综合征，其中7%～10%的患者合并有高血压，先

兆子痫的孕妇中约有 10% 合并有 HELLP 综合征。其他原因还有假性血小板减少症，包括血栓性血小板减少性紫癜（TTP）和溶血综合征（HUS）的微血管病，系统性红斑狼疮和抗磷脂综合征，弥散性血管内凝血（DIC），药物诱导、伴随感染导致血小板减少等等。

HELLP 综合征的特征是溶血（Hemolysis）、肝酶升高（Elevated liver Enzymes）、血小板减少（Low platelets），故简称 HELLP。其发病机制尚不清楚。具体机制可能为全身小血管严重痉挛和脂质代谢异常，出现微血管病性溶血、血管内皮损伤造成纤维蛋白沉积，血管痉挛和血小板激活。血管的痉挛狭窄和纤维蛋白的沉积，可使红细胞在通过血管时变形裂解而造成溶血；血小板被激活而黏附于血管表面，同时血管的收缩痉挛也促使血小板进一步聚集，使血液中血小板数量减少；并促使血栓素 A_2、内皮素等一些血管收缩因子的释放，肝血管痉挛，肝窦内纤维素沉积导致肝细胞受损而使肝酶升高。主要并发症为 DIC、肝被膜下血肿、胎盘早剥和急性肾衰竭，并可导致胎儿发育迟缓、宫内严重窘迫。临床表现为：蛋白尿，右上腹痛或胃痛，右上腹压痛，恶心呕吐，舒张压大于 110 mmHg，可证实的水肿，头痛，此外还有视力改变、出血、黄疸、腹泻、肩痛或颈痛等。实验室诊断标准：① 溶血：外周血图片可见光圈细胞，裂红细胞以及棘红细胞等变形细胞明显增加，细胞破裂和多染细胞增多，网织红细胞计数增加。总胆红素 $>20\,\mu mol/L$，乳酸脱氢酶（LDH）升高是诊断早期溶血的敏感指标，LDH $>$ 600 U/L。② 肝酶升高：GPT、GOT 均有升高，碱性磷酸酶可升高 2～3 倍。③ PLT $<100\times10^9/L$。

麻醉管理特点及经验教训

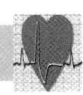

妊娠合并血小板减少的患者，术前根据临床症状（出血史）、血小板减少出现的时机（妊娠早期/晚期）以及下降的程度、实验室检查来明确血小板减少的原因。

本患者出现水肿、出血、胃肠道及黄疸症状；血常规示贫血、血小板降低；尿常规示尿蛋白阳性；凝血全项中 FIB 及 D-二聚体升高；血生化示转氨酶及胆红素均升高、肾功能轻度损害。诊断 HELLP 综合征基本明确。术前还应急查 LDH 和电解质水平并积极纠正。术前预防性应用硫酸镁解痉防止子痫，并积极降压治疗，可以降低患者脑出血、胎盘早剥、子痫的发病率。

术中 ECG、NIBP、SpO_2 常规监测；患者病情严重时根据需要可行有创动脉压、中心静脉压监测，血栓弹力图（TEG）监测凝血功能，经食管超声心电图

(TEE)监测连续心排血量,脑功能监测以防止术中、术后子痫及脑部继发性出血的发生,密切监测预防DIC发生,实时胎儿心动图动态监测。

麻醉方式的选择,因血小板减少,凝血功能异常,有出血倾向,椎管内麻醉包括硬膜外麻醉、腰麻及硬腰联合麻醉被列为禁忌(尤其当$PLT<50\times10^9/L$),防止硬膜外血肿及压迫的产生;而局麻往往麻醉效果不全,易引发血压的进一步升高,给母婴带来不利的影响。所以,HELLP综合征患者剖宫产分娩可首选气管插管全身麻醉。

麻醉药物选择以尽量不影响胎儿的呼吸和循环为原则。丙泊酚起效快,入睡迅速,停药后苏醒快而完全,不会引起新生儿长时间抑制,对肝肾功能无影响。琥珀胆碱脂溶性低,能被血浆胆碱酯酶迅速水解,故在常用剂量时,极少向胎儿移行,新生儿体内亦无此药。非去极化肌松药具有高度水溶性和离解度,不易通过脂质膜屏障,如胎盘。其中阿曲库铵是一种合成双季铵酯型的苄异喹啉化合物,优点是在体内消除不依赖肝肾功能,还可通过血浆中酯酶进行酶性分解,所以此药消除不受肝肾功能影响,很少通过胎盘屏障,新生儿排除该药迅速,故最适合用于孕产妇。非去极化肌松剂联合吸入异氟烷维持麻醉,胎儿娩出后给予镇痛药。药物对产妇肝肾功能以及胎儿的影响都很小。插管时为避免血压升高,可静脉给予2%利多卡因3 ml。麻醉诱导至胎儿娩出时间越短越好。

妊娠后期,母体胃肠道平滑肌的张力下降,贲门括约肌松弛,胃内酸性物质易发生反流,同时子宫上移也使胃排空减慢,麻醉中易发生反流误吸,需严格禁食。产妇行剖宫产手术原则上应按饱胃患者准备,麻醉诱导应采用快速序贯诱导。诱导前嘱患者面罩吸氧,给予镇静药后由助手压迫环状软骨,使用快速起效的肌松药(如琥珀胆碱或罗库溴铵),同时避免手控正压通气,待肌松药起效后快速气管插管,在气管插管成功、套囊充气后方可解除环状软骨压迫。妊娠期由于孕激素影响使水钠潴留,全呼吸道黏膜充血水肿,声门变小,插管困难的发生率增加。本例患者采用丙泊酚以及琥珀胆碱诱导置入7#气管插管,给予激素预防声门水肿。

HELLP综合征,一般合并有妊高征,患者由于小动脉的痉挛,绝对血容量不足,加上渗出增加,水肿和腹水生成,有时需要补充较多的液体。根据血流动力学以及出入量监测,采取以平衡液为主、胶体液为辅的限制性液体复苏方案,配合产科有效的止血措施以最大限度地减少出血是改善预后的关键。少量胶体液扩容效果确切且有助于改善微循环状态,控制妊高征、防止肺水肿;大量输注乳酸林格液可能引起组织间隙水肿和高乳酸血症。为减少术中以及术后的出血,宜于术前输注血小板使之$>50\times10^9/L$。本例患者输注血小板较为积极，出血量较少；羟乙基淀粉液 500 ml 进行有效的扩容；由于患者肝肾功能受损，输注的乳酸林格液可以替换为生理盐水，防止血乳酸浓度的进一步升高。多器官受损的患者回监护室更为安全。

麻醉管理重点小结

1. HELLP 综合征起病急骤，病情危重，常合并有妊高征以及肝肾功能损害。术前积极控制血压防治抽搐，扩容，维持水电解质平衡，血小板过低者术前应输注浓缩血小板。

2. HELLP 综合征并发有血小板减少，行剖宫产手术时采用全身麻醉更为安全。尽量采用对肝肾损伤小、胎盘通过率少的药物。全麻宜采用快速序贯诱导，并避免反流误吸。妊娠后期全身水肿较为严重，产妇有可能存在困难气道。

3. 积极防治新生儿胆红素相关脑病，要充分做好疑难新生儿复苏工作准备。

参考文献

[1] 何静媛. 妊娠相关性血小板减少症研究进展. 实用妇产科杂志，2008，9：530-532.

[2] Suzuki T，Kaneda T. Anesthesia in three women with HELLP Syndrome. Anesthesiology，2007，56：838-841.

病例 49

合并自身免疫性疾病产妇剖宫产手术的麻醉

张 洁,张 红

病例介绍

患者,女性,23岁,以"停经25周,发现血小板减少2周,突发喘憋2天"收入院。入院前2周常规孕检发现血小板减少为$27×10^9/L$。肌酐41μmol/l,尿蛋白0.5g/L。抗$β_2$糖蛋白Ⅰ抗体(+),抗核抗体ANA(+),C4 0.105g/L,类风湿因子(RF)30.2IU/ml,抗ds-DNA(-)。随后检测血中游离血红蛋白143mg/L,外周血涂片可见破碎红细胞1‰~2‰,而Coomb试验(-)。入院前2天患者无明显诱因突发喘憋,无咳嗽、咳痰,无胸痛、晕厥、夜间可平卧,无头痛,存在少量牙龈出血。急查动脉血气分析pH 7.49,PCO_2 17 mmHg,PO_2 85 mmHg,HCO_3^- 13.0 mmol/L,SaO_2 97%。凝血全项:D-Dimer 1074 ng/ml,余(-)。心梗三项:MYO 303 ng/ml,BNP 687 pg/ml。复查血常规白细胞升高至$16.70×10^9/L$,血小板降至$13×10^9/L$。因症状、体征可疑肺栓塞,故急诊行胸部CT,但未有阳性发现。随后为进一步诊治收入院。既往体健。

入院后查体:身高160cm,体重50kg。神志清楚,呼吸困难。储氧面罩吸氧6L/min。BP124/83 mmHg,HR123次/分,RR 31次/分,SpO_2 100%。面色灰暗,结膜苍白,巩膜无黄染。

双肺呼吸音粗，未闻及明显干、湿啰音。心率123次/分，律齐，各瓣膜区未闻及杂音。下腹膨隆。双下肢无水肿。生理反射存在，病理反射未引出。

根据患者当时的症状、体征及辅助检查结果，入院诊断为孕25周合并系统性红斑狼疮（SLE）。考虑胎儿25周，尚不成熟，患者吸氧状态下生命体征可以维持，故给予对症支持治疗的同时，针对原发疾病SLE，给予甲泼尼龙80 mg冲击治疗，丙种球蛋白20 g封闭抗体，头孢曲松钠（商品名：罗氏芬）2 g抗感染。

入院第2天：患者出现午餐及活动后喘憋，自行缓解。后因心率快（>120次/分），CVP高（14~16 cmH$_2$O），尿量偏少（730 ml/d），输液放缓，嘱其多饮水。夜间主诉心前区疼痛，长呼吸后略好转。心电图检查未见明显变化。血常规：血红蛋白93.5 g/L，血小板29.6×10^9/L（输血小板200 ml后），白细胞17.61×10^9/L。尿常规：隐血大量，镜检红细胞0，尿蛋白1 g/L。生化20（溶血）：尿素氮9.13 mmol/L，肌酐56 μmol/L，乳酸脱氢酶（LDH）1102 U/L，α-羟丁酸脱氢酶（HBD）1048 U/L。凝血全项：PT 13.9 s，APTT 42.1 s，Fib 287 mg/dl，FDP 17.2 μg/ml，D-Dimer 3020 ng/ml。抗心磷脂抗体（−）。

入院第3天：经多学科联合会诊，诊断更改为系统性红斑狼疮（SLE）继发抗磷脂综合征（APS）引起的小血管炎。给予甲泼尼龙500 mg冲击治疗，因患者血小板低以及凝血功能异常未进行抗凝治疗。同日患者出现宫缩，B超可疑胎盘早剥。床旁超声心动图提示左心腔缩小，明显受压。右心腔扩大，三尖瓣大量反流，估测肺动脉收缩压68 mmHg，肺动脉瓣舒张期反流。此时吸氧条件下血气显示难以纠正的严重代谢性酸中毒：pH 7.25，PO$_2$ 157 mmHg，PCO$_2$ 15 mmHg，血钾5.6 mmol/L，BE −18.3 mmol/L。

病例 49　合并自身免疫性疾病产妇剖宫产手术的麻醉

因产科情况及产妇全身病情危急,预急行剖宫产手术终止妊娠,以期待胎儿娩出复合激素冲击起效,患者全身免疫病理状态好转,微循环障碍能得以缓解。

患者入手术室时意识淡漠,喘憋明显,半坐位,不能平卧,血压 140/105 mmHg,心率 125 次/分,面罩吸氧 SpO_2 100%。产科医生消毒铺单准备就绪后行麻醉诱导:依次静注咪达唑仑 1 mg、依托咪酯 10 mg、芬太尼 0.3 mg 及罗库溴铵 40 mg,气管插管顺利。术中 100% 氧气及七氟烷 1.3%~2% 维持麻醉。全程未使用血管活性药物,有创桡动脉血压波动在 105~140/75~105 mmHg,窦性心率波动在 125~145 次/分,中心静脉压波动在 13~18 cmH_2O。手术历时 1 小时,总输液量 400 ml,其中血小板 200 ml,血浆 100 ml,复方电解质注射液(勃脉力 A)100 ml,出血 150 ml,尿量 350 ml。术中给予 5% 碳酸氢钠 50 ml 静点纠酸 1 次,术毕血气:pH 7.28,PO_2 492 mmHg,PCO_2 28 mmHg,血钾 5.0 mmol/L,BE-12.3 mmol/L,乳酸 13.9 mmol/L。手术记录:剖出一死胎,可见皮下脂肪组织较苍白,无新鲜出血,内散在暗红色血管血栓形成。

术毕转入重症监护室即发现患者出现仝身散在花斑、肢端发绀等循环衰竭表现,血气仍提示酸中毒及严重高钾血症(血钾最高至 7.7 mmol/L),立即给予葡萄糖酸钙、高糖加胰岛素等治疗,但高钾血症未改善。术后 1 小时患者出现心率减慢,血压下降,虽经静脉给予血管活性药(肾上腺素、多巴胺、去甲肾上腺素、阿托品等)、扩容、持续心外按压等治疗,但术后 2 小时终因抢救无效,宣布临床死亡。

死亡诊断:1. 系统性红斑狼疮,2. 抗磷脂综合征,3. 孕 25^+ 周,4. 代谢性酸中毒,5. 高钾血症,6. 剖宫取胎。

病理生理特点

自身免疫性疾病是一种病因尚未明确，但可能与多种因素如遗传、免疫功能及环境因素等相关的一种疾病。由于女性妊娠期激素水平及自身免疫状态的明显变化，可能导致已控制的自身免疫性疾病病情出现波动，重者可危及生命。本病例中患者既往无明显病史，入院后经过临床症状及免疫学指标确诊为 SLE 继发 APS。入院后患者疾病迅速恶化，终止妊娠术后短期内死亡，这种灾难性的临床表现高度提示患者所患为一种特殊类型的 APS，即灾难性抗磷脂综合征（catastrophic antiphospholipid syndrome，CAPS）。

CAPS 多继发于原发性抗磷脂综合征或 SLE，其主要病理特点为多发小血管内血栓形成导致微循环障碍，短期内进展为多器官功能障碍综合征（MODS），坏死组织释放炎症因子引起系统性炎症反应综合征（SIRS）。APS 患者中出现 CAPS 的概率低于 1%，而死亡率却高达 44.8%。因其起病隐匿，进展迅速，预后差，2003 年命名为 Asherson 综合征。CAPS 可以以单个器官起病，短时间内发生多个器官系统血管栓塞表现。按照累及可能性排序，依次为肾、肺、中枢神经系统、皮肤、心脏、消化系统及肾上腺、视网膜等。

针对 CAPS 的病因，Kitchens 提出"血栓风暴"假说：先发血凝块持续产生凝血酶促进凝血，而纤溶酶原激活物抑制剂增加和蛋白 C、蛋白 S、抗凝血酶Ⅲ等抗凝物消耗导致纤溶停滞，从而出现持续血栓形成的恶性循环。一旦病情进展，急速发生致命性的 MODS。因此，早期识别、诊断，及时打断持续血栓形成的恶性循环是治疗 CAPS 的重中之重。确诊 CAPS 须符合以下所有 4 项标准：

1. 3 个以上器官、系统受累［通常情况下，血管闭塞的临床证据由影像学来证实。肾受累的定义是血肌酐增高 50%、严重的高血压（>180/100 mmHg）和（或）蛋白尿（0.5 g/d）］；

2. 同时多系统受累或相继在 1 周以内出现；

3. 至少 1 个器官组织病理证实小血管内血栓形成（虽然可能偶尔同时有血管炎，但必须有血栓形成的证据）；

4. 抗磷脂抗体［狼疮样抗凝物（LA）或抗心磷脂抗体（aCL）或抗 β2 糖蛋白Ⅰ抗体］阳性（若患者以前未曾诊断抗磷脂综合征，则应至少隔 6 周检测抗磷脂抗体 2 次以上）。

治疗 CAPS 首先要去除各种诱发因素如感染、创伤、抗凝异常、肿瘤、产科异常等，以期患者免疫状态逐渐稳定，为药物治疗提供更好的内环境。抗凝以及大剂量糖皮质激素（甲泼尼龙 1 g/d）是目前认为针对 CAPS 的一线治疗，病情危重者必要时可采用丙种球蛋白输注、血浆置换或加用免疫抑制剂（环磷酰胺）等治疗方式抢救生命。因 CAPS 患者多早期出现 MODS，必要的器官功能支持也至关重要。CAPS 患者的主要死亡原因为：心肺受累、脑部受累、感染、MODS。虽然 CAPS 死亡率高，但少见复发。基础病 SLE 是高死亡率的唯一相关因素。

麻醉管理特点及经验教训

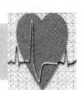

该患者是一名典型的妊娠合并 SLE 及 APS，继发 CAPS 的病例。该患者的主要疾病特点可归纳为呼吸功能受损（肺动脉高压、血氧分压降低），右心功能不全（不能平卧，超声心动图示右心扩大，三尖瓣大量反流），溶血（贫血、血红蛋白尿、LDH 及羟丁酸脱氢酶等酶异常升高），难以纠正的代谢性酸中毒（pH<7.3，BE<−10 mmol/L），高钾（代谢性酸中毒、溶血以及 CAPS 肾功能损害共同作用的结果，最高至 7.7 mmol/L），血小板进行性减少（最低至 $13×10^9$/L），凝血异常（DIC 状态）。由于患者前期诊断尚未明确，使得先前的治疗重点集中在抗感染、纠正血小板低、代谢性酸中毒等疾病下游症状。回头看来，患者首先出现的血小板进行性降低，可能不仅仅是 SLE 及 APS 病情加重所致，同时也与 CAPS 早期高凝状态下因广泛小血管血栓而造成血小板消耗性地下降有关。而早期针对原发病 SLE 使用的甲泼尼龙 80 mg 和丙种球蛋白治疗对于 CAPS 而言也是杯水车薪，难以阻止 CAPS 的进一步恶化。因此及早发现及诊断 CAPS 是改善预后的决定性因素。一旦诊断为 CAPS，鉴于疾病诱因以及转归的判断，应及早终止妊娠，以最大限度地保证母体的安全。该患者入院后第 3 天才紧急行剖宫取胎术，与下述因素有关：①患者生命体征尚可维持；②胎儿尚不成熟；③早期诊断并不明确。虽然麻醉医生并不参与疾病的诊断过程，但是对于合并自身免疫性疾病（特别是 SLE、APS）的产妇而言，若术前出现血小板减少、血栓形成、全身多器官受累时，应警惕 CAPS 可能。手术创伤及应激过程不仅可能使原发疾病加重，甚至可继发 CAPS。故此类手术应列为高风险手术，麻醉方式的选择需根据病情危急程度及当前治疗（是否抗凝）综合判断酌定。

该患者术前心肺功能差且血小板低、凝血功能异常，故选择全身麻醉下手术。患者围术期所面临危及生命的病生理异常概括如下：①广泛肺小动脉血栓形成导致肺动脉高压继发右心功能不全；②全身脏器小血管内（肺、肾、神经系统、皮肤、黏膜）血栓形成引起的组织缺血、缺氧、微循环障碍及微血管病性溶血，造成患者严重的内环境紊乱（代谢性酸中毒、高钾血症）。针对以上两点，麻醉过程中应严密监测生命体征及内环境状态，留置有创动脉及中心静脉导管。术中避免缺氧、二氧化碳蓄积，积极纠正代谢性酸中毒及高钾血症。避免过多、过快补液，适当利尿以减轻肾损害。麻醉药物选择应以不升高肺动脉压且最小程度地影响体循环灌注压为原则，可选择如咪达唑仑、依托咪酯及阿片类药物等，避免使用氯胺酮。吸入麻醉药除氧化亚氮外，对于右心功能及肺循环影响较小，可用于麻醉维持。但是回顾整个麻醉过程，可以发现患者虽全程未使用血管活性药物维持血压，但整个病程中心率始终高于125次/分，中心静脉压持续升高（13~18 cmH_2O），血气显示严重代谢性酸中毒，均提示患者肺动脉高压、右心衰的情况仍在不断进展，最终造成患者术后2小时因循环衰竭死亡。由于此类患者循环功能较差，故麻醉维持药量使用较常规剂量低，术中宜行脑电双频指数（BIS）监测以避免术中知晓。

麻醉管理重点小结

1. 对于合并自身免疫性疾病（特别是SLE、APS）的产妇而言，若术前出现血小板减少、血栓形成、全身多器官受累时，应警惕CAPS可能。

2. 及早发现及诊断CAPS是改善预后的决定性因素。一旦诊断为CAPS，应及早终止妊娠。

3. 麻醉方式的选择需根据病情及当前治疗（是否抗凝）综合判断酌定。围术期应在积极采取CAPS特异性治疗的同时，密切监测生命体征及内环境状态，避免缺氧及二氧化碳蓄积，积极纠正代谢性酸中毒及高血钾，麻醉药物尽量选择对于肺动脉及体循环灌注压影响小的药物。

参 考 文 献

[1] 沈思钰. 恶性抗磷脂综合征的临床研究进展. 中国急救医学，2007，27(12)：1136-1138.

[2] 别志欣. 灾难性抗磷脂抗体综合征的诊断与治疗. 中华临床免疫和变态反应杂志，2008，2(1)：45-49.

病例 50

产科高危合并症（妊娠急性脂肪肝）的麻醉

张 红

病例介绍

患者，女性，34岁，160 cm，75 kg，因"停经36周，体外受精-胚胎移植（IVF-ET）术后，B超发现双胎妊娠29周，阴道排液1小时"于凌晨3AM入院。患者既往体健，停经11周于我院建档，定期产检。孕35周时门诊产检测血压升高130/93 mmHg，休息2小时后复查血压150/80 mmHg，后未治疗自行监测血压约110/70 mmHg。

入院后因"双胎妊娠、胎膜早破、头横位"拟行急诊剖宫产术，术前急查血常规示白细胞（WBC）$11.91×10^9$/L，血红蛋白（HB）135 g/L，血小板（PLT）$69×10^9$/L。已送检的凝血结果未归，既往检查（孕早、中期凝血、生化等）均正常，仔细询问病史并查体，患者自述无牙龈出血、鼻出血等自发出血征象，查体未见皮肤瘀点、瘀斑。5 AM入手术室，无创血压145/90 mmHg，HR92次/min，单次蛛网膜下腔麻醉下（25G腰麻针）行剖宫产术。麻醉经过顺利，手术历时1小时，娩出两男婴（2010 g、1920 g），术中出血300 ml，尿量500 ml。

术毕回病房后发现术前送检的凝血检查异常（见表3），急复查血常规、DIC全项，示血小板、纤维蛋白原进一步下降，纤溶亢进，剖宫产伤口渗血，疑"妊娠期急性脂肪肝"。急查血生化、行床旁超声并请消化科会诊，下病重通知，告知患者家属病情及风险。生化结果示转氨酶中度升高、胆红素尤其直接胆红素明显升高，血糖降低，血尿酸、肌酐升高（见表2）。根据床旁超声及临床表现、实验室检查，诊断为"妊娠急性脂肪肝"，转ICU密切监测并治疗。术后第一天因血红蛋白进行性急剧下降，B超示子宫切口处血肿，子宫切口进行性出血，于当晚急行子宫动脉栓塞术。经术后积极保肝、改善凝血功能［输注新鲜冰冻血浆（FFP）、纤维蛋白原、凝血酶原复合物］、激素、抗感染、抑酸、输血、维持酸碱及水电解质平衡等支持治疗，患者病情渐好转，至术后20天痊愈出院，随访无特殊。

围术期血常规、血生化、凝血DIC全项检查分别见表1、2、3。

表1 围术期血常规检查

	术前	术后									正常值
		即刻	1天	2天	3天	6天	8天	10天	12天	18天	
WBC (10^9/L)	11.91	17.41	33.48	27.78	17.68	10.68	12.42	10.43	7.38	4.07	3.5~9.5
HB (g/L)	135	107	69	7.85	109.4	130.9	132.6	128.1	125.7	121.2	130~175
PLT (10^9/L)	69	56	73	64.9	57.4	59.4	75.4	101.3	165.6	264.6	125~350

表2 围术期血生化检查

	术后										正常值
	即刻	10小时	1天	2天	3天	4天	6天	9天	12天	16天	
谷丙转氨酶 (U/L)	484	323	229	133	79	69	57	51	41	39	9~50

病例 50 产科高危合并症（妊娠急性脂肪肝）的麻醉

(续表)

	术后										正常值
	即刻	10小时	1天	2天	3天	4天	6天	9天	12天	16天	
谷草转氨酶 (U/L)	408	298	182	77	49	57	63	51	47	43	15~45
乳酸脱氢酶 (U/L)	697	777	584	424	482	514	375	325	335	—	109~245
转肽酶 (U/L)	132	101	94	73	61	90	100	108	95	—	10~60
碱性磷酸酶 (U/L)	404	287	245	167	134	138	109	105	90	—	45~125
总蛋白 (G/L)	54.2	48.1	45.6	43.7	46	50.5	53.6	60.1	60.5	—	65~85
白蛋白 (G/L)	28.6	27.9	23.8	23.9	28.6	28.6	29.9	31	32	—	40~55
尿酸 (μmol/L)	430	386	441	585	559	456	203	203	194	—	208~428
尿素 (mmol/L)	4.88	5.13	7.70	12.45	13.29	11.58	4.18	4.34	3.74	—	2.8~7.2
肌酐 (μmol/L)	140	139	169	181	125	102	56	61	55	—	59~104
胆固醇 (mmol/L)	2.34	1.93	1.72	1.71	2.51	2.88	3.45	3.57	3.93	—	2.9~6.2
总胆红素 (μmol/L)	48.5	53.4	39.4	36.9	34.4	48.0	34.8	32.3	23.3	—	3~21
三酰甘油 (mmol/L)	1.66	0.71	0.52	0.68	0.92	0.94	1.14	0.96	1.03	—	0.45~1.7
血糖 (mmol/L)	3.04	6.11	3.41	4.96	7.51	4.63	3.47	4.13	4.20	—	3.3~6.1
直接胆红素 (μmol/L)	41.4	44.1	34.3	31.4	28.1	37.9	19.1	18.5	11.9	—	0~7

表3　围术期DIC全项检查

	术前	术后								正常值
		即刻	1天	2天	3天	5天	8天	12天	16天	
凝血酶原时间(s)	21.7	22.4	13.5	13.7	13.00	11.3	12.4	10.0	10.0	9.8～13.1
凝血酶原活动度（%）	32.81	34	69	65	73.4	96.8	79	115	115	70～110
凝血酶原国际标准化比率	1.77	1.79	1.18	1.20	1.15	1.02	1.10	0.92	0.92	0.9～1.2
纤维蛋白原（mg/dl）	56.83	33	145	226	233.1	222.1	411	464	417	200～400
活化的部分凝血活酶时间（s）	50.5	56.5	34.3	32.9	32.1	29.3	44.1	31.6	30.1	25.4～38.4
纤维蛋白降解产物（μg/ml）	52.88	228.9	53.3	28.5	21.9	46.64	13.8	9.7	7.1	0～5
D-二聚体（ng/ml）	15 360	6219	5249	3883	3844	6983	2267	1034	808	0～250

病理生理特点

妊娠急性脂肪肝（acute fatty liver of pregnancy，AFLP）是妊娠末期一种罕见而严重的、具有致死性的特发性疾病，曾称为"妊娠特发性脂肪肝"或"急性黄色肝变性"。本病起病急而凶险，尽管发病率低（为1/0.7万～1/1.6万），但孕妇和胎儿死亡率高，20世纪80年代曾高达75%和85%。近年来由于对本病的认识和早期诊断及积极治疗，孕妇和胎儿死亡率已明显下降（10%以下）。多数患者在妊娠30～38周发病，少数可在妊娠23周发病，临床上AFLP患者常合并有妊娠期高血压，初产妇、双胎妊娠、特别是男胎者较容易发病。病情进展快，死亡率高。

目前，该病的确切病因及发病机制不详，可能与妊娠晚期体内激素水平变化、脂质代谢、蛋白质合成代谢障碍以及胎儿方面等因素相关。但大多数的研究结果表明，AFLP 与线粒体脂肪酸氧化功能障碍密切相关，认为与长链 3-羟基辅酶 A 脱氢酶（LCHAD）缺乏有着密切关联。胎儿由于缺乏这种酶，生成的大量长链脂肪酸不能被有效地氧化，通过胎盘进入母体，如果母亲也是 LCHAD 缺陷，容易导致肝发生小脂滴脂肪变性而发病。

AFLP 常以恶心、呕吐、腹痛等消化道症状急性起病，不久（约 1~2 周）即出现黄疸、凝血功能障碍，实验室检查示血转氨酶中度升高、明显凝血功能异常、低纤维蛋白原血症、低血糖和高胆红素血症、低白蛋白血症、抗凝血酶Ⅲ水平很低、白细胞增多、尿蛋白阳性，肾功能示尿素氮、尿酸、肌酐升高，尤其高尿酸血症可在 AFLP 临床症状出现之前就存在。若延误诊断则可迅速进展到肝衰竭、弥散性血管内凝血（DIC）、出血、肝性脑病、多器官功能衰竭最后死亡。

麻醉管理特点及经验教训

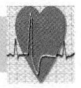

1. 麻醉医生对该疾病应有一定的了解和正确的认识，虽然不需麻醉医生对疾病作出诊断，但重症患者的治疗往往需多科室医生互相协作配合。麻醉医生术中的积极处理，会直接影响到患者和胎儿的转归。对妊娠末 3 个月有消化道症状、血小板减少的患者，应警惕该病的可能，检查血生化及凝血功能。

2. 早期诊断并及时终止妊娠是降低孕产妇和胎儿死亡率的关键，AFLP 迄今尚无产前康复的先例，只有终止妊娠，才能阻止病情进一步发展。除患者病情允许，一般终止妊娠需行剖宫产术，麻醉医生应积极配合做好术前评估和充分的术前准备。切不可冒风险等待凝血状况改善而延误妊娠终止时间。本例患者术后凝血状况、全身情况有所发展，但剖宫产后积极治疗后肝功能很快趋于改善，凝血及全身情况也随之好转，大多数患者的肝功能在产后可迅速改善且只有在产后才开始改善。

3. 麻醉方式的选择：AFLP 患者剖宫产的麻醉选择，使麻醉医生处于进退两难的境地。选择全麻有可能加重肝负担或存在引发肝性脑病的危险；选择椎管内麻醉因患者凝血功能差，有引起椎管内出血、血肿的可能。因此术前评估尤为重要，应根据患者的具体情况，选择合适的麻醉方式。但不主张单纯局麻，因单纯局麻会增加手术难度并加重应激反应对机体的影响。对凝血功能正常患者可选择硬膜外麻醉；

当血小板$\geqslant 50\times 10^9/L$，凝血功能无显著异常时，可谨慎选择单次蛛网膜下腔麻醉；如血小板$< 50\times 10^9/L$，凝血功能明显异常（如国际标准化比率INR$>$1.5、APTT$>$40s时），应选择全身麻醉。本患者术前血小板$69\times 10^9/L$，虽经仔细询问病史、查体后确认无出血症象，但选择蛛网膜下腔麻醉仍存在椎管内出血、血肿风险，若术前获知凝血检查结果（INR＝1.77、APTT＝50.5s），可能会首选全身麻醉：一是避免潜在的椎管内出血风险，二是若术中因凝血功能障碍致大出血也利于术中、术后的急救及治疗。

4. 全身麻醉药物的选择：AFLP患者剖宫产全身麻醉时药物的选择除需考虑对胎儿的影响外，还应考虑对患者肝的影响。吸入麻醉药中如七氟烷、地氟烷、异氟烷较氟烷、安氟烷能更好地保护肝血流和肝功能，但应注意避免胎儿娩出后高浓度吸入所致的宫缩抑制，以免加重术后出血的可能。静脉麻醉药丙泊酚、依托咪酯等对术后肝功能无明显影响，可在肝功能障碍者中适当使用。苯二氮䓬类药物在严重肝病患者中使用时，其作用时间延长、性能增强，有可能引起或加重肝性脑病，使用时应小心谨慎。瑞芬太尼主要通过血浆和组织中非特异性酯酶水解代谢，清除率不受体重、性别或年龄的影响，也不依赖于肝功能，长时间输注体内无蓄积，易通过胎盘并很快被代谢，对胎儿影响轻微。但芬太尼、舒芬太尼在肝功能障碍的患者清除时间会延长，应注意其蓄积作用。阿曲库铵和顺式阿曲库铵，主要是通过Hoffmann消除，不依赖肝清除，在终末期肝病患者可照常使用。在肝硬化和其他重症肝病患者，维库溴铵、罗库溴铵和美维库铵消除减慢、时效延长，反复多次给药和长时间输注给药时更明显。

麻醉管理重点小结

1. 对AFLP应有正确认识：妊娠末3个月如出现消化道症状，必须检查肝、肾功能、血常规和凝血全项。

2. 及时终止妊娠并予积极支持治疗可改善母亲和胎儿预后。

3. AFLP患者剖宫产术前有明显凝血功能障碍时须选择全麻，并选用对肝功能影响小的药物；血小板计数低于正常〔（50～80）$\times 10^9/L$〕但凝血功能尚好时可酌情谨慎选择椎管内麻醉，尤以细针穿刺（25 G 腰麻针）行单次蛛网膜下腔麻醉为宜，避免使用硬膜外针穿刺以减少损伤和出血风险。

参考文献

[1] Chang CL, Morgan M, Hainsworth I, et al. Prospective study of liver dysfuction in pregnancy in Southwest Wales. Gut, 2002, 51 (6): 876-880.

[2] Gregory TL, Hughes S, Coleman MA, et al. Acute fatty liver of pregnancy: three cases and discussion of analgesia and anaesthesia. International journal of obstetric anesthesia, 2007, 16 (2): 175-179.

[3] Nelson DB, Yost NP, Cunningham FG. Acute fatty liver of pregnancy: clinical outcomes and expected duration of recover. Am J of obstet gynecol, 2013, 209 (5): 456.

[4] Ko H, Yoshida EM. Acute Fatty Liver of Pregnancy. Can J Gastroenterol, 2006, 20 (1): 25-30.

[5] 刘雪燕, 吴胜楠, 洪澄英. 妊娠期急性脂肪肝临床诊治分析. 中国现代医学杂志, 2009, 19 (18): 2824-2827.

病例 51

轻比重腰麻在老年骨科手术和剖宫产手术中的临床应用

周 一

病例介绍

病例1：患者，女性，90岁，身高155cm，体重40kg。主因"右髋部疼痛、活动受限16天"拟行人工股骨头置换术。既往：高血压60余年，血压最高213/90mmHg，口服贝那普利1片qd治疗，血压控制在150/80mmHg左右。55年前因"宫颈癌"行子宫切除术。2年前发现血脂升高。否认糖尿病、冠心病、肾病史。入院检查：血常规、凝血分析正常。生化：总蛋白56.8g/L，余正常。血管彩超：下肢静脉血流通畅。超声心动图：左心房扩大，室间隔基底段增厚，左心室舒张功能减退，少量心包积液，EF 67%。X线胸片：双肺间质病变。入室后血压190/80mmHg，心率70次/分，脉搏氧饱和度95%。面罩吸氧5L/min，16G套管针开放左上肢输液，静脉给予咪达唑仑1mg，左上肢桡动脉穿刺置管监测有创血压。有创血压波动于170~180/70~80mmHg，心率波动于65~75次/分，氧饱和度100%，与外科医生及家属讨论后继续麻醉手术。患者左侧卧位，L_{2-3}椎间隙正入路穿刺失败改侧入路穿刺成功，给予0.2%布比卡因（轻比重液）4ml，维持左侧卧位，麻醉平面固定在T_8~S。消毒铺巾，行人工股骨头置换术。术中未给予血管活性药物，血压波动于150～180mmHg/60～70mmHg，心率波动于60～70次/分，脉搏氧饱和度100%。手术麻醉时间共3小时，总入量1200ml，其中羟乙基淀粉130/0.4氯化钠注射液（商品名：万汶）500ml，乳酸林格液250ml，术野血液回收250ml，尿量400ml，出血200ml。术后给予抗凝、抗炎、降压等治疗，病情平稳，顺利出院。

病例2：患者，女性，35岁，身高165cm，体重92kg。主因"停经33^{+2}周，发现双胎妊娠20周，血压升高2周"收入院。患者入院后完善相关检查，甲状腺功能（甲功）示 FT_4 11.2pmol/L，FT_3 2.95pmol/L，TSH 14.716μIU/ml，24小时尿蛋白由4.94g/d增加至12.66g/d，血清白蛋白29g/L，血小板$80×10^9$/L。给予左甲状腺素钠片（商品名：优甲乐）1/2片口服，拉贝洛尔50mg Q8h口服，硫酸镁解痉。血压波动在140～160/90～100mmHg，反复胎心监护不满意，复查生物物理评分8分。考虑患者病情进行性加重，孕周已满35周已促胎肺成熟，拟行剖宫产终止妊娠。术前诊断：1.宫内妊娠35周，2.双胎妊娠，3.高龄初产，4.重度子痫前期 肾病综合征型，5.甲状腺功能减退。入室后血压145/100mmHg，心率82次/分，脉搏氧饱和度97%。面罩吸氧5L/min，右上肢开放两路输液（18G套管针），一路输注乳酸林格液，一路输注血小板1U。患者右侧卧位，$L_{2～3}$椎间隙正入路使用25G腰麻针穿刺成功，给予0.2%布比卡因（轻比重液）4.5ml。平卧位，麻醉平面固定在T_6-S，血压145/80mmHg，心率85次/分。听诊胎心后消毒铺巾，行剖宫产术。术中未给予血管活性药物，血压波动于130～150/80～100mmHg，心率波动于80～100次/分，脉搏氧饱和度99%。手术麻醉时间共2小时，总入量1000ml，其中万汶300ml，乳酸林格液500ml，血小板200ml。尿量200ml，出血400ml。术后给予降压、优甲乐、促进子宫收缩等治疗，甲功 FT₄ 9.14pmol/L，FT₃ 2.23poml/L，TSH 6.966uIU/ml，调整优甲乐 3/4 片口服，血压控制平稳，顺利出院。

病理生理特点

蛛网膜下腔阻滞是把局麻药注入蛛网膜下腔，使脊神经根、背根神经节及脊髓表面部分产生不同程度的阻滞的麻醉方法，非常适用于下肢及下腹部的短小手术。影响蛛网膜下腔阻滞平面的因素主要是局麻药的容积和比重，注药时患者体位，注药速度等。根据溶剂不同，相对于脑脊液，局麻药可配成重比重、等比重和轻比重液。以往一般认为，重比重液起效快，镇痛和运动阻滞维持时间长，轻比重液阻滞平面调节较难掌握，易导致麻醉平面过高，在临床上应用较多的是重比重液。近年来，有一些研究认为，给予轻比重液循环更稳定，且正是轻比重腰麻液麻醉平面消退快的特点，使术中即使麻醉平面意外过高，在一定循环、呼吸支持下，麻醉平面很快就能消退，循环趋于稳定，对于某些时间较短的手术术后患者神经感觉运动功能恢复更快，患者更舒适和安全。另一方面，由于患肢活动受限、疼痛、无法耐受屈曲受压，以及某些手术体位要求侧卧位患侧在上，采用重比重腰麻液时，穿刺操作体位一般患肢在下，既给患者带来痛苦，又给穿刺操作带来困难和不便。此时，采用轻比重腰麻液，患侧在上，利用轻比重局麻药在脑脊液中上浮的特性，配合体位的调节，从而可有效控制麻醉的范围，操作简便，效果可靠。我院常用的轻比重腰麻药配制方法为：15mg 布比卡因或 15mg 罗哌卡因用灭菌注射用水稀释至 5ml 或 7.5ml，以得到 0.3% 或 0.2% 的布比卡因或罗哌卡因轻比重腰麻液。

麻醉管理特点及经验教训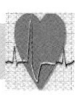

老年患者多合并有内科疾病，如：高血压、冠心病、糖尿病、慢性肺部疾病等，导致患者对麻醉和手术的耐受力较差，麻醉和手术风险较大。据文献报道，与全身麻醉相比，椎管内麻醉血流动力学更平稳，因避免了气管插管和机械通气，呼吸系统并发症更少，同时降低深静脉血栓风险和减少术后恶心、呕吐的发生。病例1患者高龄，高血压病史，血压控制不佳，呼吸功能不全，拟行髋关节置换术。考虑患者无椎管内麻醉禁忌，手术体位为侧卧位患肢在上，髋关节置换术术式成熟，手术时间预期在1~2小时内。采用单纯轻比重腰麻，操作相对简单快捷，麻醉完成后无须改变体位，使局麻药与脊髓神经根充分接触，患侧感觉、运动神经阻滞完全，效果可靠。同时对侧阻滞平面较低，对血流动力学影响较少。术中减少镇痛、镇静药物，可降低术后认知功能障碍发生。对于合并高血压的高龄患者，术前应注意控制血压，术中应监测有创血压，实时反映血流动力学改变，及时发现异常，尽早干预。

  重度子痫前期作为一种妊娠期高血压疾病，在临床上并不罕见，严重者可发生胎盘早剥、凝血障碍、HELLP综合征、肺水肿、心功能不全、胎儿宫内窘迫，危及母婴生命。重度子痫前期是一种妊娠期特有的疾病，终止妊娠后病情可改善，适时终止妊娠可从根本上治疗重度子痫前期。这类患者通常存在喉头水肿，困难气道及饱胃可能，除非存在椎管内麻醉禁忌证如凝血异常、严重脊椎畸形等，通常不采用全身麻醉。如果采用单纯硬膜外麻醉，起效时间长，并且可能出现阻滞不全，手术刺激可能使患者血压进一步升高。所以采用单纯腰麻或腰麻硬膜外联合麻醉。病例2患者诊断为重度子痫前期，胎心监护不满意，有胎儿宫内窘迫可能，拟行剖宫产术。但患者同时合并血小板减少，硬膜外穿刺针较粗，损伤韧带、血管概率较高，有硬膜外血肿顾虑。另一方面，此类手术为保证胎儿安全，有必要缩短麻醉操作时间，尽快将胎儿娩出，这样既改善了患者病情又尽最大可能保证了婴儿安全。因此，此患者更适于单纯腰麻。轻比重腰麻用于剖宫产患者时，常选右侧卧位，注药后左侧先起效，翻身后改为左低右高位或右侧腰部垫高，利于局麻药向右侧扩散，并且与麻醉后常见的仰卧位低血压综合征处理方法一致。其剂量通常为0.2%布比卡因4ml，麻醉平面适当，镇痛肌松效果满意，术中循环、呼吸较平稳。若患者身材过于矮小（身高小于155cm）或体重过大（体重大于90kg）可考虑适当减少药量为3~3.5ml；若患者身材高大（身高大于170cm）可考虑增加药量为4.5~5ml。

麻醉管理重点小结

  下腹部、盆腔及下肢手术，无椎管内麻醉禁忌证患者，可采用轻比重腰麻，操作简便，效果可靠，对患者血流动力学影响小。

参 考 文 献

[1] 左明章,田鸣主译. 老年麻醉学. 北京:人民卫生出版社,2010:252-261.
[2] Ebirim N. Longinus,Lagiri Benjamin,et al. Spinal Anaesthesia for Emergency Caesarean Section in a Morbid Obese Woman with Severe Preeclampsia. Case Rep Anesthesiol,2012,10:1155.

第九部分

麻醉并发症

病例 52

术中严重过敏反应

姜俪凡，张熙哲

病例介绍

患者，男性，85岁，身高175 cm，体重70 kg，因"左下腹部隐痛、排便习惯改变1余年"入院。经肠镜检查诊断为乙状结肠癌，拟行结肠癌根治术。既往慢性喘息性支气管炎40余年；发现糖尿病20年，口服降糖药（阿卡波糖）治疗，血糖控制良好；脑梗死10余年，无后遗症。辅助检查：超声心动图示左心室舒张功能减低，LVEF 78%；胸部CT扫描示双肺气肿；Holter示窦性心律，心率54～98次/分，房性早搏50次，室性早搏49次，未见ST-T缺血性改变；24小时血压监测示白天113～161/61～80 mmHg，夜间110～150/76～102 mmHg。

患者入室后，无创袖带血压140/70 mmHg，HR 80次/分，SpO_2 100%。开放外周静脉，输注羟乙基淀粉130/0.4 氯化钠注射液（万汶），静注咪达唑仑1.5 mg、盐酸戊乙奎醚注射液（商品名：长托宁）1 mg；行有创动脉血压监测，示140/60 mmHg。静脉给予舒芬太尼20 μg、依托咪酯16 mg、顺式苯磺酸阿曲库铵注射液（商品名：赛机宁）14 mg、艾司洛尔40 mg行全麻诱导，气管插管顺利，插管过程中循环稳定。机械通气时气道峰压16 cm H_2O。诱导后静脉输注抗生素注射用头孢曲松钠（商品名：罗氏芬）

1g,并准备行中心静脉穿刺置管。在准备过程中,患者突发血压及心率进行性下降,最低血压50/25 mmHg、心率40次/分,立即停止抗生素输注,加快输液速度,静推肾上腺素(每次0.05～0.1 mg)及多巴胺(每次1 mg),同时行胸外心脏按压。此时观察到患者胸前出现大片红色皮疹,球结膜水肿,双肺哮鸣音,气道压增高至28 cmH_2O,初步诊断为过敏性休克。2分钟后患者血压回升至120/40 mmHg,心率70次/分。查动脉血气pH7.32,PaO_2 407 mmHg(吸入纯氧),$PaCO_2$ 48 mmHg,K^+ 3.9 mmol/L。行锁骨下静脉穿刺置管,CVP 2 mmHg。静脉给予氯化钙1g、甲泼尼龙40 mg,继续补液,间断推注肾上腺素(总量1 mg)。30分钟后,患者双肺呼吸音粗、哮鸣音消失,气道峰压降至18 cmH_2O,血压波动于100～110/30～35 mmHg,心率70～80次/分,CVP 3～4 mmHg,液体入量1300 ml(万汶500 ml,乳酸林格液800 ml)。与外科医生及家属协商后暂停手术,患者转入ICU。4小时后,患者神志清楚、自主呼吸好、咳嗽有力,在膨肺、充分吸痰后拔出气管导管。拔管后生命体征平稳,次日转回普通病房。

2个月后,患者再次于全麻下行结肠癌根治术,麻醉诱导用药同上,未应用抗生素。围术期未发生过敏反应。

病理生理特点

个体在第一次接触抗原后即产生特异性IgE抗体,当与该抗原再次接触后可发生过敏反应。IgE抗体与肥大细胞和嗜碱粒细胞表面的高亲和力IgE受体结合,引起介质释放。这些介质包括储存在细胞颗粒中的既有物质(例如,组胺、类胰蛋白酶、肝素、糜蛋白酶、细胞因子)以及新合成的分子,后者主要是花生四烯酸的代谢产物（例如，前列腺素和白细胞三烯）。

组胺是造成过敏反应出现相应症状和体征的主要介质，可引起血管扩张和液体从血管渗漏至组织内；与 H_1 受体结合可引起瘙痒、流涕、心动过速和支气管痉挛；H_1 和 H_2 受体都参与头痛、面红和低血压。花生四烯酸的代谢产物由肥大细胞产生（小部分由嗜碱性粒细胞产生），主要是前列腺素 D_2（PGD_2）、白细胞三烯（LT）（主要是 LTC_4）。PGD_2 介导支气管痉挛、血管扩张；LTC_4 被转化成 LTD_4 和 LTE_4，除了作为嗜酸性粒细胞和中性粒细胞的趋化性信号外，还介导低血压、支气管痉挛、黏液分泌。过敏反应期间的其他活化途径还包括补体系统、激肽释放酶-激肽系统、凝血级联反应、纤溶系统。

特异性淋巴细胞（$CD4^+$ T 细胞）的亚型在诱导 IgE 反应中起重要作用。根据所分泌的细胞因子的不同，$CD4^+$ T 细胞可分为 T 辅助细胞（Th）1 和 2。Th1 细胞产生干扰素 γ，在细胞免疫中很重要；Th2 细胞在体液免疫中很重要，是过敏反应的关键。Th2 细胞产生的细胞因子包括白介素（IL）4、5、9、13。IL-4 是使 B 细胞开始产生 IgE 的关键因素。遗传、环境、触发物等因素决定是发生 Th2 反应还是发生 Th1 反应。

在过敏性休克的发生、发展过程中，大量血管活性物质的释放引起小静脉和毛细血管扩张、血管通透性增加，导致血浆外渗、血液浓缩、有效循环血量减少，是引起最初低血压的主要原因。低血压、低血容量可导致全身组织细胞的缺氧、三磷酸腺苷耗竭、钠钾泵及线粒体功能衰竭，无氧酵解过程加强使乳酸等酸性产物大量产生，出现明显的酸中毒并作用于微循环，导致心血管功能障碍。微循环的变化还与血液流变学的改变直接相关，表现为血浆黏度增大、白细胞黏附、血小板聚集等。

呼吸系统在过敏性休克时也受到严重损伤。各种过敏性介质引起的支气管平滑肌收缩、痉挛是肺血管内皮细胞、基底膜和肺上皮细胞受损的原发性因素。此外，5-羟色胺及组胺还可使肺静脉收缩，并促使细胞膜蛋白磷酸化，导致内皮细胞收缩、间隙增大、通透性增加，引起肺水肿；肺毛细血管内血液的淤滞可加重淤血及水肿；细胞内酸中毒还可引起各种溶酶体酶释放，导致细胞水肿，直接造成急性肺损伤。

麻醉管理特点及经验教训

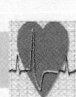

过敏反应的发生很快，反应强度和范围具有明显的个体差异，强度可以从单纯皮疹到休克，范围可以从局部到全身。麻醉管理的重点在于早期发现和及时处理；

避免应用可能引起过敏反应的药物也很重要,特别是对于有过敏反应既往史的患者。

1. 术前访视　过敏史采集是麻醉访视的一项重要内容,应详细了解患者发生过敏反应的具体情况,包括过敏原、临床表现、治疗措施、疗效等。

2. 麻醉方式/药物　引起围术期过敏反应的主要药物是抗生素,其次是血液制品;麻醉药物引起过敏反应虽然少见,但也不乏报道;其他药物包括 NSAIDs、胰岛素、鱼精蛋白、链激酶、黄体酮、造影剂、生物制剂、免疫治疗等;非药物因素包括橡胶等。因为假阴性率和假阳性率均较高,临床应用的麻醉药物通常不进行过敏试验。但需要注意以下两点。

(1) 区域麻醉:临床上对酯类局麻药过敏者较多,酰胺类局麻药则极罕见;有时易将局麻药毒性反应或添加肾上腺素后的不良反应误认为过敏反应。

(2) 全身麻醉:应用药物种类较多,发生过敏反应的风险相对较大,特别是已知某些药物具有组胺释放作用,例如吗啡、阿曲库铵。

3. 早期发现　有赖于对过敏反应临床表现的熟悉以及临床警觉性。大多数过敏反应在接触过敏原后 1 小时内发生,症状和体征出现很快,常在几秒钟或几分钟内发生。一般来说,临床表现出现得越快,反应越严重。

(1) 黏膜、皮肤的表现通常包括荨麻疹、血管性水肿、瘙痒、皮肤发红、口唇和甲床发绀,黏膜水肿严重时可阻塞气道。严重过敏反应可超出黏膜、皮肤范围,且黏膜、皮肤的表现并不总是最先发生。术中由于无菌单的覆盖,黏膜、皮肤的表现可能不易观察。

(2) 呼吸系统的常见表现包括呼吸困难、咽喉发紧、喘鸣、哮鸣、流涕、声嘶、咳嗽、呼吸音异常(高调)、肺水肿,如发生咽喉、鼻腔、口腔黏膜肿胀,可导致呼吸道梗阻。首先出现的通常是声嘶或咽喉部水肿,严重者可发生呼吸窘迫。气道收缩使患者有胸部紧迫感;有时候也可仅表现为无诱因的咳嗽、咳痰。全麻时可能首先表现为气道压力升高。

(3) 心血管系统表现包括低血压、脉搏细速、心悸、心动过速、甚至心搏骤停。术中发生顽固性低血压而又无大量失血等明显诱因时,应警惕过敏反应。

(4) 胃肠道的表现包括恶心、呕吐、腹部痛性痉挛(女性可发生盆腔绞痛)、腹泻。

(5) 神经系统的表现包括意识错乱、言语不清;因为血管渗漏,患者可感觉头晕目眩,有时因血压快速下降而丧失意识。

4. 及时处理　过敏反应是一种紧急情况,需立即处理,因为呼吸道梗阻和休克会很快发生，患者可在短时间内从相对稳定状态发展到极端状态。所有怀疑发生过敏反应的患者都应进行气道、呼吸、循环方面的评估，必要时应开始 CPR。同时采用药物治疗。

(1) 肾上腺素：一旦认为可能发生过敏反应，应立即首选应用。可通过收缩血管作用使气道开放、液体外渗减少、血压升高，缓解支气管痉挛、喉头水肿、低血压、荨麻疹、血管性水肿。在过敏性休克时，应用肾上腺素没有绝对禁忌证，不能立即用药可造成严重后果。适当的剂量和用药途径也很重要，过量或剂量不足都可能致命。成人的适宜剂量为肌内注射（肾上腺素对骨骼肌内的血管有扩张作用，可促进其吸收；股外侧肌效果优于三角肌）1‰溶液 0.3～0.5 ml，需要时每 10 分钟可重复。肌注效果优于皮下注射，因为肾上腺素具有收缩皮肤血管的特性，可延缓其吸收。已建立静脉通路、严重低血压或肌注无效者可静注 1‰溶液 0.1 ml；静注时应避免药物剂量错误，因为肾上腺素用于治疗过敏反应和用于复苏的剂量不同，心搏骤停患者需要较大剂量肾上腺素，而抢救过敏性休克患者则需反复应用小剂量肾上腺素至临床症状改善。

β 受体阻滞剂可通过拮抗肾上腺素的 β 受体作用而干扰其治疗，使患者发生严重过敏反应的危险性增高。正在服用这种药物的患者发生过敏反应时，如果对其他治疗没有反应，一些病例报道建议胰高血糖素可能有效：1 mg 溶于 5% 葡萄糖溶液 1 L，以 5～15 μg/min 的速度输入。

术前使用 ACEI 类药物的患者发生过敏反应时应特别注意，过敏反应期间可发生大量液体转移，高达 50% 血浆容量可在短短 10 分钟内从有效循环血量中丢失。机体通过肾素-血管紧张素-醛固酮系统代偿性释放血管紧张素（强效血管收缩剂）来对抗上述反应，而 ACEI 类药物可阻止这种代偿反应发生。

(2) 辅助药物：抗组胺药、皮质激素和 H_2 受体阻滞剂可进一步缓解症状，但不能替代肾上腺素。苯海拉明 1～2 mg/kg（或 25～50 mg）肌内注射可减少瘙痒和拮抗组胺的作用。沙丁胺醇能选择性激动支气管平滑肌上的 $β_2$ 受体，从而解除支气管痉挛，而对心脏的 $β_1$ 受体作用较弱。甲泼尼龙静注 125 mg，每 6 小时一次，可减少后期反应。

(3) 后期处理：高达 20% 病例曾发生过双相或迟发反应，即过敏反应的症状和体征在过敏事件发生后几小时复发，因此应观察患者至少 4 小时，因为 90% 的双相反应发生于此期间内，而且，双相反应要比初始事件更难以治疗。也有作者推荐观察 24 小时，或在发生危及生命的严重过敏反应后，持续观察 10 小时。双相反应的机制还不清楚。

（4）预防：曾发生过敏反应的患者应进行全面检查以鉴定病因。应告知患者确定或可疑的过敏原，患者也应通过教育认识到过敏原之间可能存在交叉反应。

麻醉管理重点小结

1. 不能以黏膜、皮肤的表现确诊或排除过敏反应。
2. 术中发生难以用其他原因解释的呼吸、循环变化时，应考虑过敏反应。
3. 怀疑/诊断过敏反应后，应积极寻找并隔离过敏原。
4. 肾上腺素是治疗过敏反应的一线药物。
5. 发生过敏反应者应至少持续观察 4 小时，避免发生迟发反应。

参考文献

[1] Keith J. Simons, F. Estelle R. Epinephrine and its Use in Anaphylaxis: Current Issues. Curr Opin Allergy Clin Immunol，2010，10（4）：354-361.

[2] 王立飞，闫春艳. 全身麻醉下发生过敏性休克 1 例. 中外医学研究，2013，35：73.

[3] 汤浩，韩丽华，岑文. 青霉素致迟发型过敏性休克 1 例. 临床军医杂志，2013，12：1316.

[4] 胡凯谦，华丽，何斌. 全身麻醉中过敏性休克并持续低血压 1 例. 四川医学，2011，07.

病例 53

输血引发的严重过敏反应

于 瑶

病例介绍

患者，女性，41岁，主因"胸11软骨肉瘤"拟全麻下行"胸椎肿瘤后路切除内固定＋人工椎体植入术"。患者既往体健，无明确其他系统疾病，无药物、食物过敏史，有明确输血过敏史，具体过程家属及患者本人叙述不清。患者入室后常规丙泊酚、芬太尼、罗库溴铵麻醉诱导，气管插管后患者左下颌角处出现两个直径0.8 cm荨麻疹，循环尚平稳，考虑过敏，静脉予地塞米松10 mg。术中持续泵入丙泊酚、瑞芬太尼维持麻醉，间断给予罗库溴铵。患者心率波动于60～70次/分，血压波动于110～130/70～80 mmHg，中心静脉压11 cmH$_2$O。手术20分钟后开始处理肿瘤，出血迅猛，予氯化钙1 g入壶后即开始压积红细胞及血浆输注，30分钟内累计出血已达4000 ml，患者血压逐渐下降至80/50 mmHg，心率上升至90次/分，中心静脉压降至4 cmH$_2$O。加快输血速度，并间断给予去氧肾上腺素50 μg静推以维持患者血压于80～100/50～70 mmHg，20分钟后肿瘤切除，初步止血完成。累计出血6000 ml，累计输注压积红细胞12 U，新鲜冰冻血浆1200 ml，乳酸林格液1500 ml，羟乙基淀粉130/0.4氯化钠注射液1500 ml，但患者血压进一步下降，最低至70/40 mmHg，CVP 4 cmH$_2$O，同时予去氧肾上腺素效果不明显，此时输血、输液总量已与失血量基本平衡。急查动脉血气示 Hgb 6 g/dl，考虑低血压不能以急性失血解释，怀疑输血过敏。立即观察患者皮肤，肩背部大量连接成片的风团。因患者俯卧位，俯卧位后气道阻力已较平卧时增加，此时气道阻力未见进一步增加，遂加快输液速度，以 0.03 μg/(kg·min) 持续泵入肾上腺素，并予肾上腺素 100 μg 静脉推注，同时甲泼尼龙 500 mg 静脉滴注，氯化钙 1 g 入壶，患者血压未见进一步下降，但回升不明显。继续间断肾上腺素 100 μg 静脉推注，累计剂量达 800 μg 后患者血压逐渐回升至 100~110/60~70 mmHg，心率 100~110 次/分，循环逐渐稳定。因患者术前备血已全部输注完毕，持续输注乳酸林格液及羟乙基淀粉 130/0.4 氯化钠注射液，并予呋塞米 10 mg 入壶。此时手术结束，见患者肩背部荨麻疹、胸腹部有大量连接成片荨麻疹，患者严重输血过敏诊断明确，持续 0.03 μg/(kg·min) 泵入肾上腺素，血压维持于 100~110/60~70 mmHg，心率 100 次/分转入 SICU 继续治疗。

患者回 SICU 后继续血管活性药持续输注，循环仍维持于 100~110/60~70 mmHg，心率 100 次/分。急查血常规 Hgb 6 g/dl，缓慢输注洗涤红细胞 4 U，过程顺利，循环无明显变化，未再输注血浆。3 小时后患者全身荨麻疹逐渐缩小，症状减轻，逐渐减少血管活性药用量，血流动力学平稳。10 小时后患者全身荨麻疹完全消退，停止血管活性药泵入，尝试放开气管导管套囊，呼吸机报警回路漏气，考虑声门无严重水肿。第二日清晨停止镇静，患者清醒后常规程序拔除气管导管，过程顺利，4 小时后转回普通病房继续治疗。

病理生理特点

输血导致的过敏主要是由血浆成分引起的 I 型速发型变态反应（输血过敏反

应),也可以是由血浆成分中某些种类抗体(如 IgG 和 IgM 类抗体)引起Ⅱ型或Ⅲ型超敏反应(输血类过敏反应)。严重过敏反应的发生率约为 0.1%~0.2%。反应多为全身性,涉及心血管、呼吸或消化系统等,可出现支气管痉挛、低血压、喉头水肿等临床表现,亦可伴有寒战和发热。有的患者甚至出现过敏性休克,发生率约为 0.002%~0.005%,严重者可致死亡。

临床表现:

1. 皮肤、黏膜表现:往往是过敏性休克最早且最常出现的征兆,包括皮肤潮红、瘙痒,继而广泛的荨麻疹和(或)血管神经性水肿;还可出现喷嚏、水样鼻涕、音哑、甚至影响呼吸。

2. 呼吸道阻塞症状:是本病最多见的表现,也是最主要的死因。由于气道水肿、分泌物增加,加上喉和(或)支气管痉挛,患者出现喉头堵塞感、胸闷、气急、喘鸣、憋气、发绀,以致因窒息而死亡。

3. 循环衰竭表现:患者因血管扩张、毛细血管通透性增加、回心血量减少、心输出量下降、冠状血管痉挛、心肌缺血、心肌收缩力受损,出现心力衰竭。多先出现心悸、出汗、面色苍白、脉速而弱;然后发展为肢冷、发绀,血压迅速下降、脉搏消失,乃至测不到血压,最终导致心搏停止。少数原有冠状动脉硬化的患者可并发心肌梗死。

4. 意识方面的改变:往往先出现恐惧感、烦躁不安和头晕;随着脑缺氧和脑水肿加剧,可发生意识不清或意识完全丧失;还可以发生抽搐、肢体强直等。

5. 其他症状:比较常见的有刺激性咳嗽,连续打喷嚏、恶心、呕吐、腹痛、腹泻,最后可出现大小便失禁。

6. 若是因为食用过敏食物(海鲜等动物蛋白质)或者被昆虫叮咬引起的皮肤过敏,有时会伴随短时间的失明状态。

麻醉管理特点及经验教训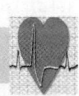

既往明确输血过敏病史的患者,再次输血时应格外小心再次出现过敏反应,输血前可给予苯海拉明或激素降低过敏反应发生的可能,但预防性用药不能完全避免过敏反应的发生。此例患者因麻醉诱导后颌面部出现荨麻疹已予激素,大量失血时血压下降首先考虑血容量不足,并未考虑过敏可能,直至循环容量基本补足,患者血压仍不能维持时才考虑输血过敏反应。后续对症处理及时有效,加之患者既往体健、心、肺无并存疾患，最终预后良好。

输血过程中一旦出现过敏，原则上应立即停止输血，如果患者失血严重危及生命，应尽量输注洗涤红细胞、冷冻红细胞或洗涤浓缩血小板，不要使用血浆或血浆的制品。其他治疗包括：

1. 稳定循环

（1）快速输注电解质溶液。

（2）及时静注小剂量肾上腺素。可静脉注射 30～50 μg，5～10 min 重复注射，必要时持续静脉输注 1～10 μg/min。

（3）必要时输注去氧肾上腺素、去甲肾上腺素、血管加压素和胰高血糖素。

2. 缓解支气管痉挛。

3. 吸入纯氧，必要时气管内插管，机械通气。

4. 吸入沙丁胺醇或异丙托溴铵。

5. 可静注氨茶碱 5～6 mg/kg。

6. 给予吸入麻醉药，加深麻醉。

7. 静注肾上腺皮质激素：应立即静注琥珀酸氢化可的松 1～2 mg/kg，可 6 h 后重复给予，24 h 不超过 300 mg。

8. 抗组胺药物的联合应用：异丙嗪＋雷尼替丁。

麻醉管理重点小结

1. 凡过敏体质、既往有输血史，特别是输血过敏史的患者，输血过敏反应的发生率明显高于人群一般水平，输血过程中应格外小心。

2. 对有明确输血过敏史的患者输血前可预防性使用苯海拉明等药物，但预防性用药不能完全避免过敏反应的发生。

3. 全麻气管插管患者发生输血过敏反应，要特别注意患者是否存在声门水肿，有条件者应转回 SICU，贸然拔管可能导致呼吸道梗阻。

4. 有输血过敏史的患者输血时，应尽量使用洗涤红细胞、冷冻红细胞或洗涤浓缩血小板，尽量不使用血浆或血浆制品。

5. 患者术中血流动力学不稳定时也应维持一定的麻醉深度以防发生术中知晓。

6. 严重过敏反应致循环难以维持时，可分次静注肾上腺素 30～50 μg，必要时持续输注，同时应给予肾上腺皮质激素治疗。

参 考 文 献

[1] 蔡晓红. 输血超敏反应发生机制研究进展. 中国输血杂志, 2008, 21 (4): 307-309.
[2] 中华医学会麻醉学分会. 围术期过敏反应诊治快捷指南. 2011, 2.

病例 54

支气管痉挛

郭 环，姚 兰

病例介绍

患者，女性，58岁，因"胸痛、腰痛2月，加重1个月"，以"右肺癌，胸腰椎转移瘤"入院。既往哮喘病史40年，粉尘、花粉、酒精、冷空气均可诱发。手术前处于急性发作期，每日雾化吸入布地奈德及异丙托溴铵气雾剂，症状缓解。否认高血压、冠心病、糖尿病等其他内科疾病病史。双肺听诊呼吸音粗，未闻及哮鸣音和湿啰音，右肺下野呼吸音减弱。术前胸部X线正侧位片显示肺纹理增粗，右下肺膈上可见横条状片影。麻醉诱导前在局麻下行桡动脉穿刺监测动脉压，甲泼尼龙40mg入壶。诱导使用丙泊酚70mg、芬太尼0.3mg、罗库溴铵50mg，诱导平稳，气管内插管操作顺利。麻醉机通气模式为容量控制，潮气量8ml/kg，呼吸频率12次/分。诱导后行颈内静脉穿刺置管，监测中心静脉压。持续输注丙泊酚和瑞芬太尼麻醉维持，间断追加维库溴铵维持肌肉松弛。9时15分手术开始，输入晶体液近1900ml、羟乙基淀粉（商品名：万汶，130/0.4）1000ml。10时45分开始输入另外一种人工胶体液——琥珀酰明胶（商品名：佳乐施）。11时由于腰椎肿物已切除，术者拟切除胸椎肿物，此时估计出血量在500ml。在将患者由俯卧位改为仰卧位同时发现其双眼睑水肿，血压为 100/50 mmHg，立即降低全麻药用量减浅麻醉，但患者血压仍持续下降，5 分钟后为 80/50 mmHg，先后给予麻黄碱 10 mg，血压未见回升。1 分钟后发现呼气末 CO_2 波形改变，气道阻力由 22 cmH_2O 升至 50 cmH_2O。立即改为手动通气，听诊双肺未闻及呼吸音。此时琥珀酰明胶已输入 100 ml，考虑患者发生过敏反应，立即停止输注该胶体液。气道阻力增大后，CVP 由 6 mmHg 升高至 18 mmHg，呼气末 CO_2 降低至 19 mmHg，后随着气道阻力的渐降，CVP 和呼气末 CO_2 有所改善。脉搏氧饱和度在整个过程中最低为 89%。急查动脉血气分析：PaO_2 450 mmHg，$PaCO_2$ 50 mmHg，pH 7.22。检查患者全身遍布荨麻疹。在调整呼吸参数同时患者血压持续下降，3 分钟内先后静脉分次给予多巴胺共 5 mg，肾上腺素 30 μg，血压未见好转，最低降至 40/25 mmHg。后分次静注去甲肾上腺素 20 μg，并分别以 0.1 μg/（kg·min）和 0.2 μg/（kg·min）持续输注去甲肾上腺素和肾上腺素，血压可维持在 90/50 mmHg。急请呼吸内科入手术室参与抢救，先后经气管插管喷入沙丁胺醇，静注氨茶碱 125 mg、二羟丙茶碱 0.25 mg、甲泼尼龙 80 mg、苯海拉明 20 mg、氢化可的松 100 mg、$CaCl_2$ 2 g、5% $NaHCO_3$ 150 ml。11 时 25 分听诊双肺可闻及哮鸣音，气道阻力在 35～50 cmH_2O，血压 130～140/80～90 mmHg，心率 90～100 次/分。纤维支气管镜下可见声门喉头处少量出血，气管内吸出少量血块。停止手术，带气管插管回外科重症监护室。继续血管活性药物、皮质醇类激素、沙丁胺醇吸入治疗。2 日后患者一般状态好，神志清，拔除气管导管后返回病房。

病理生理特点

支气管痉挛既可以作为独立症状，也可继发于其他疾病（例如过敏反应）。多种病理因素能够导致支气管痉挛，处于手术麻醉状态的患者有三种常见途径可触发支气管痉挛：① 过敏反应：气道内的免疫抗原复合物刺激呼吸道内的肥大细胞分泌组胺和其他的一些递质，从而促发支气管收缩，这其中关于组胺的作用的研究最多，通常认为组胺直接作用于气管平滑肌上 H_1 受体导致了气管收缩，同时也有研究证明气管外的过敏原也可以激活 H_1 受体和不同亚型的 M（muscarinic）受体诱发支气管痉挛；② 气道激惹：人体呼吸道中的大部分是副交感神经优势支配的，当气管插管或者其他激惹因素存在时，副交感神经张力就会增高而反射性地引起气管管径的变化。感受刺激的受体就位于气道黏膜上皮连接处的下面，这些受体的传出和传入纤维都和迷走神经相关联；③ 副交感神经节后神经释放的或者是外源性的拟胆碱样物质也可以激活支气管上 M 受体来提高气管平滑肌的张力。气管平滑肌上的 M 受体有 M_2 和 M_3 亚型，M_2 启动平滑肌的收缩，M_3 通常被认为是起到抑制舒张的作用。临床麻醉（诱导、维持、恢复过程中）会导致支气管痉挛的常见原因有：① 气管内操作：如气管插管、拔管，气道吸引刺激气管黏膜，气管插管过深刺激气管隆嵴，成为支气管痉挛的主要诱发因素。② 麻醉深度不够：如前所述不能有效抑制气管导管或手术刺激引起的神经体液反射。③ 药物干预：如某些肌松药、吗啡、腺苷、毛果芸香碱、快速输入低分子右旋糖酐可激惹肥大细胞释放组胺或者激动 M 受体。④ 分泌物等对气道的刺激。⑤ 其他：包括硬膜外阻滞平面过广（交感阻滞、迷走相对兴奋）、输血、体外循环开放主动脉后、手术刺激等均可诱发气道痉挛。

通常认为既往存在呼吸道疾病的患者更易诱发支气管痉挛。此外，6 周以内有过呼吸道感染病史儿童的呼吸道也同样属于高反应气道，容易诱发支气管痉挛。在美国麻醉学会（ASA）公布的由支气管痉挛导致的 40 例有严重后果的医疗事故中，只有一半的患者有过哮喘或者慢性阻塞性肺病的病史，也就是说严重的支气管痉挛同样也可以发生在没有肺部病史的正常患者身上。

支气管哮喘在不合并过敏或变态反应时的临床表现通常为：气道压力升高，动脉氧饱和度下降，喘鸣音（严重者不能闻及呼吸音，称为"静默肺"），呼出二氧化碳曲线图异常，潮气量降低，低血压；在合并过敏或变态反应时会先于上述症状出现皮肤潮红或者皮疹。

麻醉管理特点及经验教训

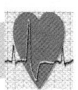

支气管痉挛是一种后果严重的并发症,术前详细询问病史、评估和准备非常重要。对于存在危险因素的患者,术前改善他们的生理条件并制订相应的麻醉手术方案有助于避免并发症的发生。如果可能,对于那些高气道反应的患者,麻醉最好避免气道内操作,选用喉罩比气管内插管更能降低对气道的刺激;预防性吸入沙丁胺醇和利多卡因雾剂已被证明能够有效对抗组胺引起的支气管痉挛;术前联合应用皮质醇类药物也能降低气管插管诱发支气管痉挛的发生率。本篇介绍的病例由于病史症状明确,术前给予了充分的重视,给予了激素和 β_2 激动药物局部治疗,应该说与患者最后的较好的预后有很大关系。

一旦排除气管导管阻塞、支气管插管、气胸等原因,确诊支气管痉挛后,首先应该通过静脉麻醉药(丙泊酚、氯胺酮、依托咪酯)加深麻醉,同时暂停手术,停止对呼吸道的进一步刺激;立即雾化吸入沙丁胺醇,静脉给予利多卡因 1.5 mg/kg;调节通气方式以达到最好的氧合效果,要尽量降低气道峰压和平均压,严重时可以降低呼吸频率(6~12 次/分),延长呼气时间[吸呼比 1:(3~5)],减少通气量(6~10 ml/kg),为了保证充分的氧合,可以允许高碳酸血症的存在(允许动脉二氧化碳分压 60~100 mmHg);静脉给予皮质醇类药物(氢化可的松 2~4 mg/kg);其他的许多药物例如氯胺酮、吸入麻醉药、镁剂、氨茶碱和抗胆碱能药物也都可以根据具体情况来缓解难治性支气管痉挛。本例患者首先被发现的临床表现是血压下降,起初的抢救方向是维持患者的血液循环的稳定,在观察到呼出二氧化碳分析曲线发生变化时立即对于呼吸道采取了措施,使患者缺氧及高二氧化碳状态的时间大大缩短,为整个抢救的成功打下了很好的基础。

整个救治过程中,必须充分重视患者的镇静、镇痛、液体及电解质的平衡,才能促进患者的恢复,还可以避免进一步的刺激恶化支气管痉挛。

麻醉管理重点小结

1. 围术期支气管痉挛是一种可造成严重后果的并发症。
2. 虽然有高反应性气道疾病(例如哮喘、慢性阻塞性肺病)的患者更容易被诱发,但是没有这些病史的患者同样存在风险。

3. 术前对于每个患者的风险评估非常重要。

4. 术前吸入 β_2 激动药物,深麻醉下插管,确切的神经肌肉阻滞可以降低由于气管内操作引起严重支气管痉挛的发生率。

5. 处理围术期支气管痉挛的关键手段是:加深麻醉、通过压力定量喷雾设备吸入沙丁胺醇、调整患者的通气方式、给予激素等药物抗过敏治疗以及采用循环支持等对症处理措施。

6. 术中避免使用易引起组胺释放作用的药物,减少异体蛋白制品及血制品的输入。

参 考 文 献

[1] Miller RD. Miller's Anesthesia, 7th ed. Philadelphia: Churchill Livingstone, 2010.

[2] RN Westhorpe, GL Ludbrook, SC Helps. Crisis management during anaesthesia: bronchospasm. Qual Saf Health Care, 2005, 14: e7.

病例 55

环杓关节脱位

吉晓琳，杨拔贤

病例介绍

患者女性，52岁。主因"突发剑突下疼痛12小时"于全麻下行急诊剖腹探查、胃大部切除术。既往有类风湿关节炎25年，长期口服地塞米松、吡罗昔康、甲荣壮骨胶囊。常规全麻诱导后进行气管插管，插管过程顺利，手术开始前给予氢化可的松100 mg iv。术毕安返ICU。患者清醒后，逐渐撤离呼吸机。术后第2天，脱机拔管后即出现声音嘶哑，饮水进食后呛咳。术后第7天，请耳鼻喉科会诊：纤维喉镜下可见左声带旁正中位，固定；右声带运动好；双声带不在同一平面，闭合中间有隙。诊断为左侧环状软骨脱位，予复位治疗。术后第14天，再次请耳鼻喉科会诊：纤维喉镜下可见左声带旁正中位，固定，闭合中间有隙。予二次复位。术后第21天，第三次请耳鼻喉科会诊，纤维喉镜下可见双杓状软骨尚在同一平面，但左声带运动旁正中位，运动差。术后1个月，患者声嘶明显缓解，呛咳症状基本缓解，出院。

病理生理特点

环杓关节脱位是气管内插管较罕见的并发症，第一次报道是在1973年。可发生于成年人、婴儿，甚至新生儿，与性别无关。气管内插管所致环杓关节脱位发生率约0.1%，与直接喉镜有关的发生率为0.023%。使用带光源导芯，喉罩，McCoy喉镜，双腔气管插管，TEE探头，以及困难插管，都是引起环杓关节脱位的因素。

环杓关节细小，运动灵活，关节囊松弛，声门活动时环杓关节张力增大，而杓状软骨突出的顶部和体部容易受到外力的作用，当关节张力不足以抗衡外力作用时即可发生环杓关节脱位（彩图14）。

据Quick和Merwin报道，患有全身疾病包括慢性肾衰竭（特别是糖尿病所致的肾衰竭）、溃疡性结肠炎、喉软化、肢端肥大症及长期服用糖皮质激素患者，因环杓关节变性及其韧带张力变弱而易发生环杓关节脱位。而气管插管术所致环杓关节脱位的原因主要包括：① 喉镜显露声门时，过度上提喉镜，使咽会厌襞裂及杓状会厌襞裂张力过大；② 颈部过度后伸，导致气管及其周围组织弹性下降，特别是老年患者；③ 气管导管远端凸面弯曲部直接对左侧杓状软骨损伤，尤其当气管导管质地较硬时更易发生；④ 拔除气管导管时，未完全放气的气囊退出声门时，对杓状软骨直接损伤所致。

环杓关节脱位的类型包括前脱位和后脱位。若作用于杓状软骨上，外力方向是由外向里，则导致杓状软骨前脱位，多为插管时造成，左侧居多，如气管插管时，气管导管远端凸面弯曲部分直接作用于左侧杓状软骨（彩图15A）；若作用于杓状软骨上，外力方向由里向外，则可能导致杓状软骨后脱位，多为拔管时造成，如：拔除气管导管时未完全放气之气囊退出声门时向后对杓状软骨直接损伤（彩图15B）。前脱位较后脱位常见。

环杓关节脱位的症状包括声嘶、咽下困难、喉痛、饮水时呛咳，甚至失声，其中声嘶最常见。体征有杓状软骨周围水肿，移位，两侧杓状软骨不对称，患侧固定、位置与对侧声带不对称。手术后若出现较长时间声嘶等，可通过间接喉镜、纤维喉镜、动态喉镜、CT及螺旋CT检查，必要时可行环杓肌肌电图检查并与喉返神经麻痹相鉴别。

治疗方法包括：① 环杓关节闭合复位：即杓状软骨拨动术，复位效果取决于手术者经验及患者脱位后时间长短，一般均需经 2～3 次，且需要患者密切配合。② Teflon注射：通过注射Telfon使环杓关节固定而使一侧声带固定于中位。③ 肉毒杆菌毒素注射：杓状软骨复位后，将肉毒杆菌毒素 75U 注射于复位侧甲杓肌和侧环甲肌内。④ 手术治疗：包括开放复位，如杓状软骨内收或旋转，甚至杓状软骨切除术。⑤ 声带恢复治疗：适当地发音及良好的声带卫生均有助于声带功能大部恢复。此外，部分患者经适当训练后，脱位的环杓关节可自动复位，或经对侧声带代偿后，其大部分功能均可恢复至正常。但需要注意的是，如果延误了适当的治疗，环杓关节脱位的恢复将变得很困难。Sataloff 和同事们发现从脱位到开始外科治疗的平均间隔时间为 10 周的患者可重新恢复正常声音，而间隔为 29 周的患者不能恢复正常，这表明早治疗会带来更好的治愈率，因此建议环杓关节脱位要尽早诊断和治疗。Quick 和 Merwin 也推荐尽早治疗，以避免正常的喉括约功能丧失引起的并发症，同时可改善患者的舒适度，不影响术后进食。所以，麻醉医师应对气管内插管的并发症环杓关节脱位保持高度警惕，尽早明确诊断，尽最大可能使患者的声音恢复正常。

麻醉管理特点及经验教训

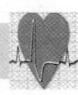

本例患者既往有类风湿关节炎 25 年，长期口服地塞米松。长期服用糖皮质激素的患者可能存在环杓关节变性，导致其韧带张力变弱，属于环杓关节脱位的高危人群。因行急诊全麻手术不可避免需要进行气管插管。患者气道 Mallampati 分级 Ⅱ 级，张口 4 cm，颏甲距离小于 5 cm，颈部活动轻度受限，使用直接喉镜，插管过程顺利。因为环杓关节脱位是在拔管后患者出现了相关症状，纤维喉镜检查后确诊，再加上环杓关节脱位是非常少见的麻醉并发症，所以麻醉医师在拔管前不会关注，尤其是对于插管顺利的患者。因此，良好的麻醉操作习惯非常重要，每一次行气管插管都应动作轻柔，绝对避免粗暴操作；每一次拔管前都应使用注射器将气囊内的气体抽净，避免未完全放气的气囊通过声门，尤其是对于该并发症的高危人群及困难气道患者。拔管后一旦出现声嘶、咽下困难、喉痛、饮水时呛咳，失声，应尽快请耳鼻喉科会诊，明确诊断及进行治疗。该患者在术后 1 周内明确诊断，同时开始复位治疗，符合环杓关节脱位"早诊断，早治疗"的原则，预后良好。

麻醉管理重点小结

1. 环杓关节脱位是气管插管所致较为少见的并发症，关键在于预防，对于易并发环杓关节脱位的患者，如长期服用糖皮质激素者，应尽量避免选用气管插管麻醉。

2. 对于必须行全麻气管插管的患者，应动作轻柔，适度显露声门，避免过度上提喉镜，避免喉镜及气管导管直接损伤声带及环杓关节；对于困难插管者，更应小心谨慎。

3. 术毕拔管时应用注射器将气囊内气体抽尽，轻柔地将气管插管拔出。

4. 一旦发生环杓关节脱位，应尽早治疗，大部分患者预后良好。

参 考 文 献

[1] 罗爱林，周碧云，刘凌云，等．环杓关节脱位与气管插管术．临床麻醉学杂志，2003，19：114-115.

[2] Usui T, Saito S, Goto F. Arytenoid dislocation while using a McCoy laryngoscope. Anesth Analg, 2001, 92：1347-1348.

[3] Y. Niwa, A. Nakae, M. Ogawa, et al. Arytenoid dislocation after cardiac surgery. Acta Anaesthesiol Scand, 2007, 51：1397-1400.

[4] I. Mikuni, A. Suzuki, O. Takahata, et al. Arytenoid cartilage dislocation caused by a double-lumen endobronchial tube. British Journal of Anaesthesia, 2006, 96 (1)：136-138.

[5] Rosenberg MK, Rontal E, Rontal M, et al. Arytenoid cartilage dislocation caused by a laryngeal mask airway treated with chemical splinting. Anesth Analg, 1996, 83：1335-1336.

病例 56

区域阻滞麻醉与围术期抗凝药的使用

李 君，张 欢

病例介绍

患者，女，66岁。主因"左足趾坏疽1年余"入院，诊断为左股动脉重度狭窄，拟于硬膜外麻醉下行右股动脉血管探查术。既往史：高血压5年，规律服药，控制较好。糖尿病1年，皮下注射胰岛素，血糖控制尚可。查体：无腰椎疾病史，腰椎活动度正常，腰椎棘突间隙窄。术前常规检查大致正常，凝血分析正常。患者于10:30进入手术室，血压138/73mmHg，心率61次/分，SpO_2 100%。手术计划：拟先于局麻下行右股动脉血管探查，试行置入支架，如不能成功置入支架则改为股腘动脉旁路移植术，外科医生考虑患者为股动脉重度狭窄，成功置入支架的可能性不大，协商后决定先置入硬膜外导管备用。患者取右侧卧位，常规碘酒酒精消毒铺巾后于 $L_{1\sim2}$ 棘突间隙正路进针，反复触及骨质，穿刺不成功，改为 $L_{1\sim2}$ 侧路进针穿刺，穿刺顺利。于11:01置入硬膜外导管，置管顺利，留置导管3cm，穿刺及置管过程中无异感，回吸未见血液及脑脊液。置管后建议术者2小时后再使用肝素。11:11给予硬膜外试验剂量2%利多卡因5ml，未见全脊麻及局麻药中毒现象。因手术先在局麻下进行故未再追加硬膜外用药。11:16手术开始，术中血压130～150/60～70mmHg，心率

60次/分，SpO$_2$ 100%。股动脉支架置入过程顺利，11：55术者未听取麻醉医生的建议仍经动脉给予肝素50 mg。13：13手术结束，患者返回病房。离室血压161/60 mmHg，心率58次/分，SpO$_2$ 100%。术后未再使用抗凝药物。手术当晚及术后第一天上午患者自觉右下肢麻木、无力。无腰痛，无左下肢麻木、无力。考虑可能与右侧手术部位加压包扎过紧压迫所致。术后第一天距离上次给低分子肝素钙注射液12小时后（12：00）拔除硬膜外导管。术后第一天夜间出现腰痛及左下肢麻木、无力。术后第二天腰痛及双下肢麻木、无力加重，无尿意及便意，急查腰椎MRI，提示T$_{12}$～L$_1$椎管内背侧异常信号影，首先考虑出血，病灶周围明显低信号影，血管畸形不除外。L$_1$椎体内异常，血管瘤可能性大。术后第二天的19：30行腰部硬膜外血肿清除术。硬膜外血肿清除术后第四天中午患者开始间断有尿意，无大便，15：30访视时会阴部痛温觉恢复，右下肢肌力Ⅲ级，足背屈肌力Ⅰ级，右小腿下部及后部痛觉消失，左下肢肌力及感觉恢复好。硬膜外血肿清除术后第八天患者间断有尿意，无大便，右下肢踇趾及足背屈肌力Ⅱ级，其余右下肢肌力恢复至Ⅴ级，右下肢痛觉消退区域缩小至右踝及足部。硬膜外血肿清除术后第二十四天拔除尿管，患者可自主排大小便，可扶拐下地行走。

病理生理特点

多数学者认为，硬膜外血肿的出血源是脊髓硬膜外静脉，因在脊髓的硬膜外动脉很少。但是Beatty和Winston认为脊髓硬膜外动脉是出血源，因为对椎体和脊髓血液供应的研究表明脊髓硬膜外动脉网要比以往认识的丰富，且硬膜外间隙有一定的容量伸缩性，在硬膜外麻醉时，在数分钟内可向硬膜外腔注入15～20 ml的药液，所以当静脉出血时速度慢、血量少不易导致脊髓压迫症状，而小动脉破裂时，出血速度快、量较多，容易引起脊髓受压，而引起功能障碍。

Tarlov 曾用一个橡皮球置于未麻醉狗的硬膜外腔，分别用快速（类似硬膜外血肿）与慢速（类似硬膜外脓肿）产生压迫，在快速压迫实验中，所有的运动及感觉功能均立即丧失。快速压迫维持 5 分钟以上则功能不可恢复。如果压迫是缓慢地进行则神经功能尚可恢复，压迫造成的瘫痪除直接压迫脊髓外更主要是由于脊髓血管受压闭塞所致。硬膜外血肿造成快速压迫，受压节段白质与灰质的功能迅速中断，出现急性横断性脊髓综合征，即感觉缺失与上下运动神经元严重功能障碍。

临床使用的肝素是分子量不等的成分组成的未分组肝素。肝素通过分子中特异的戊聚糖与抗凝血酶Ⅲ分子中赖氨酸残基特异性结合，形成肝素-抗凝血酶Ⅲ复合物，使抗凝血酶Ⅲ的构型发生改变，暴露出它的活性中心。抗凝血酶Ⅲ是丝氨酸蛋白酶抑制剂，其活性中心与活化的具有丝氨酸蛋白酶活性的凝血因子Ⅸa、Ⅹa、Ⅺa 和Ⅻa 作用，加速灭活血浆中这些活化的凝血因子，并且肝素抗凝血酶Ⅲ复合物形成后，使抗凝血酶Ⅲ更易与凝血酶的活性中心结合成稳定的凝血酶-抗凝血酶复合物，从而灭活凝血酶，抑制纤维蛋白原转变成纤维蛋白，产生抗凝作用。肝素还能够阻抑血小板的黏附和聚集，防止血小板崩解而释放血小板第 3 因子及 5-羟色胺。肝素皮下或静脉注射吸收良好，皮下注射后 20～60 min 内起效，静脉注射后立即起效。肝素半衰期因剂量而异，注射 25 U/kg，半衰期为 30 min，剂量达 400 U/kg 时，半衰期为 150 min。

麻醉管理特点及经验教训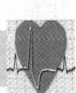

1. 对硬膜外血肿的识别与治疗

早期脊髓压迫的症状包括主诉背痛、运动或感觉阻滞程度加重以及新出现的局部麻痹或麻醉阻滞平面消退后再次出现，大小便失禁等。一旦出现上述表现，则应高度怀疑有硬膜外血肿。

脊髓硬膜外血肿早期诊断与治疗对预后非常重要，如怀疑脊髓硬膜外血肿应立即行 MRI 或 CT 检查。对无条件早期做 MRI 检查者应严密观察，及时调整治疗方案。椎管内血肿治疗的关键在于及时发现和迅速果断处理，避免发生脊髓不可逆性损害，脊髓压迫超过 8 小时则预后不佳。一经确诊脊髓硬膜外血肿后，应立即行椎板减压血肿清除术。早期诊断和及时手术治疗有利于患者早期康复。研究显示，从出现硬膜外血肿症状到椎板减压血肿清除术时间间隔与神经功能恢复程度呈负相关，神经功能障碍持续时间与神经恢复程度也呈负相关。Lawton 等主张手术应在症状出现后 12 小时内进行，超过 12 小时，神经恢复较慢或不完全。但 Suzuki H 等报道有未经手术治疗而自行恢复的病例。这可能和出血的程度不同有关。所以对临床症状轻、不再进展或已有早期恢复，MRI 显示血肿有吸收趋势者，可在动态 MRI 的观察下，进行保守治疗更为合理。这是因为手术治疗会有一些并发症，以及有术后再出血的可能。

2. 抗凝药物的使用时间及硬膜外穿刺置管的时间及拔管时间

硬膜外麻醉时出现硬膜外血肿的概率约为 1：150 000 至 1：190 000，而使用抗凝药物后这一概率大大提高。出现硬膜外血肿的时机并不仅仅在于硬膜外穿刺时，置管和拔管时机同样重要。

小剂量使用普通肝素不是椎管内麻醉的禁忌证。若肝素治疗时间长于 4 天，穿刺前或拔除导管时需检查血小板数目。硬膜外导管拔出与置入导致硬膜外血肿的风险接近。应重视术后神经功能恢复状况的观察，对于操作时曾反复穿刺或出血患者更应加强监测。

血管手术中联合使用椎管内麻醉技术与术中抗凝是可以接受的，但有以下注意事项：避免在存在其他凝血功能障碍的患者中应用；静脉注射肝素：至少停药 4 小时、凝血指标恢复正常之后，方可行椎管内穿刺、置管或拔管；椎管内穿刺、置管或拔管 1 小时后方可静脉应用肝素。皮下注射肝素：每日小于 10 000 单位的小剂量肝素，椎管内阻滞无禁忌，但在衰弱的患者，应特别加以注意；每日大于 10 000 单位则处理同静脉应用肝素；皮下应用肝素 5 天以上应于椎管内阻滞和导管拔除之前进行血小板测定，保证血小板计数正常。术后监测以便早期发现运动阻滞并考虑使用低浓度的局麻药。

此外，还应考虑到使用抗凝药物后硬膜外自发性出血的可能。自发性硬膜外出血国内外已报道百余例，患者大多数在 50 岁以上，与用力过猛、特殊动作、血管异常及抗凝治疗有明显关系，如果这种自发性出血发生在脊麻或硬膜外麻醉之后，常易误为麻醉所致。

3. 麻醉方式的选择

在此病例中，患者是在局麻下完成了股动脉支架置入，没有使用到硬膜外留置的导管，而硬膜外穿刺、置管、拔管与硬膜外血肿的形成有很大关系。麻醉医生应当坚持自己的立场，在确定需要做股腘动脉旁路移植术后再做硬膜外麻醉，减少不必要的损伤。

麻醉管理重点小结

1. 硬膜外血肿是椎管内麻醉后最严重的并发症之一,术后应当重视随访下肢感觉运动功能恢复的情况,尤其是围术期使用了抗凝药物的患者。

2. 确诊硬膜外血肿后尽早做血肿清除术对于患者感觉运动功能的恢复非常重要。

3. 临床上需格外注意硬膜外穿刺、置管、拔管的时间与围术期使用抗凝药物的时间。

参 考 文 献

[1] Horlocker TT, Wedel DJ, Benzon H, et al. Regional anesthesia in the anticoagulated patient: defining the risks (the second ASRA Consensus Conference on Neuraxial Anesthesia and Anticoagulation). Reg Anesth Pain Med, 2003, 28 (3): 172-197.

[2] 吴新民,王俊科,等. 中华医学会麻醉学分会椎管内阻滞并发症防治专家共识. 2008.

[3] TARLOV IM. Spinal cord compression studies. Ⅲ. Time limits for recovery after gradual compression in dogs. AMA Arch Neurol Psychiatry, 1954, 71 (5): 588-597.

[4] Lawton MT, Porter RW, Heiserman JE, et al. Surgical management of spinal epidural hematoma: relationship between surgical timing and neurological outcome. J Neurosurg, 1995, 83 (1): 1-7.

病例 57

肺 栓 塞

潘 芳

病例介绍

患者，女性，23岁，主因"左臀部不适6年，肿物切除术后复发2月"入院。患者6年前发现左腿不适，4年前行左髋部肿物切除术，病理提示滑膜肉瘤，2个月前CT提示"滑膜肉瘤复发"。患者入院后，各项检查基本正常。B超提示：左髂内静脉及髂外静脉血栓。患者因为经济原因术前拒绝放置下腔静脉滤网。入室后，常规诱导并行气管插管，以静脉复合吸入进行维持。诱导过程中血流动力学参数维持平稳。在肿物切除过程中突然出现呼末二氧化碳降低，血压骤降至40/20mmHg，HR 140次/分，立即减浅麻醉，静脉给予麻黄碱30mg无效，肾上腺素1mg静推，同时持续胸外按压，先后静注甲泼尼龙80mg，罂粟碱30mg，持续输注多巴胺20μg/（kg·min），肾上腺素0.1μg/（kg·min），冰帽冷敷处理，抢救过程中多次静脉推注肾上腺素3mg/次，血压维持在80/30mmHg左右，30分钟之后，瞳孔散大，对光无反应。动脉血气提示：pH 7.069，PCO_2 31.4，PO_2 92.4，给予5％碳酸氢钠250ml滴入，反复静脉推注肾上腺素5mg/次，血压仍维持在50/20mmHg左右。30分钟后，气管插管内出现血性液体，经抢救无效宣布死亡。

病理生理特点

1. **肺动脉栓塞对心脏的影响**

由于右心室后负荷增加，导致右心室壁张力增高，右心排血量下降，右心室扩大，室间隔左移，加之左心室充盈下降，导致体循环压减低，冠状动脉灌注压下降，虽然右冠状动脉灌注血流可以维持整个心动周期，但是当室壁张力进一步增加，体循环低血压时，仍可以导致右冠脉供血量下降，导致严重的急性肺源性心脏病，甚至出现心肌梗死。

2. **肺动脉栓塞对肺循环血流动力学的影响**

栓子阻塞肺动脉后，受机械、神经反射和体液因素的综合影响，肺血管阻力和肺动脉压增高，约70%的患者肺动脉平均压（MPAP）大于20 mmHg，常为25～30 mmHg。当达到40 mmHg时，可发生急性右心衰竭（即急性肺源性心脏病）。血管的阻塞程度与栓子大小成正比。肺血管的储备能力很大，只有当50%以上的血管床被血栓阻塞时，才出现显著肺动脉高压。不存在原有心脏病时，肺动脉压力升高与血管床被阻塞的程度成正比。当肺血管被阻塞20%～30%时开始出现一定程度的肺动脉高压，肺血管床被阻塞30%～40%时MPAP可达30 mmHg，右心室平均压可升高；肺血管床被阻塞40%～50%时MPAP可达到40 mmHg，右心室充盈压增加，心指数下降；肺血管床被阻塞50%～70%时出现持续的严重的肺动脉高压；阻塞达85%时出现所谓"断流"现象可致猝死。

3. **肺动脉栓塞对肺及呼吸功能的影响**

（1）通气功能障碍：较大的肺栓塞可引起反射性支气管痉挛，同时5-羟色胺、缓激肽、血小板活化因子等也促进气道收缩，气道阻力明显增加，使肺泡通气量减少，引起呼吸困难。肺泡表面活性物质减少：在栓塞24h最明显，因不能维持肺泡张力，发生肺萎缩，肺顺应性下降，肺泡表面活性物质下降使肺泡上皮通透性增高，引起局部或弥漫性肺水肿和肺不张，使通气和弥散功能进一步下降。

（2）肺泡无效腔增加：正常的肺泡通气量（V）与肺血流量（Q）的比例（V/Q）为0.84。两者中任一变化都影响肺泡气体交换。肺栓塞时，被栓塞区域有通气而无血流，造成V/Q失衡，无灌注的肺泡不能进行有效的气体交换，故肺泡的无效腔增大，当出现右心功能不全时，心排血量下降，肺灌注下降，导致无效腔通气进一步增加。

麻醉管理特点及经验教训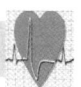

患者行下肢手术或创伤较大的手术后，发生静脉血栓的概率较高，可达40%以上。而髋部手术的患者其致命性肺栓塞的发生概率为最高。因此，麻醉医师在术前应该了解静脉血栓发生的高危因素，以采取积极措施和准备尽可能避免术中肺栓塞的发生，并在肺栓塞发生后进行积极的治疗。围术期发生血栓事件的高危因素有：高龄、长期卧床、既往血栓病史、癌症、高凝状态、创伤较大的手术等。

对于具有高危风险的患者，麻醉医师应做好预防工作，并做好在栓塞发生后的相应治疗工作。一旦发生肺栓塞后，应积极地从以下几个方面入手进行治疗：① 解痉并扩张肺动脉、降低肺动脉高压，尽可能缩小肺栓塞的程度，并降低右心后负荷；② 使用血管活性药进行循环支持，保证重要脏器的血液供应；③ 使用激素治疗以保护细胞膜的稳定性，降低器官的炎性反应，降低毛细血管通透性及组织水肿；④ 呼吸支持。

对于手术前已发现存在静脉血栓者，应给予下腔静脉滤网置入。并且在麻醉过程中尽量使血流动力学参数维持稳定，变换体位时动作要轻，尽可能降低血栓脱落的风险。

麻醉管理重点小结

1. 术前全面检查，对于已有下肢深静脉血栓存在者，应术前置入腔静脉滤网。
2. 麻醉过程中维持血流动力学的稳定，变换体位时动作要轻，尽可能降低术中血栓脱落概率。
3. 一旦术中发生肺栓塞事件，要快速进行解痉、激素治疗并给予循环支持、及呼吸支持等。

病例 58

中心静脉穿刺误入锁骨下动脉

于 玲

病例介绍

患者，男性，25岁，4年前因"右臀部滑膜肉瘤"行肿瘤切除术，术后放疗。因"双下肢无力"再次入院。检查发现：右臀部滑膜肉瘤复发，椎体 T_{12}~L_1、骶骨、右髂骨及双肺多发转移。为解除截瘫症状，准备在全身麻醉下行"后路腰椎肿物切除＋内固定术"，术前各项化验检查未见明显异常。

患者入室后，开放两路外周静脉，因桡动脉穿刺困难放弃操作。麻醉诱导平稳，气管插管过程顺利。插管后行机械通气，准备行右侧颈内静脉穿刺。患者取头低位，肩垫高，头略向左偏，常规消毒铺巾，触摸胸锁乳突肌胸骨头和锁骨头以及与锁骨所形成的三角，在三角形的顶部触及颈总动脉搏动，在搏动的外侧旁开 0.5~1 cm 为穿刺点，先使用 5 ml 注射器试穿刺，穿刺顺利，拔出试穿针，使用 18 号穿刺针穿刺，见暗红色血液后，回抽通畅，压力不高，且血液无搏动性，置入 J 型导丝，置入过程无阻力。使用皮肤扩张器扩皮后置入 8Fr 双腔中心静脉导管，置入约 12 cm 时，主管回抽无血，将导管退至 10 cm 处时回抽有血，可见主管内有搏动性血液，将导管退至 8 厘米处时，回抽无血，拔出中心静脉导管，并压迫止血。5 分钟后停止压迫，未见颈部血肿。

听诊双肺呼吸音清。选择右侧锁骨下静脉再次穿刺，同样使用18号穿刺针穿刺，穿刺过程顺利，置入8Fr中心静脉导管。回抽血液通畅，颜色暗红，导管深度为15 cm。

患者俯卧位下行腰椎肿物切除，手术过程顺利。分别于肿瘤切除前后三次经锁骨下静脉导管抽血测静脉血气，HCT 21%～26%，其余指标未见异常。术中心率偏快，80～110次/分，血压100～110/60～70 mmHg左右，中心静脉压较低，为2～4 mmHg，SpO_2始终100%。手术时间近4小时，估计出血约1500 ml，尿量为150 ml，颜色较重。共输入乳酸林格液3000 ml，羟乙基淀粉130/0.4氯化钠注射液1000 ml，压积红细胞800 ml，血浆400 ml。

术毕将患者翻身至平卧位，吸痰时呛咳，此时SpO_2突然急剧下降，最低至58%，心率升至140～180次/分，中心静脉压增至14～15 mmHg，血压为94/78 mmHg。加压给氧控制呼吸后SpO_2升高到80%左右。紧急行床旁超声心动图检查提示肺动脉高压，约60～70 mmHg，右心大，心包未见明显异常，纵隔显影不清。全导联心电图未见正常P波。静脉给予呋塞米10 mg，罂粟碱30 mg，地塞米松40 mg，以缓解肺动脉高压，同时急查动脉血气：HCT 26%，$PaCO_2$ 54 mmHg，PaO_2 39 mmHg。镇静、机械通气同时快速输入浓缩红细胞、血浆，约30分钟后，患者SpO_2稳定在83%～85%，中心静脉压降至4～5 mmHg，血压90/60 mmHg左右。再次行超声心动图检查提示右侧胸腔积液，双肺听诊左肺有湿啰音，右肺呼吸音遥远。行右侧胸腔穿刺抽出不凝血约1000 ml，患者SpO_2回升至100%。放置胸腔闭式引流，间断抽出血性积液约2500 ml，其间复查动脉血气Hct波动于20%～25%之间。考虑为深静脉穿刺过程中损伤动脉，且存在活动性出血。血管外科经股动脉插管逆行造影检查，颈总动脉、锁

> 骨下动脉均未发现明显出血点。检查过程中患者 SpO_2 再次降至70%，中心静脉压再次升至 12～16 mmHg，心率 140～180 次/分，遂紧急开胸探查。术中清理右胸腔内积血约 800 ml，发现右锁骨下动脉近胸膜处有一出血点，以丝线缝合。同时快速输血、补液，术中循环稳定，中心静脉压维持在 8～10 mmHg。术毕带气管导管返回 SICU，第二天顺利脱机。

麻醉管理特点及经验教训

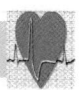

  锁骨下动脉出血是中心静脉穿刺术的一个较为严重的并发症，穿孔细小者临床上可无表现或仅表现颈部血肿或假性动脉瘤。穿孔较大且穿破胸膜者，大多发生急性出血，引起急性血胸，表现为术中或术后早期急性血容量丧失及右侧胸腔积液。

  一般来讲，颈内静脉穿刺更容易损伤颈内动脉，而锁骨下静脉穿刺则有损伤锁骨下动脉的可能。本例患者既实施了颈内静脉穿刺，又进行了锁骨下静脉穿刺，由于锁骨下静脉穿刺过程顺利，故患者并发的锁骨下动脉损伤可能是颈内静脉穿刺所致。本例患者实施颈内静脉穿刺时，回抽血液的颜色及压力均无异常，所以，锁骨下动脉的损伤不是穿刺针的直接损伤。但在置入中心静脉导管 12 cm 后，回抽Ⅰ管血流不畅。在拔除中心静脉导管过程中间断出现回血。鉴于此种情况，考虑锁骨下动脉的损伤有可能是皮肤扩张器置入过深致使动脉损伤。颈内静脉一般比较表浅，如果皮肤扩张器置入过深，扩张器可使引导钢丝弯曲，而沿自己的路径前行，钢丝进入太深导致穿破锁骨下动脉血管壁。

  俯卧位手术过程中，虽然有一定程度的失血，但患者术前血红蛋白正常，且均及时补充，却仍表现为心率偏快，中心静脉压偏低，尿较少，单纯用手术失血不能很好解释，但遗憾的是未能引起足够的重视。术毕体位的变化可能使原来动脉损伤处的压迫解除，同时患者呛咳可能将原本锁骨下动脉破口处已形成的血凝块冲开，造成再次出血。在穿刺过程中，如果怀疑较粗口径的扩张器或导管误入动脉，尤其是进入位置较深、不易压迫的动脉时，不宜将扩张器或导管拔出，而应将其留置在原位置并尽快请相关科室进行处理（检查超声心动图、X 线床旁胸片，请血管外科、胸外科会诊等）。留在动脉中的导管可以起到堵塞出血点的作用，同时，还可以为相关科室在处理时提供方向。

麻醉管理重点小结

在中心静脉穿刺过程中，误伤动脉并同时损伤胸膜，会出现严重的并发症。如果能及时发现，尽早治疗，则可避免较严重的并发症。怀疑扩张器或导管误入动脉后，不宜立即将其拔出，<u>应迅速行影像学检查，明确原因及所处位置</u>，并请相关科室协同诊治。

参考文献

[1] Jiyeon Kim，Wonsik Ahn，Jae-Hyon Bahk. Hemomediastinum Resulting from Subclavian Artery Laceration During Internal Jungular Catheterization. Anesth Analg，2003，97：1257-1259.

[2] Joel A. Kaplan, David L. Rvich. 卡普兰心脏麻醉学. 岳云，于布为，姚尚龙，译. 5版. 北京：人民卫生出版社，2008：335-336.

病例 59

饱胃外伤患者行全身麻醉

于 瑶，冯 艺

病例介绍

患者，男性，49岁，饱餐后2小时摔伤造成上下肢多处开放性骨折。入院后查神志清楚，生命体征平稳，请神外科、胸外科及普外科联合会诊并行相关检查，无明显颅脑损伤及胸腹脏器损伤征象。既往体健，入院各项急诊检查未见明显异常。拟于全身麻醉下行多发骨折切开复位内固定术。患者于病房已经置入胃管并持续负压吸引，入室后常规开放外周静脉，静注阿托品0.3 mg、甲氧氯普胺10 mg，备好吸引器、吸痰管及抢救药品。评估患者Mallampati分级Ⅰ级，困难插管风险低。先后3次使用2%利多卡因行舌根、咽后壁表面麻醉。静脉给予咪达唑仑2 mg、丙泊酚40 mg后患者镇静入睡，呼之睁眼，无明显呼吸抑制，面罩吸纯氧并嘱患者自行深呼吸，5分钟后，由助手以Sellick手法持续压迫环状软骨，轻柔置入喉镜，患者有轻微呛咳，但声门暴露良好，立即行气管插管，导管到位后随即套囊充气，在完成充气停止环状软骨压迫的一瞬间患者呕出大量胃内容物，所幸已完成气管插管并套囊充气。充分吸引口咽部及鼻腔，手控通气听诊双肺呼吸音清晰一致，确认导管位置满意，SpO_2 100%。静注丙泊酚2 mg/kg，罗库溴铵0.6 mg/kg后接麻醉机机械通气。麻醉维持采用持续静脉输注丙泊酚 3 mg/（kg·h），瑞芬太尼 0.1～0.2 μg/（kg·min）复合吸入异氟烷 0.6MAC，间断给予维库溴铵 2 mg。术中胃管持续负压吸引，并以 50 ml 注射器抽出胃内容物共约 40 ml，手术过程顺利。患者术毕安返 SICU，1 小时后患者完全清醒，自主呼吸恢复，肌力好，通气模式同步间歇指令通气（SIMV）＋压力支持（PS）6 cmH$_2$O，吸入 50％氧，SpO$_2$ 维持在 99％，听诊双肺呼吸音清，行床旁 X 线胸片见双肺纹理正常，未见明显斑片状影，遂轻柔吸痰后顺利拔管。患者未出现恶心、呕吐。术后连续随访 3 日，患者未出现误吸性肺炎等误吸相关并发症。

病理生理特点

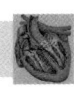

饱胃患者全身麻醉后可能出现胃内容物反流、误吸，引起呼吸道梗阻及肺组织生理功能异常。在生理情况下，依靠食管下端括约肌部、声门下、胃食管摆动瓣等机制，可预防胃内容的反流，但在妊娠或显著肥胖、肠梗阻或幽门梗阻、急诊手术、食管病变、通气困难或气道不畅、术前应用吗啡或过度镇静、术前有严重应激情况、颅内压升高、严重全身性感染及患败血症以及既往全麻诱导过程曾有呕吐史的患者，当存在麻醉用药、手术刺激、牵张脏器、低血压、缺氧等因素时，可影响括约肌及摆动瓣的屏障作用，导致发生胃内容物反流、误吸。一旦发生，大量的食物残渣涌入呼吸道可造成急性呼吸道梗阻致患者死亡，而在这种情况下清理呼吸道是困难的，机械通气往往会将胃内容压入远端气道造成肺不张继发通气障碍及严重的肺部感染，同时吸入酸性胃内容物则会引起严重的肺泡和支气管树的化学性损伤导致肺水肿，发生急性呼吸窘迫综合征，导致严重后果。

麻醉管理特点及经验教训

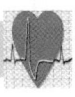

1. 术前准备尽量充分。插入硬质粗胃管行胃肠减压尽可能将胃排空。本例患者

病例 59 饱胃外伤患者行全身麻醉

入室时虽已置入胃管并接负压吸引器,但由于胃管较细,加之食物残渣堵塞,实际未能有效达到胃肠减压的目的。建议使用洗胃用的粗胃管,而非择期手术患者所使用的普通胃管,洗胃胃管硬度较高,内径大侧孔多,可达到清除胃内容物的最好效果。诱导前及术中持续负压吸引。

2. 麻醉前应用不同药物以求达到抗呕吐、抗酸和减少误吸的危险,如雷尼替丁、5-HT_3 受体拮抗剂。

3. 准备行麻醉诱导前,需准备吸引设备,诱导时采用头高位,以期减轻贲门的压力,防止呕吐。全麻宜采用清醒气管插管,或快速序贯诱导(丙泊酚+琥珀胆碱)。传统观点认为,琥珀胆碱在去极化过程中由于肌纤维的剧烈收缩,可能增加腹腔内压力而诱发反流,但目前亦有研究表明琥珀酰胆碱并不降低贲门张力,可安全用于此类患者的快速插管。在紧急情况下是否使用琥珀胆碱应根据患者的具体情况权衡利弊。无论使用何种诱导方法,最好都使用 Sellick 手法行环状软骨压迫,直至气管插管完成导管套囊充气。尽量避免面罩加压给氧。如必须行面罩加压给氧时,应注意务必保证气道通畅并控制给氧压力,以免大量气体进入胃内,造成胃内压升高。

4. 拔管时机的掌握,在患者完全清醒,肌张力、吞咽及咳嗽反射完全恢复后拔管。

一旦发生误吸,应立即使患者处于头低位,头偏向一侧,充分吸除口咽腔的胃内容物;迅速建立人工气道,纠正低氧血症,应用支气管扩张剂;后期可使用肺泡表面活性物质、激素及抗生素等。

麻醉管理重点小结

1. 术前准备要充分:胃肠减压、充分吸引、抑酸止吐、清醒插管或快速序贯诱导、Sellick 手法压迫。
2. 术后拔管要谨慎:在患者意识清醒、肌力恢复、反射存在后拔管。
3. 一旦发生误吸,首要措施是保证通气。

病例 60

术中低体温

于 瑶,张 欢

病例介绍

患者,男性,39岁,主因"右肩关节反复脱位一个月"门诊以"右肩关节复发性脱位"收入院,患者既往体健,入院各项常规检查未见明显异常,完善各项术前准备后择期全身麻醉下行"右肩关节电视关节镜检术"。患者入室后常规开放外周静脉,麻醉诱导采用静注丙泊酚 2mg/kg,罗库溴铵 0.7mg/kg,芬太尼 3μg/kg,持续输注丙泊酚 3mg/(kg·h)＋瑞芬太尼 0.1～0.2μg/(kg·min),复合吸入异氟烷 0.8MAC 维持麻醉,间断静脉给予维库溴铵 2mg 维持肌松。预计手术时间为 1 小时左右,未监测体温。术中关节腔冲洗液为室温(23℃)生理盐水。手术开始约半小时后发现因冲洗液不能很好被吸引,导致大量冲洗液流至覆盖在患者上身的手术铺单上,告知手术医生。考虑手术时间不长,加之患者各项生命体征尚平稳,遂简单用干燥铺单将患者与已湿透的铺单隔开。半小时后患者上身之铺单再次湿透,手触患者上身皮温低,各项生命体征平稳,此时已使用未加温关节腔冲洗液约 2000ml。开始监测咽温,示 34.3℃。将室温调至 30℃,同时以数个 37℃暖水袋置于患者身边,将关节腔冲洗液加温至 37℃,催促手术医师加快手术速度。再经半小时,患者咽温已逐渐降至 33.3℃。

行动脉血气分析，示血钾 3.0 mmol/L，其余指标正常，将 15％ KCl 10 ml 加入 500 ml 乳酸林格液中静脉滴注，同时备好除颤仪。延长维库溴铵的追加给药时间。将暖风机设定至 38℃，吹风管置于患者腿部加温。手术最终共历时 3 小时，患者术毕咽温仍为 33.3℃，生命体征平稳，未出现心律失常等情况。撤去已湿透的铺单，将患者转移至干燥温暖（设定温度 38℃）的转运床上，同时继续使用暖风机辅助加温，20 分钟后患者咽温缓慢升至 34.2℃，自主呼吸恢复，呼之睁眼，出现严重寒战。继续上述加温治疗，辅助呼吸，10 分钟后静脉给予新斯的明 1 mg＋阿托品 0.5 mg 拮抗残余肌松，健侧腋温 35.4℃，自主呼吸规律，约 18 次/分，潮气量 250～300 ml，脱氧 5 分钟后 SpO_2 维持在 99％～100％，寒战减轻，能配合抬头握拳，遂拔除气管插管。10 分钟后，患者健侧腋温 36.1℃，寒战消失，意识良好，自主呼吸满意，无自觉不适，安返病房。

病理生理特点

适度低温一方面降低器官的氧需和氧耗，稳定细胞膜，减少毒性产物的产生，另一方面引起器官血流量明显减少，产生无氧代谢产物，对机体不利。

1. 低温对机体的影响

（1）对心血管系统的影响：直接抑制窦房结功能，减慢传导，温度降至 28℃ 以下时可出现严重的心律失常如室颤，且在温度上升前做电除颤一般无效。减少心肌作功，增加外周血管阻力，周围循环灌注降低。

（2）对呼吸系统的影响：随体温下降，呼吸频率与每分通气量减少，并降低呼吸中枢对低氧和高二氧化碳的通气反应，氧解离曲线左移，支气管扩张，生理无效腔和解剖无效腔增加。

（3）对酸碱平衡和电解质的影响：氧解离曲线左移，氧与血红蛋白亲和力增高，不利于氧的释放。低温本身对电解质影响不大。

（4）对血液系统的影响：血浆浓缩，血容量减少，血液黏稠度增加，血小板功能受损，凝血功能降低，失血增加。

（5）对神经系统的影响：脑血流量减少，颅内压降低，28℃以下时意识丧失。

（6）对肾的影响：肾氧需减少致肾血流量明显下降，尿量在低温早期增加，随后减少，但复温后肾功能仍能保持良好。

（7）对内分泌的影响：低温抑制胰岛素的分泌，增加甲状腺素和促甲状腺素的分泌，儿茶酚胺水平增高，麻醉中易发生高血糖。

（8）对麻醉药物代谢的影响：主要是药物代谢动力学的影响而非药效学的影响，使维库溴铵作用时间延长2倍以上，增加丙泊酚的血浆浓度，降低吸入麻醉药最低肺泡有效浓度（MAC），导致药物代谢变慢，苏醒延迟。

（9）对其他系统的影响：低温降低机体免疫功能，收缩外周血管，使血流量减少，增加术后伤口感染的发生率。

2. 术中低体温的原因

（1）麻醉因素：全身麻醉和椎管内麻醉通过对中枢及外周神经的双重影响削弱了机体对体温的调节作用。硬膜外麻醉阻滞了麻醉区域的感觉传导和运动功能，导致肌肉运动及张力减低、产热减少；同时阻滞交感神经，阻滞区域血管扩张散热增加；阻断冷觉传入信号，抑制体温调节。麻醉药可使外周血管舒张，增加热量的辐射、传导及蒸发。麻醉药潜在的抗交感反应会阻止低温的反应，同时肌肉松弛阻碍产热，降低肌张力并消除寒战反应加重热量丢失。

（2）手术因素：术前禁食导致热能不足，手术室室温低，术中长时间大范围暴露胸腹腔蒸发散热，体腔及伤口冲洗损失大量热量。大量快速输注室温液体甚至冷库血。

（3）年龄因素：老年人皮肤血管收缩反应减退，心血管储备下降，机体产热减少；新生儿体表面积相对较大，代谢率低，皮下组织薄及寒冷反应弱。

麻醉管理特点及经验教训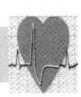

1. 在各种需大量冲洗液的腔镜手术中，如关节镜、膀胱镜、肾镜等，大量冲洗液会带走大量热量，时间越长越严重，特别是手术过程有时并不像外科医师预计般顺利时。最好能提高冲洗液的温度，最大限度地减少患者热量的丢失。

2. 要巧妙设计冲洗液引流的走向，使其能及时流入承接容器中，避免大量液体流至手术铺单造成患者体温严重降低。

3. 麻醉状态下常造成血管扩张。目前很多手术室安装了层流设备，同时术中手术间室温往往设定较低，冷风从患者的正上方向下流动，如缺乏相应的加温设备，往往造成显著的体温下降。因此对于手术时间长、开腹开胸手术、老年、婴幼儿以及皮下脂肪少的患者，应加强体温监测，并配备上必要的加温装置，如加温毯和加温输血器等。

4. 术中大量使用冲洗液患者，应注意监测电解质的变化并及时调整，本例患者术中低钾与大量使用生理盐水冲洗有直接关系。出现低体温后，一方面要尽量避免热量的进一步丧失，尽快采取复温措施，另一方面要注意防止发生心律失常，必要时准备抢救药品及设备以备不时之需。本例患者同时出现低温和低钾，所幸患者年轻，既往体健，无心脑血管并发症，发现及采取措施比较及时，尚未造成严重后果。

5. 低温将减慢药物代谢，延长肌松药的作用时间，增加丙泊酚的血浆浓度，降低吸入麻醉药的 MAC。低钾也会使肌松药的作用时间延长，所以术中应减少上述药物用量，延长追加肌松药的时间，必要时使用肌松监测仪监测肌颤搐的恢复情况。

6. 低温、寒战可增加患者的氧耗，如在麻醉恢复期出现，即使意识及肌力恢复，也应适当延长拔管时间，否则极有可能造成拔管后低氧血症。

麻醉管理重点小结

1. 麻醉医师术前应对手术特点有充分了解，加强监测、预防术中低温尤为重要。

2. 一旦出现低体温，一方面要尽量避免热量进一步丧失，尽快采取有效复温措施，另一方面要严密注意严重并发症的发生，做好各项准备。

3. 低温患者药代动力学可发生变化，应调整药物的剂量和追加时间，避免苏醒延迟。恢复期如低温尚未纠正，应谨慎拔管，防止发生低氧血症。

病例 61

先天性喉软骨发育不全早产儿的麻醉

刘芳，于玲

病例介绍

患儿，女性，早产孕周30w，出生体重1200g。出生后7个月，体重7kg，身长63cm。诊断：双眼先天性白内障。拟行超声乳化人工晶体植入术。麻醉前评估：患儿出生时平静呼吸状态无喘鸣，哭闹时有喉鸣音，在外院诊断为先天性喉软骨发育不全。患儿家属诉目前症状缓解，无呼吸暂停病史、哭闹时喉鸣及近期上呼吸道感染病史。无病理性黄疸及心脏先天性疾病。营养良好。查体双肺听诊呼吸音稍粗。血常规检查及3个月前X线胸片未见明显异常。患儿术前禁母乳4小时，禁水2小时。

患儿抱入手术室后有剧烈哭闹。将麻醉机呼吸回路以7%七氟烷预充后行吸入麻醉诱导，氧流量2L/min。待患儿停止哭闹和挣扎后，将七氟烷的挥发罐浓度减小至5%，保留患儿自主呼吸并固定面罩后，准备开放外周静脉，此时观察到患儿SpO_2下降，最低至85%。立即行面罩正压通气，但SpO_2未见改善，插入1.5号喉罩，发现虽然能够通气，但SpO_2仍无明显恢复。听诊患儿双肺，可闻及干啰音，气道阻力大，考虑有喉罩对位不良的可能，故将喉罩拔除，顺利插入3.0号气管导管。静脉开放后给予阿托品0.1mg，持续泵注5%葡萄糖28ml/h。麻醉维持使用七氟烷全凭吸入麻醉。压力控制通气模式维持呼吸末二氧化碳分压于35～45mmHg，SpO_2于93%～97%。麻醉过程平稳，手术顺利。手术结束后，带气管导管返回ICU。

病理生理特点

先天性喉软骨发育不全的主要症状为喉部喘鸣声，可持续存在，也可间歇发作。轻症患者在睡眠和安静时无症状，哭闹时明显加重。麻醉后尤其是给予肌肉弛药物后出现明显的喉喘鸣，造成面罩给氧困难。严重者可有呼吸困难，甚至呼吸衰竭。患儿伴有吸气期三凹症，肺部听诊可无显著异常。若患儿伴有气管支气管发育不良，甚至先天性气管软化，肺部听诊可闻及哮鸣音和干啰音。患儿还可伴有胃食管反流，声门下狭窄、左或右主支气管狭窄等。

早产儿先天性喉软骨发育不全主要表现为卷曲样声门，胎儿缺钙致使喉软骨软弱，吸气时会厌软骨两侧边缘向内卷曲接触；或会厌软骨过大而柔软，两侧杓会厌裂互相接近，喉腔变窄。

如在气管插管前，忽略喉喘鸣的症状，可导致致命的气道梗阻或喉气管损伤；给予肌肉松弛药后，可产生严重的上呼吸道梗阻。尤其是轻症早产儿，更容易让麻醉医生忽略喉软骨发育不全带来的麻醉风险。

除先天性喉软骨发育不良可使早产儿出现喉喘鸣的症状以外，甲状舌骨囊肿，Perrie-robin综合征，环状软骨瘤或声门下血管瘤，气管食管瘘，喉-气管裂，扁桃体周围淋巴结肿大，咽下部纤维瘤等病变也可导致，所以在麻醉过程中也需要特别注意这类患者的气道管理。

麻醉管理特点及经验教训

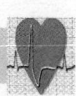

1. 对于有先天性喉软骨发育不全的早产儿，手术前评估十分重要，要了解患儿在何种情况下喉喘鸣症状恶化。发作时是否伴有支气管痉挛等。

2. 哭闹可加重患儿先天性喉喘鸣的症状。本例患儿入室后马上行吸入诱导麻醉，其间虽并未闻及明显的喉喘鸣，但不能排除面罩密闭导致喉喘鸣无法闻及的可能。故对早产儿患者，麻醉诱导过程中应特别注意加强观察。

3. 由于肌肉松弛药物可使患儿上呼吸道梗阻的症状恶化，所以，考虑到肌肉松弛药物对先天性喉软骨发育不全早产儿呼吸状态的影响，未使用肌肉松弛药物。

4. 先天性喉软骨发育不全的患儿可伴有食管反流，同时可能存在喉部解剖结构异常以及气管及支气管发育不良，全身麻醉时应慎用喉罩。当出现氧饱和度下降，气道阻力增高时，应听诊双肺，确定是否有哮鸣音和干啰音。必要时应果断更换气管插管，同时注意插管操作动作轻柔。

麻醉管理重点小结

1. 注重患儿，尤其是早产儿的手术前评估。对于患有先天性喉软骨发育不全的患儿，其麻醉风险主要在于易发生上呼吸道梗阻。平静状态下呼吸无症状的患儿，在哭闹和深呼吸时，可产生上呼吸道梗阻。

2. 气管插管前，忽略喉喘鸣的症状，可导致致命的气道梗阻或喉气管损伤。给予肌肉松弛药后，可产生严重的上呼吸道梗阻。

参 考 文 献

[1] Holzki J, Laschat M, Stratmann C. Stridor in the neonate and infant. Implications for the paediatric anaesthetist. Prospective description of 155 patients with congenital and acquired stridor in early infancy. Paediatr Anaesth, 1998, 8 (3): 221-227.

[2] Boudewyns A, Claes J, Van de Heyning P. Clinical practice: an approach to stridor in infants and children. Eur J Pediatr, 2010, 169 (2): 135-141.

病例 62

阿片类药物依赖患者的术后急性疼痛治疗

闫红珊

病例介绍

患者,男性,21岁,身高177cm,体重66kg,3个月前因"右臀部疼痛,进行性加重4个月"就诊外院,诊断为"骨盆骨肉瘤",化疗3个月后,入我院手术。既往体健,术前体检及辅助检查大致正常。于全麻下行右骨盆肿瘤切除术,手术过程顺利,手术时长近8小时。全麻诱导过程中使用舒芬太尼20μg,术中吸入七氟烷及持续泵入瑞芬太尼维持麻醉,间断追加舒芬太尼共20μg,术毕给予舒芬太尼5μg、曲马朵100mg后,连接患者自控静脉镇痛泵[镇痛泵配方:舒芬太尼250μg+盐水到250ml,持续剂量3ml/h,患者自控镇痛(PCA)3ml,锁定时间15min],苏醒后顺利拔管,安返病房。患者返回病房后主诉伤口疼痛,疼痛NRS评分9/9(静息/活动),按压镇痛泵后疼痛不缓解,遂请麻醉科会诊。重新调整镇痛泵剂量,单次给予负荷剂量5ml,调整PCA剂量4ml,锁定时间10min,30min后疼痛评分6/8,镇痛效果不满意。追问病史,患者化疗期间,口服硫酸吗啡控释片(商品名:美施康定)150mg/12h,氨酚羟考酮(泰勒宁片)1片Q6h,已服用近3个月。考虑到患者长期口服阿片类药物,静脉注射盐酸吗啡10mg,镇痛泵中加入盐酸吗啡200mg及氟比洛芬酯（商品名：凯纷）200mg，30min后疼痛评分5/5，2小时后疼痛评分0/1，未述其他不适。术后第2天患者恢复进食，继续口服美施康定150mg/12h，氨酚羟考酮1片Q6h，镇痛泵原药液用尽，加药舒芬太尼250μg到250ml，术后5天内疼痛评分0～2/1～3，术后第5天撤泵，患者未述其他不适，生命体征平稳。

病理生理特点

长期接受阿片类药物治疗的患者会出现阿片耐受（tolerance）。阿片耐受是指长时间使用阿片类药物后其镇痛作用逐渐减退以至消失，或如要得到同样的镇痛效果需要逐步增加阿片类药物的剂量。按美国食品药品监督管理局（food and drug administration，FDA）标准，阿片耐受是指已经按时服用阿片类药物至少1周以上，且每日总量至少为口服吗啡50mg、羟考酮30mg、氢吗啡酮8mg、羟吗啡酮25mg或其他等效药物，芬太尼贴剂剂量至少为25μg/h。

根据世界卫生组织（WHO）癌痛三阶梯止痛治疗指南，阿片类药物是中、重度疼痛治疗的首选药物，并以口服为最常见的给药途径。目前，临床上常用于癌痛治疗的短效阿片类药物为吗啡即释片，长效阿片类药物为吗啡缓释片、羟考酮缓释片、芬太尼透皮贴剂等。长期接受阿片类药物治疗的慢性疼痛患者，往往伴随抑郁、焦虑及痛觉过敏，这些患者的痛阈更低，对术后镇痛要求更高。这类患者术中及术后应持续使用充分剂量的阿片类药物以提供稳态的血药浓度，以防出现戒断症状。

术后患者需要的阿片类药物的总剂量应包括术前每日阿片类药物的摄入量，及缓解手术创伤导致疼痛的镇痛药物需要量。术前口服阿片类药物患者在术后多需改变给药途径，如经静脉、皮肤、鞘内、直肠、口腔黏膜等方式。转变剂型或更换药物时，可参考表1。术后镇痛方式最常用的是患者静脉自控给药镇痛（PCIA），推荐术后PCIA中的镇痛药物基础输注量为手术需要量与术前服用阿片类药物的静脉换算量之和，自控剂量不变，同时适当缩短锁定时间间隔至10～12min。若按压次数少于1次/h，则基础输注量减少20%；若多于3次/h，则基础输注量增加20%；若患者出现严重不良反应或呼吸次数少于10次/min，则不使用基础输注量，仅保留自控剂量。所有患者经静脉自控镇痛期间均应给予呼吸和 SpO_2 监测并常规吸氧。在满足阿片类药物需求的基础上，此类患者可联合应用非甾体抗炎药和选择性 COX-2 拮抗剂，但切记此类药物存在封顶效应，还需密切关注肝、肾功能和血小板功能减退的副作用。近几年有大量文献报道，小剂量氯胺酮能够有效增强吗啡的镇痛效果，可作为吗啡的辅助用药，用于阿片类药物依赖患者的术后急性疼痛治疗。另外，神经阻滞技术和非药物干预也是术后镇痛治疗的重要补充方法。

表 1　阿片类药物等效剂量

	口服（mg）	胃肠外（mg）	时效（h）	峰效应（h）	$T_{1/2}$（h）
硫酸吗啡	30	10	3～6（O） 3～4（P）	1～2（O） 0.5～1（P）	1.5～2
控释羟考酮	15	NA	8～12	3～4	4～6
芬太尼	NA	0.1（iv）	1～3	<10 min	1.5～6
可待因	200	130	4～6	3	3～4
曲马朵	100	40	3～7（O） 4～6（P）	4.8～4.9（O） 45 min（P）	6
哌替啶	300	75	2～4	3～4	3～4

$T_{1/2}$，清除半衰期；O，口服；P，胃肠外；iv，静脉；NA，不使用

麻醉管理特点及经验教训

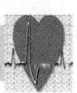

　　阿片类药用于术后镇痛效果确切，已达成临床广泛共识，但此类药物的使用剂量存在很大的个体差异，长期用药可产生耐药性。临床麻醉中，时常遇有部分患者术前因不同原因服用阿片类镇痛药物，因此围术期可能对阿片类镇痛药存在不同程度的耐受性，导致采用常规术后疼痛治疗方法后发生严重镇痛不全，从而影响镇痛治疗满意度。

　　本例患者术前没有提供镇痛药用药史，术后镇痛泵的配方及剂量只考虑了手术引起的疼痛需要量，因此术后出现疼痛评分极高的镇痛不全，在进行剂量调整后，仍不能满足镇痛需要。追问病史后发现患者有长期口服阿片类及其他镇痛药的用药史，由于术前禁食未服药，术中也没有进行额外阿片类药物的补充，术后出现了戒断症状，导致镇痛不全。患者术前口服美施康定 150 mg/12 h，氨酚羟考酮（泰勒宁

片）1片Q6 h，根据表1计算患者每日镇痛药需要量，即硫酸吗啡缓释片（美施康定）口服剂量转换为静脉剂量为3∶1，相当于静脉吗啡 50 mg/12 h；氨酚羟考酮（泰勒宁）为复方片剂，每片含对乙酰氨基酚 325 mg，羟考酮 5 mg，相当于静脉给予氟比洛芬酯（凯纷）约 100 mg。根据设定，预计镇痛泵可使用2天，所以在原配方基础上泵中再加入盐酸吗啡 200 mg 及氟比洛芬酯 200 mg。除此之外，当患者因病情变化或其他原因出现止痛药物剂量不足或发生爆发性疼痛时，应立即追加给予阿片类药物，用于补救治疗及剂量滴定。本例患者出现术后镇痛效果不好时，处理上采用静脉注射盐酸吗啡 10 mg，考虑到芬太尼起效更为迅速，因此更适合用于术后急性疼痛的紧急补救。在患者恢复进食后，应尽快改为口服镇痛药物治疗。

在实际临床工作中，除接受镇痛治疗的癌痛患者外，还有些患者因某种原因不规律使用哌替啶等阿片类药物，同时常隐瞒服药情况，因此术前访视患者时应注意病史和服药史的采集。

麻醉管理重点小结

1. 术前因各种原因长期服用阿片类镇痛药物的患者，往往对阿片类镇痛药存在不同程度的耐受性，增加了围术期及术后疼痛治疗管理的难度。术前应常规询问镇痛药用药史，结合手术部位和手术方式选择阿片类药物及其剂量，并准备好急性疼痛预防及补救措施。

2. 阿片类药物依赖患者术中及术后应持续使用充分的阿片类药物以提供稳态的血药浓度，否则可导致戒断症状的出现。术后镇痛药物总用量应包括常规手术后急性疼痛治疗需要量和术前服用阿片类药物的静脉等效剂量。

参考文献

[1] WaltraudStromer. Perioperative pain therapy in opioid abuse. European Journal of Anaesthesiology, 2013, 30: 55-64.
[2] 吴佳璇等. 阿片类药物依赖患者的术后镇痛. 国际麻醉与复苏杂志, 2011 (32): 216-220.

第十部分

电解质紊乱及酸碱平衡失常

病例 63

电解质紊乱

李君，高岚

病例介绍

患者，男性，5个月，主因"发现腹胀、排便困难5个月"收入院。患者5个月前出生后即进入福利院，发现腹胀、大便干燥、排便困难，予清洁洗肠及药物灌肠后缓解。患者发育、睡眠、进食基本正常。小便正常，体重较同龄儿轻。查体心前区无隆起，心脏各听诊区未闻及杂音。胸廓无畸形，呼吸音清，未闻及干湿啰音。腹膨隆，未见胃肠型及蠕动波，未见腹壁静脉曲张，全腹无压痛、肌紧张，未及肿块，腹部叩诊为鼓音，移动性浊音阴性，肠鸣音正常。肛门隐窝处未见肛门，肛门隐窝与阴囊间可见会阴皮肤瘘口，瘘口处较狭窄，周围皮肤略红肿。钡灌肠显示：直肠会阴瘘，乙状结肠继发性增粗。诊断：先天性肛门闭锁（低位）、直肠会阴瘘、继发性巨结肠。术前血常规、肝肾功能、电解质、凝血检查均未见异常，并清洁洗肠一周。于全麻插管＋骶麻下行经会阴继发性巨结肠切除、肛门成形术。手术过程顺利，各项生命体征平稳，出血量 10ml，术后安返病房，留置尿管、肛管，心电监护，并予禁食、抗炎、补液治疗。

术后前两天入量 500ml 左右，出量 300ml 左右。患儿一般状况好，各项生命体征平稳，肛门伤口愈合良好。术后第三日，患者突发惊厥。查体：T 37.1℃，心率 150 次/分，呼吸 50 次/分，血压 90/40 mmHg，SaO_2 87%～100%，意识障碍，呈惊厥持续状态，四肢阵挛、强直，以右侧为著，伴头向右侧扭转，双眼向右侧斜视，口周青紫、吐沫，双侧腱反射活跃。当日静脉输液量 500 ml，24 小时尿量 1500 ml。急查电解质、血糖、血气。化验回报：Glu 7.93 g/L，Ca^{2+} 1.94 mmol/L，Na^+ 115.6 mmol/L，K^+ 4.19 mmol/L，Cl^- 79.4 mmol/L，HCT 24%，Hb 82 g/L，pH 7.408，$PaCO_2$ 40.1 mmHg，PaO_2 98 mmHg，BE－6 mmol/L，SaO_2 97%。予地西泮 2 mg 静推，症状无明显缓解，请小儿内科急会诊后，再次予地西泮 2 mg，仍无缓解，遂予地西泮 5 μg/（min·kg）泵入，甘露醇 0.5 g/kg 静脉滴注 4 小时。因患者病情较重，为惊厥持续状态，遂转入儿科监护室继续治疗。患者在儿科监护室继续给予地西泮、甘露醇、抗炎、补充电解质治疗，在解痉的基础上纠正电解质紊乱。患者于惊厥发作后 8 小时症状完全缓解。后经一周治疗，患者生命体征平稳，可正常进食、排便，拆线后准予出院。

病理生理特点

小儿细胞外液在体重中所占比例较成人大，成人细胞外液占体重的 20%，小儿占 30%，新生儿占 30%～40%。小儿水转换率（turnover rate）比成人大，婴儿转换率达 100 ml/（kg·d），故婴儿容易脱水。细胞外液与细胞内液比率出生后逐渐下降，2 岁时与成人接近。小儿每天生理需要量随体重而有所不同，低于 10 kg 的小儿，需 100 ml/（kg·d）；10～20 kg，除第一个 10 kg 需要 1000 ml 外，超过 10 kg 的部分的需要量是 50 ml/（kg·d）；20 kg 以上，除第一个 20 kg 需液量为 1500 ml 外，超过的部分再加 20 ml/（kg·d）。除生理需要量外，还应注意发热、术中蒸发、造瘘、引流以及排便等水分的丢失，及时予以补充。

足月新生儿的肾小球滤过率只有成人的 25%，之后缓慢上升，直到 2 岁达到成人水平，新生儿肾的浓缩能力远低于成人，尿液浓缩后最大的渗透压只能达到成人的一半。虽然新生儿发生脱水时，不能像成人那样进行有效的浓缩尿液，但是存在水负荷的足月儿自由水的清除远好于成人，能排泄显著稀释的尿液。但如果摄入大量液体的话，婴幼儿还是不足以排泄足够的水分，以满足快速减少过量细胞外液的需求。一系列的尿量和浓度测定是儿科患者体液管理中最有用的两个指标。如果给予液体较少，尿量便会下降，浓度则会增加。相反，如果给予过的液体，尿量则会增加，尿液就被稀释。新生儿尿量至少为 2 ml/（kg·d），渗透压为 250～290 mOsm/kg。尿比重的测量相对需要大量的尿液来用漂浮比重计进行测量，一般在儿科临床应用中并不实用，但可通过折光系数通过一滴尿液进行换算。渗透压测定只需 0.2 ml 尿液，通常在医院的临床实验室内完成。

麻醉管理特点及经验教训

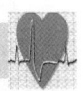

细胞外液低渗，水分过多，超过机体特别是肾代偿的能力，导致细胞内水过多（细胞内水肿）并产生一系列症状者称为水中毒。水中毒多见于低渗性水肿的患者，因为其细胞外液过多而且低渗，因此形成低渗性水肿的原因也是水中毒的病因。但水中毒也可以见于没有水肿甚至是低渗性脱水的患者，当给这些患者过多或过快输注低张液体时也可发生。

存在下列因素的患者可以发生水中毒：① 抗利尿激素（ADH）分泌过多：手术后 ADH 分泌增多的时间通常持续 12～36 小时，如过多输入葡萄糖等不含电解质的溶液，就容易发生水中毒。此外甲状腺功能低下和肾上腺皮质功能不全也可有 ADH 的异常释放。② 肾功能障碍：急性肾衰的少尿无尿期，肾的稀释和浓缩功能都发生障碍，此时水分摄入过多，容易发生水中毒。③ 水、钠代谢紊乱：重度低钠血症或低渗性脱水的患者，细胞外液已处于低渗状态，机体通过代偿，肾小管对水、钠的吸收已经增加，此时过多的水分摄入可以发生水中毒。

水中毒对机体的影响，主要是细胞水肿，使细胞的功能、代谢发生障碍所致。水中毒对机体影响最大、危害最重的是脑细胞即神经细胞的水肿。当血清钠降低至 125 mmol/L 时，细胞外液就开始向脑细胞内转移。如血清钠下降至 95～109 mmol/L，可导致脑组织发生不可逆性的损伤。急性或重症水中毒患者起病急骤，因脑细胞水肿时脑功能障碍最为突出，故表现以脑功能障碍为主，患者头痛、极度乏力，进而定向力丧失、神志不清、嗜睡，有时躁动，或嗜睡与躁动交替出现，继而抽搐或癫痫样发作，最后昏迷。脑功能障碍的症状在本例患者中极为明显。

水中毒最重要的化验指标是血浆渗透压降低和血清钠浓度的稀释性降低，二者的变化经常是一致的。对于水中毒的发病，血浆渗透压和血清钠浓度降低的速度比其下降的数值更为重要，如急性水中毒患者血清钠浓度从 140 mmol/L 在 1～2 天内迅速降至 120 mmol/L，其水中毒的程度比血清钠长期维持在 115 mmol/L 的慢性水中毒患者严重得多。由于水中毒时细胞外液增多，其血红蛋白、平均血红蛋白浓度、血细胞比容均可降低，平均红细胞体积（MCV）可以增大。

该患儿体重 5.1 kg，惊厥发作当日静脉输液量 500 ml，发病前 24 小时尿量 1500 ml，大大高于平均水平，急查电解质钠和氯均明显降低，且出现了脑水肿的精神症状。后经查明，福利院陪护人员为避免患儿哭闹影响其休息，使用奶瓶装入大量糖水让患儿吸吮，而阻止其哭闹，最终造成严重后果。

针对水中毒的治疗：① 首先应防治原发疾患，防止引起水中毒的病因。临床中除了医嘱给予的静脉输液量，还可能出现预料之外的口服入量等。② 严格控制入量，轻症患者在暂停给水后即可自行恢复。③ 促进体内水分排出，减轻脑细胞水肿。对于重症急性水中毒患者，则应立即静脉内输注甘露醇等渗性利尿剂或呋塞米等强利尿剂以减轻脑细胞水肿和促进体内水分的排出。3%～5%高渗氯化钠溶液静脉滴注可迅速缓解体液的低渗状态，但须密切注意，因钠离子过多可使细胞外液容量增大而加重心脏负荷。

麻醉管理重点小结

1. 小儿需严格控制入量。
2. 严密观察、认真记录生命体征。
3. 加强护理及陪护人员的教育。

参考文献

[1] James A. O'Neill, Jay L. Grosfeld, Eric W. Fonkalsrud, et al. Principles of Pediatric Surgery. 2nd ed. Philadelphia: Mosby, 2003.
[2] 庄心良, 曾因明, 陈伯銮. 现代麻醉学. 3版. 北京: 人民卫生出版社, 2003.

病例 64

酸碱平衡失常

赵 东,姚 兰

病例介绍

患者,男性,75 岁,主因"腹痛、腹胀 72 小时"急诊收入院。患者近 7 年来出现大便习性改变,便秘与腹泻交替出现,有时便中有血,但并未就医。3 天前开始出现上腹部疼痛,1 天前开始夜间反复呕吐十余次,腹痛渐进性加重并伴有腹胀,3 小时前出现意识淡漠急诊入院治疗。患者查体身高 170 cm、体重 59 kg、R 10 次/分、T 38.3℃。意识淡漠、嗜睡,呼气有烂苹果味。腹膨隆,未见胃肠型及蠕动波,未见腹壁静脉曲张,全腹无压痛、肌紧张,脐周可触及一核桃大小硬块,腹部叩诊为浊音,未闻及肠鸣音。心肺检查无异常。双瞳孔等大等圆,对光反射存在。向保姆追问病史得知患者早年丧偶、子女移居国外多年,常年服用二甲双胍。诊断:机械性肠梗阻,2 型糖尿病。拟于全麻下行急诊开腹探查术。

患者入室 HR 133 次/分、BP 93/47 mmHg,休克面容,紧急开放外周静脉后补液 500 ml。麻醉前用药:咪达唑仑 1 mg+盐酸戊乙奎醚注射液 0.5 mg 入壶。术前患者左侧桡动脉穿刺置管监测动脉压并监测血气:pH 7.374、PO_2 70 mmHg、PCO_2 65 mmHg、HCO_3^- 30 mmol/L、BE 3.5 mmol/L、Na^+ 123.2 mmol/L、K^+

2.97 mmol/L、Ca^{2+} 0.97 mmol/L、Cl^- 79.1 mmol/L、HCT 22%、Glu 268 mg/dl。麻醉诱导采用静注咪达唑仑 2 mg ＋ 依托咪酯 18 mg ＋ 舒芬太尼 20 μg ＋ 维库溴铵 8 mg，吸入 2.5% 七氟烷麻醉维持，间断追加维库溴铵维持肌肉松弛。麻醉机呼吸参数设置潮气量 550 ml，呼吸频率 14 次/分，吸呼比 1∶2.5。手术中发现回肠中段粘连严重、肿瘤已浸润整个肠壁，打开肠腔后发现管腔严重狭窄，遂行结肠肿瘤切除、小肠吻合术。整个手术历时 3 小时，术中生命体征平稳，总入液量 2000 ml（其中压积红细胞 200 ml、晶体液 900 ml、胶体液 900 ml）、尿量 100 ml、出血量 50 ml，术后将患者送返 ICU。即刻查血气：pH 7.507、PO_2 110 mmHg、PCO_2 42 mmHg、HCO_3^- 35 mmol/L、BE 4.5 mmol/L、Na^+ 130.4 mmol/L、K^+ 3.129 mmol/L、Ca^{2+} 0.53 mmol/L、Cl^- 82.7 mmol/L、HCT 25%、Glu 233 mg/dl。回到 ICU 后进行积极的补液、抗炎治疗，但 1 小时后患者突然出现抽搐，立即以丙泊酚镇静处理，同时行积极补液治疗。结合病史考虑患者术前曾反复呕吐，丢失大量胃液及 H^+，因此术前即存在代谢性碱中毒（低钾低氯性碱中毒）；糖尿病患者长期卧床后因腹痛、腹胀进食不佳可能同时并发酮症酸中毒；长时间腹胀后胃肠道内毒素吸收入血导致早期休克症状出现、由于呼吸减慢进而还可并发呼吸性酸中毒，所以患者急诊入室时血气 pH 值尚在正常范围内。术后抽搐的原因考虑为术前入量不足，腹泻、呕吐导致的低渗性脱水、低钠血症所致，术中尽管补液 2000 ml，但患者尿量仍偏少，仍存在低钠血症。术后第一个 24 小时内总入量 3000 ml，其中包括 5% 葡萄糖注射液 1000 ml（15% KCl 20 ml ＋ 胰岛素 25U）、0.9% 生理盐水 1000 ml（$CaCl_2$ 2.0 g）、琥珀酰明胶注射液（Gelofusion）1000 ml，尿量 1700 ml，腹腔引流 55 ml。次日清晨待患者意识、肌力恢复完好后充分吸痰并拔出气管插管，当日下午转回普通病房。出院前查血气：pH 7.427、PO_2 74 mmHg、PCO_2 43 mmHg、HCO_3^- 26 mmol/L、BE 0.9 mmol/L、Na^+ 133.9 mmol/L、K^+ 3.47 mmol/L、Ca^{2+} 1.01 mmol/L、Cl^- 89.1 mmol/L、HCT 29%、Glu 127 mg/dl。

病理生理特点

酸碱平衡失常在 ICU 中比较常见。单纯性的酸碱平衡失常包括代谢性酸中毒、代谢性碱中毒、呼吸性酸中毒以及呼吸性碱中毒。但临床中更常见的往往是混合性酸碱平衡失常（mixed acid-base disturbances），即同时存在两种或两种以上的单纯性酸碱平衡失常。混合性酸碱平衡失常时，原有代偿反应不复存在，而病理生理变化比较复杂，临床表现可能不典型。因此，要通过仔细询问病史，对血气分析结果的分析，作出初步诊断。混合性酸碱平衡失常可有多种组合。当两种原发性障碍使 pH 向同一方向变动时，则 pH 偏离正常更为显著，例如代谢性酸中毒合并呼吸性酸中毒的患者其 pH 值比单纯一种障碍更低。当两种障碍使 pH 向相反的方向变动时，血浆 pH 值取决于占优势的一种障碍，其变动幅度因受另外一种抵消而不及单纯一种障碍那样大。如果两种障碍引起 pH 相反的变动正好互相抵消，则患者血浆 pH 值可以正常，例如代谢性酸中毒合并呼吸性碱中毒。

正常人体主要通过体液缓冲系统调节、肺调节、肾调节和离子交换调节等四组缓冲系统来维持及调节酸碱平衡。其中体液缓冲系统最敏感，它包括碳酸氢盐系统、磷酸盐系统、血红蛋白及血浆蛋白系统，尤以碳酸氢盐系统最重要；正常时，碳酸氢盐[HCO_3^-]/碳酸[H_2CO_3] 为 20:1。肺调节一般在 10~30 分钟发挥作用，主要以 CO_2 形式排出挥发性酸。离子交换一般在 2~4 小时之后发挥作用。肾调节最慢，多在数小时之后发生，但其作用强而持久，且是非挥发性酸和碱性物质排出的唯一途径（每日可排出非挥发性酸约 60 mmol）。体液缓冲系统和离子交换是暂时的，过多的酸或碱性物质需最终依赖肺和肾的清除。

体内产生或摄入的酸性或碱性物质超越了其缓冲、中和与排除的速度和能力，在体内蓄积，即发生酸碱平衡失常。早期由于 HCO_3^-/H_2CO_3 等的缓冲，尚能使其比值保持在20∶1，pH和H^+浓度维持在正常范围，称为代偿性酸中毒或碱中毒。当病情严重，代偿失效，HCO_3^-/H_2CO_3比值不能保持在20∶1，pH和H^+浓度超过正常范围时，则发生失代偿性酸中毒或碱中毒。

麻醉管理特点及经验教训

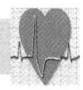

1. 代谢性碱中毒（metabolic alkalosis）：是以体内HCO_3^-升高（>26 mmol/L）和pH值增高（>7.45）为特征的。紧密结合患者术前病史及入院后查体认为：患者术前由于高位肠梗阻而反复剧烈呕吐，直接导致胃内大量胃酸（HCl）丢失，继而出现低钾低氯性（代谢性）碱中毒。胃腺壁细胞生成HCl，H^+是胃腺壁细胞由$CO_2+H_2O\rightarrow H_2CO_3\rightarrow H^++HCO_3^-$反应而来，$Cl^-$则来自血浆。壁细胞中有碳酸酐酶促进此反应能迅速进行。H^+与Cl^-在胃腺腔内形成HCl分泌入胃内。进入小肠后HCl与肠液、胰液、胆汁等碱性消化液中的$NaHCO_3$中和。碱性液的分泌是受H^+入肠的刺激引起的。因此，如果HCl因呕吐而丢失，则肠液中$NaHCO_3$分泌减少，体内将有潴留；再者，已分泌入肠的$NaHCO_3$不被HCl中和，势必引起肠液中HCO_3^-升高而使其重吸收增加。这就使血中HCO_3^-上升而导致代谢性碱中毒。另外胃液大量丢失时可伴有Cl^-、K^+的丢失和细胞外液容量减少，这些因素也与此时的代谢性碱中毒发生有关。低血Cl^-时，HCO_3^-增多以补偿之；低血K^+时由于离子转移而H^+移入细胞内；细胞外液容量减少时由于醛固酮分泌增多促进Na^+重吸收而促使H^+和K^+排出，这些均能引起代谢性碱中毒。

处理措施包括：① 积极消除病因；② 纠正低钾、低氯血症，积极补充KCl、NaCl、$CaCl_2$、NH_4Cl等。其中NH_4Cl既能纠正碱中毒也能补充Cl^-，不过在肝功能障碍以及老年患者不宜使用，因NH_4Cl需经肝代谢；③ 纠正碱中毒：轻度碱中毒可用等渗盐水静滴即可收效，盐水中Cl^-含量高于血清中Cl^-含量约1/3，故能纠正低氯性碱中毒。重症碱中毒患者可给予一定量酸性药物，如精氨酸、氯化铵等。计算补给酸量公式：需补给的酸量（mmol）=（测得的SB或CO_2CP－正常的SB或CO_2CP）×体重（kg）×0.2，其中SB为标准碳酸氢盐，CO_2CP为二氧化碳结合力；④ 此外还可以使用碳酸酐酶抑制剂如乙酰唑胺以抑制肾小管上皮细胞中H_2CO_3的合成，从而减少H^+的排出和HCO_3^-的重吸收。也可用稀HCl中和体内过多的$NaHCO_3$。大约是1mEq的酸可降低血浆HCO_3^- 5mEq/L左右；⑤ 醛固酮拮

抗剂可减少 H^+ 和 K^+ 从肾排出，也有一定疗效。患者出现抽搐与当时血 Ca^{2+} 过低有关，积极补充后已经好转。

2. 呼吸性酸中毒（respiratory acidosis）：是以原发的 PCO_2 增高及 pH 值降低为特征的高碳酸血症。系肺泡通气功能障碍所致。常见于：① 呼吸中枢抑制，如麻醉药使用过量；② 呼吸道梗阻，如喉痉挛、支气管痉挛、呼吸道烧伤及异物、溺水、颈部血肿或包块压迫气管等；③ 肺部疾患，如休克肺、肺水肿、肺不张、肺炎等；④ 胸部损伤：如手术、创伤、气胸、胸腔积液等。本例患者由于长时间腹胀后胃肠道内毒素吸收入血导致早期休克症状出现，由于呼吸减慢进而发生呼吸性酸中毒。

处理措施包括：① 积极防治原发病；② 改善肺泡通气，排出过多的 CO_2。根据情况可行气管切开、人工呼吸，解除支气管痉挛，祛痰，给氧等措施，给氧时氧浓度不能太高，以免抑制呼吸。特别提出要适度人工呼吸即可，因为呼吸性酸中毒时 $NaHCO_3/H_2CO_3$ 中 H_2CO_3 原发性升高，$NaHCO_3$ 呈代偿性继发升高。如果通气过度则血浆 PCO_2 迅速下降，而 $NaHCO_3$ 仍在高水平，则患者转化为细胞外液碱中毒，脑脊液的情况也如此。可引起低钾血症、血浆 Ca^{2+} 下降、中枢神经系统细胞外液碱中毒、昏迷甚至死亡；③ 一般不给碱性药物，除非 pH 下降甚剧，因碳酸氢钠的应用只能暂时减轻酸血症，不宜长时间应用。酸中毒严重时如患者昏迷、心律失常，可给 THAM（氨基丁三醇）治疗以中和过高的 $[H^+]$。$NaHCO_3$ 溶液亦可使用，不过必须保证在有充分的肺泡通气的条件下才可使用。因为给 $NaHCO_3$ 纠正呼吸性酸中毒体液中过高的 $[H^+]$，能生成 CO_2，如不能充分排出生成的 CO_2，会使血中 CO_2 浓度升高。

3. 酮症酸中毒（ketoacidosis）：是糖尿病的急性并发症之一，是由于体内胰岛素严重不足所致。当患者胰岛素严重缺乏时，糖代谢紊乱急剧加重，这时，机体不能利用葡萄糖，只能动用脂肪供能，而脂肪燃烧不完全，因而出现继发性脂肪代谢严重紊乱。当脂肪分解加速，酮体生成增多，超过了组织所能利用的程度时，酮体在体内积聚使血酮超过 2mg/dl，即出现酮血症。多余的酮体经尿排出时，尿酮检查阳性，称为酮尿症。糖尿病时发生的酮血症和酮尿症总称为糖尿病酮症。酮体由 β-羟丁酸、乙酰乙酸和丙酮组成，均为酸性物质，酸性物质在体内堆积超过了机体的代偿能力时，血的 pH 值就会下降（<7.35），这时机体会出现代谢性酸中毒，即我们通常所说的糖尿病酮症酸中毒。本病例中的这位老年患者既往多年糖尿病病史，此次由于长时间腹痛、腹胀、进食不佳，有可能并发酮症酸中毒。

处理措施包括：① 补液：必须快速补充足量液体，恢复有效循环血量。原则上先快后慢。当血糖>16.7 mmol/L（300 mg/dl）时，采用生理盐水，以每小时500～1000 ml 速度静脉滴注；当血糖为 13.9 mmol/L（250 mg/dl）时，可改为葡萄糖液静脉滴注，速度减慢。同时要严防血糖下降太快，以免发生脑水肿；② 胰岛素：胰岛素是治疗酮症酸中毒的关键药物。但需要严密监测血糖情况；③ 补充钾及碱性药物。酮症酸中毒时血钾总是低的，故一开始即可同时补钾。一般在 500 ml 的液体中加入 10%KCl 10～15 ml（K^+ 1～1.5 g）静脉滴注，然后视血钾浓度和尿量而定，注意"见尿补钾"。当血 K^+ 正常时，应改用口服 KCl 5～7 天，每次 1 g，每日 3 次。当血钾>5 mmol/L 时，应停止补钾，并监测心电图。一般不必补碱。当血 pH 值为 7.0 或伴有高血钾时，应给予碱性药物，以 $NaHCO_3$ 溶液为宜。补碱量不宜过多，速度不宜过快，不可将胰岛素置入碱性溶液内，以免药效被破坏；④ 抗生素：感染常是本症的主要诱因，而酸中毒又常并发感染，即使找不到感染灶，只要患者体温升高、白细胞增多，即应予以抗生素治疗。

麻醉管理重点小结

1. 急诊患者尤其注意追问病史。
2. 严密观察患者症状、体征。
3. 及时根据血气监测结果调控治疗措施。

参 考 文 献

[1] 庄心良，曾因明，陈伯銮. 现代麻醉学. 3 版. 北京：人民卫生出版社，2003.
[2] G Edward Morgan. 摩根临床麻醉学. 岳云，吴新民，罗爱伦，译. 4 版. 北京：人民卫生出版社，2007.

第十一部分

心脏病患者非心脏手术

病例 65

合并多种系统疾病高龄患者的下肢神经阻滞

刘怡昭

病例介绍

患者，女性，83岁，55 kg。主因"左下肢疼痛，间歇性跛行2天"欲急诊行左下肢血管探查，取栓术。既往冠心病、高血压、糖尿病、慢性支气管炎、慢性阻塞性肺病（COPD）。10年前因急性心肌梗死保守治疗。近半年，仍有心绞痛发作，多于饱食或劳累后出现，曾出现夜间阵发性呼吸困难，端坐呼吸。心绞痛发作时口服"速效救心丸"3~5分钟缓解，心功能Ⅲ级。平素服用阿司匹林100 mg，每日一次至今。高血压30年，间断口服药物治疗，具体药物不详，血压最高200/110 mmHg，平素未监测血压。平素口服二甲双胍控制血糖，血糖控制不满意。曾因糖尿病肾病住院治疗，目前肾功能处于代偿期。吸烟40年，20支/天，确诊慢性支气管炎、COPD 20年，近一周再次出现咳嗽、咳痰、轻微体力活动即感喘憋。20年前曾因椎管狭窄于全麻下行"腰椎减压内固定术"。患者急诊入院。心电图示：陈旧前壁心肌梗死，ST-T改变，心率90次/分。生化检查示：血糖 12.0 mmol/L，ALT 46 U/L，AST 40 U/L，Cr 150 μmol/L，BUN 10 mmol/L。血常规：WBC 12.0×10^9/L，NE 85%，Hb 105 g/L，PLT 103×10^9/L。尿常规：尿糖（+），酮体（-）。X线胸片：双肺纹理重。

动脉血气检查:pH 7.33,PaCO$_2$ 60.1 mmHg,PaO$_2$ 60.4 mmHg,BE 6.1 mmol/L。考虑患者高龄,合并症多,目前合并上呼吸道感染,既往曾行腰椎手术,最终决定在腰丛联合坐骨神经阻滞下行左下肢血管探查、取栓术。患者入室,低流量吸氧 3 L/min。进行动态心电图监测,窦性心律,心室率 100 次/分,无创袖带血压 180/100 mmHg,SpO$_2$ 90%。给予咪达唑仑 1 mg,芬太尼 0.03 mg。心率降至 90 次/分,NIBP 160/105 mmHg。局麻下行右侧桡动脉穿刺测压。完成上述监测后,嘱患者右侧卧位,局麻下应用神经刺激器进行左侧腰大肌间隙腰丛阻滞和骶旁坐骨神经阻滞。在进行腰丛阻滞时,将目标电流设为 1.0 mA,进针 7 cm 左右可引出典型的股四头肌收缩,注入 0.5% 罗哌卡因 25 ml。实施骶旁坐骨神经阻滞时,将目标电流设为 0.5 mA,观察到明确的左足跖屈,注入 0.5% 罗哌卡因 20 ml,麻醉效果满意,在手术开始前追加咪达唑仑 1 mg。手术进行 1 小时,术中各项生命体征平稳,术毕患者安返病房。术后 24 小时随访患者,未见麻醉相关并发症。

病理生理特点

该患者为高龄女性,系统合并症复杂,一般状况较差,且需急诊手术,对这类患者需要综合评估,选择最适宜的麻醉方式。患者既往冠心病病史多年,心电图提示陈旧前壁心肌梗死,近期仍有心绞痛发作,曾出现夜间阵发性呼吸困难,加之多年慢性支气管炎和 COPD 病史,以及最近的呼吸道感染使得心肺功能进一步恶化。动脉血气提示Ⅱ型呼衰。糖尿病病史多年,在感染和应激的情况下很可能出现酮症酸中毒,所以术前需进行相关检查。如果尿酮体(+),需要纠正酮症酸中毒。患者既往曾因椎管狭窄行腰椎减压内固定术。综上考虑,麻醉选择应尽最大可能减少对患者的生理影响。

由于患者的心肺功能很差,既往糖尿病史多年,且伴有肌酐和尿素氮异常,存在肾功能损害,故全麻对于该患者并不是最佳的选择。患者处于慢性支气管炎活动期,在这种情况下全麻气管插管可能会造成术后脱机拔管困难。患者既往曾行腰椎手术,也不宜进行椎管内麻醉。需要指出的是,如果该患者既往无腰椎手术史,也并不推荐椎管内麻醉。这是因为这类患者心功能代偿能力很差,椎管内阻滞后会出现周围血管扩张,有效循环血容量下降,如果心脏不能及时代偿,会对循环生理造成很大的影响。患者近期仍有心绞痛发作,说明心肌的氧供、氧耗失衡,突然的血压下降会进一步破坏心脏氧供需的平衡,造成术中心肌缺血发作。由于患者进行血管探查、取栓手术,手术范围较大,局部麻醉通常不能满足镇痛的需要,而且疼痛本身可以加重应激,诱发心肌缺血。综合考虑,我们最终选择了左侧腰丛阻滞联合坐骨神经阻滞,这种方式可以为一侧下肢手术提供完善的术中及术后镇痛,同时仅仅阻滞单侧下肢,对循环生理基本上没有影响,对呼吸系统和肝肾功能也没有影响,因此对于该患者是比较适宜的麻醉选择。

麻醉管理特点及经验教训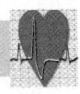

本例患者麻醉计划制订的关键在于保证确切的麻醉效果的同时将对患者生理的影响尽量降低。

管理中除上述强调之处,还有一些应该注意的地方。糖尿病病史多年的多数患者合并糖尿病外周神经病变,本例患者拟在外周神经阻滞下行下肢血管探查、取栓术,术前评估时应对患者周围神经功能进行检查并记录,作为术后判定神经肌肉功能恢复情况的基础。患者常年服用阿司匹林且行急诊手术,由于药物对血小板聚集功能的影响,可能会造成穿刺点周围出血,甚至由于血肿压迫造成神经功能受损。应用外周神经刺激器进行神经阻滞时,穿刺时的疼痛和肌颤带来的不适感可能会增加患者的焦虑和恐惧,通常情况下会在麻醉操作前给予静脉镇静和镇痛药,但该患者高龄、心肺功能差,因此镇静、镇痛药物需酌情减量,并在给药后严密观察患者的反应。本例患者选择桡动脉直接测压监测血压,主要是考虑患者心肺功能较差,直接动脉测压可以即时反映血压的动态变化,在必要的时候也可以直接采血进行动脉血气分析,还可以防止患者术中出现特殊情况未被发现,延误抢救时机。关于术后镇痛的问题,由于本患者是在外周神经阻滞下进行的手术,应用的是长效局麻药罗哌卡因，文献报道罗哌卡因镇痛时间可维持12～24小时，可以提供良好的术后镇痛。

麻醉管理重点小结

1. 对于此类合并多器官功能障碍的患者，术前评估和麻醉选择尤为关键。
2. 糖尿病患者可能合并外周神经病变，会增加发生永久性神经损伤的风险。
3. 长期使用阿司匹林以及应用抗凝药的患者实施外周神经阻滞最主要的并发症是出血及血肿压迫造成的神经损伤。

参 考 文 献

[1] Hadzic A，Vloka J. New York school of regional anesthesia. Peripheral Nerve Blocks："Principles and Practice". ［2006-8-20］. http://www.nysora.com.
[2] Tran D，Clemente A，Finlayson RJ. A review of approaches and techniques for lower extremity nerve blocks. Can J Anaesth，2007，54（11）：922-934.

病例 66

术中快速心房颤动

孙宏伟

病例介绍

患者，女性，78岁，体重64 kg，身高156 cm，主因"鼻涕倒流1年余"门诊以"真菌性上颌窦炎"收入我院耳鼻喉科，拟于全麻下行鼻内镜下鼻窦病变清除术。既往房颤病史30余年，高血压病史30余年，心脏冠状动脉支架置入7年余，口服普罗帕酮、地高辛、培哚普利、阿司匹林等药物治疗，血压控制不稳，波动在130～150/80～90 mmHg之间。心率偶有不稳定，最高170次/分。入院诊断：1. 真菌性上颌窦炎（左），2. 上颌窦囊肿（右），3. 冠心病，4. 阵发性房颤，5. 高血压病（极高危）。术前各项化验检查均在正常范围内。ECG示房颤、ST-T改变。UCG示左心室舒张功能减低，二尖瓣和主动脉瓣少量反流，EF 62%。入手术室BP 165/105 mmHg，SpO_2 96%，HR 92次/分，房颤心律。开放外周静脉（右上肢），静脉注射咪达唑仑1 mg，盐酸戊乙奎醚注射液1 mg，5 min后BP降至148/92 mmHg，HR 80次/分，依次静脉注射依托咪酯18 mg（分次）、芬太尼0.15 mg、罗库溴铵40 mg后插管，吸入氧气，静脉注射丙泊酚复合瑞芬太尼维持麻醉。手术开始后术者在鼻黏膜下注射肾上腺素（1∶20万）和局麻药（丁卡因）混合稀释液，患者血压突然由119/63 mmHg上升到 181/111 mmHg，心率由 74 次/分上升到 117 次/分，出现快速房颤，紧急静脉注射艾司洛尔 120 mg（分次），盐酸乌拉地尔 25 mg，血压略有下降，波动在 130～150/80～90 mmHg 之间，心率无明显变化维持在 120 次/分左右，遂静脉注射毛花苷 C 0.4 mg，仍为快速房颤心律，随后 20 min 内静脉泵入胺碘酮 150 mg，继而 1 mg/min 泵入维持，ECG 示由快速房颤逐渐恢复为窦性心律，心率维持在 60～70 次/分之间。手术持续 2 小时，术终时停静脉麻醉药，用肌松拮抗剂，呼之睁眼，静脉注射艾司洛尔 40 mg 后拔管，待患者完全清醒，血压、心率稳定，安返病房。

病理生理特点

房颤属于最常见的持续性心律失常，发生率随年龄的增加而增加。起源于心房内多处折返或存在多源性异位激动。目前认为，异位兴奋灶只是房颤发生的触发机制，而房颤得以维持，有赖于心房基质。由于各种病理生理原因，心房肌纤维化、排列紊乱、各向异性、心肌细胞超微结构的改变、心肌细胞离子通道异常等可能都是使房颤得以维持的重要因素。在房颤的维持阶段，多子波折返可能成为主要机制。该心律失常的 ECG 特征表现为心房活动的完全紊乱，无 P 波，代之以大小形态不一、节律不规则的 f 波。心室率 60～170 次/分。QRS 波一般正常，当出现一个相对长的 R-R 间期后紧跟一个短 R-R 间歇时（Ashman 现象），可见差异性传导，即在正常 QRS 波后出现具有右束支传导阻滞特征的 QRS 波。心室率绝对不规则。如心室率规则，应考虑地高辛中毒（非阵发性房室结心律）。在体检或 ECG 上会发现房颤，但患者可能并无症状。常见的则是房室协调性丧失，以及由心源性心律失常引起的快速心率导致患者出现症状，可表现为心悸、心绞痛、充血性心力衰竭、肺水肿和全身性低血压。房颤患者常伴有衰弱和全身无力。常见且最重要的临床后果为血栓栓塞性事件以及心房和（或）室性心肌病，心房内血栓的形成主要是由于协调性心房收缩功能的丧失，导致心腔内的血流迟滞所致。病因：二尖瓣疾病、充血性心力衰竭、肺梗死、甲状腺危象和心包炎。

麻醉管理特点及经验教训

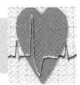

目前还没有安全可靠而又简单可行的根治房颤的方法,射频消融治疗房颤有一定应用前景,但由于创伤较大,费用昂贵,操作复杂并有一定风险,尚不宜推广,药物治疗仍然是主要方法。房颤患者的麻醉管理应注意维持循环的稳定,控制心室率,保护心脏功能。术中快速房颤的紧急治疗:① 用洋地黄类、普萘洛尔、地尔硫䓬和维拉帕米控制心室率在80~90次/分。② 电转复:胸内同步直流电除颤一般为3~5J,不超过10J。体外循环辅助下可行非同步除颤。

该病例系术中出现快速房颤,原因可能如下:① 麻醉深度不够,没有完全充分的镇静和镇痛。② 局部应用肾上腺素,引起血压升高。

通过这个病例我们从中可以吸取的经验教训包括:① 房颤的患者术前应严格控制心室率。② 维持理想的麻醉深度,避免麻醉过浅。③ 房颤合并高血压的患者术中避免使用肾上腺素等使血压升高的血管活性药物。④ 药物复律无效或循环不稳定的房颤应立即行电转复。

麻醉管理重点小结

房颤治疗的宗旨是恢复和保持心脏正常的窦性节律。

1. 电转复: 电转复是将房颤转为正常窦性节律的最有效方法。其目的是减轻充血性心力衰竭的症状,通过恢复心房收缩力改善心功能并降低血栓性栓塞的危险。对电转复的患者,可选用短效静脉麻醉药(丙泊酚、依托咪酯等),监测ECG和SpO_2,必须选择同步电转复模式。

2. 药物治疗: 采用能延缓房室结传导的药物控制心室率。常选用地高辛,也可使用β受体阻滞剂和钙通道阻滞剂控制心室率,胺碘酮是预防房颤复发的有效药物。

3. 抗凝: 房颤伴有心脏瓣膜病的患者,其发生卒中的危险增加,需常规使用抗凝药物治疗。常使用阿司匹林和华法林。手术前要注意其凝血功能和血小板功能。

参考文献

[1] Topol EJ. Textbook of Cardiovascular Medicine. New York: Lippincott, Williams Wilkins, 1998: 1529-1931.

[2] Josephson ME. Clinical Cardiac Electrophysiology: techniques and interpretations. 2nd ed. Philadelphia: Lea & Febiger, 1993.

[3] AFFIRM Investigators. Baseline characteristics of patients with atrial fibrillation: theAFFIRM Study. Am Heart J, 2002, 143: 991-1001.

[4] Verma A, NataleA. Why artial fibrillation ablation should be consider first-line therapy for some patients. Circulation, 2005, 112: 1214-1231.

病例 67

合并扩张型心肌病患者行胃癌根治术

孙宏伟，张　明

病例介绍

患者，男性，63岁，主因"慢性咳嗽、咳痰15年，加重伴喘憋2个月"于2009年7月30日以"喘憋待查，细支气管炎？"收入我院呼吸科。既往有胃溃疡病史10余年。近2年常于情绪激动时发作心前区压榨样疼痛，疼痛无放射，伴心悸，休息3～6分钟后可自行缓解，未诊治。入院后完善各项检查，结果显示：心梗三项：肌红蛋白 35.2 ng/ml，肌钙蛋白 0.08 ng/ml，肌酸激酶 2.0 ng/ml。BNP：4732 pg/ml。胃镜下活检发现胃角溃疡型胃癌。心电图：左心室肥大，V_2 导联见 Q 波，V_1、V_3 导联 qS，四肢导联及 V_4～V_6 导联 T 波低平、双向。超声心动图：左心室大，左心房轻大，弥漫性室壁运动减低，二尖瓣关闭不全（轻度），左心室舒张功能减低，左心室射血分数30%。完善诊断为：1. 胃角溃疡型胃癌；2. 扩张型心肌病可能性大　心界左大　窦性心律　心功能Ⅳ级；3. 慢性阻塞性肺病急性加重；4. 阑尾切除术后；5. 肝囊肿。予抗感染、平喘、化痰、利尿、扩张冠状动脉治疗后，患者肺部感染情况得到控制，转入胃肠外科拟进行胃癌根治手术。麻醉过程：患者入室后，常规监测心电图、脉搏氧饱和度和无创血压，并面罩吸氧。开放一条外周静脉后，行桡动脉穿刺以监测有创血压（IBP）。

予多巴胺 3 μg/（kg·min）持续静脉泵入。于 $T_{9\sim10}$ 间隙行硬膜外穿刺并留置硬膜外管，给予 1% 利多卡因 4 ml 试验剂量，5 分钟后麻醉平面 $T_6\sim L_1$。行右颈内静脉穿刺并置入漂浮导管，监测心排血量。全麻诱导使用咪达唑仑 0.2 mg/kg、依托咪酯 0.18 mg/kg、芬太尼 16 μg/kg、罗库溴铵 1 mg/kg 依次在严密观察血压、心排血量、心率情况下缓慢静脉推注。诱导过程中患者血压有明显下降，最低 85/50 mmHg，予多巴胺 4 mg 分次静脉推注，血压可以恢复至诱导前，之后进行气管插管。插管后接 Primus 麻醉机行控制呼吸。调节潮气量为 10 ml/kg，呼吸频率为 10 次/分，吸呼比为 1∶2。诱导完成后予 1% 利多卡因 9 ml 硬膜外推注。手术过程中麻醉维持用丙泊酚 150 mg/h 持续静脉泵入，1% 利多卡因 4 ml/h 硬膜外持续泵入，间断追加维库溴铵。上大拉钩并手术刺激加大后，血压与心率有上升变化，予 1% 利多卡因 4 ml 硬膜外一次性推注。手术历时 120 分钟，监测 ECG、SpO_2、IBP、NIBP、CVP、CO、T、潮气末端二氧化碳（$ETCO_2$）、PAP，并间断测量 PAWP。术中输液 1300 ml，尿量 600 ml，失血 150 ml。手术结束后接硬膜外镇痛泵，患者带气管插管返回 SICU 接呼吸机，模式为 SIMV。术后第 2 天顺利脱机拔管，转回普通病房，术后恢复良好，12 日后顺利出院。

病理生理特点

扩张型心肌病（DCM）是一种以心腔、左心室或右心室扩大及肥厚，心排血量降低，心室充盈压增高，心肌收缩功能障碍为主要特征的心肌疾病，是除冠心病、高血压以外导致心力衰竭的主要原因之一。其病因迄今未明，目前认为该病可能与病毒感染、心肌代谢过程中某些酶的缺乏、营养障碍、自主免疫反应异常和遗传基因有关。其中病毒感染、免疫反应失调和遗传基因是目前主要的发病学说。其病理改变以心肌变性、纤维化、心腔扩大为突出表现,随着病程持续时间越久,心腔扩大越加重。早期扩张不明显,晚期则非常突出。心脏体积及重量均增加,约为正常的一倍。各心腔扩大,心肌灰白而松弛。心室壁心肌虽肥大,但因室腔扩大而室壁厚度仍近乎正常,二尖瓣、三尖瓣环扩大,可导致二尖瓣及三尖瓣关闭不全。另外心内膜可增厚并有附壁血栓形成,血栓脱落可导致肺栓塞或周围动脉栓塞。生理改变为心肌收缩力显著下降,早期左心室等容收缩期左心室内压力上升速度减慢,喷血速度也减慢。此时心搏量减少由加速心率代偿,心排血量尚可维持。以后左心室排空不尽,有残余血量,舒张末期压增高,逐步发展为左心衰竭。长期左心功能不全可造成左心房压、肺动脉压力相继升高,最后出现右心衰竭。少数病例病变以右心室为主,则发展为右心衰竭。心室的扩张使房室瓣环扩大,造成二尖瓣或三尖瓣关闭不全。心腔扩张,心室壁内张力增大,氧耗增多,心肌肥厚、心率加速引起心肌相对缺血,而心肌摄氧的能力已达极限,因而可引起心绞痛。心肌病变涉及起搏和传导系统可引起各种心律失常。各年龄均可发病,以中年居多,也可见于儿童和老年人。该病起病缓慢、隐匿,也可无症状,病情发展缓慢,预后不佳。

麻醉管理特点及经验教训

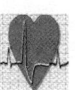

1. 全面监测各项生命体征,有备而战: 术前全面评估患者的心肺功能,采用全面的监测,包括有创动脉血压、中心静脉压、心排血量和肺动脉压的监测,有创操作宜在麻醉诱导之前。这样可对患者的心功能有个全面的认识并可以做好充分的准备。为减轻患者紧张的情绪,宜静注少量咪达唑仑。

2. 严密监测出入量,维持出入平衡,避免大出大入: 扩张型心肌病患者的心脏收缩功能及舒张功能差,耐受容量负荷的水平显著下降。如果容量急剧增加,易引起急性心功能衰竭。若容量不足,因心脏代偿能力差,易引起全身器官灌注不足。因此,术中容量的管理是扩张型心肌病患者麻醉管理的重中之重。

3. 复合硬膜外麻醉减轻心脏应激,术后镇痛完善,减轻心脏负荷: 全麻复合胸段硬膜外麻醉对患者的近期及远期预后均有明显改善。本例患者复合了硬膜外麻醉,外周血管扩张作用减轻了心脏前后负荷,对心脏功能有保护作用。术后患者因采用硬膜外镇痛的方法而保证了比较完善的镇痛效果,降低心肌耗氧量,减轻心脏负荷,有利于术后恢复。但是,麻醉管理中需要注意这两种麻醉效力叠加易引起剧烈的血流动力学变化，如难以逆转的低血压。因此麻醉维持最好使用持续性硬膜外泵注给药的方式，以免发生顽固性的低血压。

4. 麻醉诱导要采用大剂量芬太尼，慢诱导的方法，保证诱导插管期的血流动力学稳定。全麻诱导过程往往是整个手术麻醉过程中血流动力学波动最大的时段，扩张型心肌病患者因为心脏储备功能差，对于血流动力学的波动耐受性差，应尽量避免血压及心率的大幅波动。采用对血流动力学影响小的依托咪酯，大剂量芬太尼诱导，避免血流动力学波动太大诱发严重的心律失常、心功能衰竭、室壁内的血栓脱落等危险情况发生。

5. 避免心肌抑制是扩张型心肌病患者麻醉管理的目标，合理灵活使用血管活性药物，提高心肌收缩力，减轻心脏负荷。扩张型心肌病患者心肌收缩功能减弱，可以予小剂量正性肌力药物，如多巴胺或多巴酚丁胺，在加强心肌收缩力的同时兼有扩血管作用，对于心脏具有一定的支持和保护作用。

麻醉管理重点小结

1. 术前积极改善心功能，处理心力衰竭等情况，警惕心功能不全、猝死和栓塞。

2. 麻醉的选择除全麻外，区域阻滞是一种可供选择的替代方法，硬膜外麻醉应注意交感神经阻滞引起的血压剧烈波动。为患者进行全面的监测，包括有创动脉血压、中心静脉压、心排血量和肺动脉压的监测，做到有备无患。

3. 麻醉诱导要实施慢诱导，麻醉过程中保证足够的麻醉深度，避免血流动力学的剧烈波动。

4. 术中仔细维护患者心肌收缩功能，维护心脏的前负荷，减轻心脏的后负荷。尤其注意容量管理，避免人出大人。

参 考 文 献

[1] 和瑞芝. 病理学. 北京：人民卫生出版社，1981：104.
[2] Alf Kozian, Schilling. T, Hachenberg T, et al. Non-analgetic effects of thoracic epidural anaesthesia. Current Opinion in Anaesthesiology，2005，18：29-34.

[3] B. P. Mattos, Zettler, Claudio G, et al. Left ventricular function and endomyocardial biopsy in early and advanced dilated cardiomyopathy. International Journal of Cardiology, 1998 (63): 141-149.

[4] 张荃方, 张荣荪, 常宗云, 等. 扩张性心肌病诊断和治疗的新进展. 实用心电学杂志, 2007, 16 (1): 76-79.

病例 68

安置永久性起搏器患者行肺叶切除术

孙宏伟，张　明

病例介绍

患者，女性，79岁，体重51 kg，身高156 cm，主因"体检发现左肺下叶占位性病变1月余"拟于全麻下行胸腔镜下肺叶切除术。1个多月前查体X线胸片发现左肺下叶类圆形软组织密度影，进一步查胸部CT（2009-8-5）示：左肺下叶近胸膜处类圆形软组织密度影，大小约3 cm×3 cm，边缘毛糙，有浅分叶，密度不均，可见空泡，与胸膜粘连。患者无咳嗽、咳痰，无咯血，不伴胸痛、胸闷，无夜间憋醒，无高热、寒战、流涕，无恶心、呕吐，无呼吸困难，无低热、乏力及夜间盗汗，无饮水呛咳，考虑为炎性可能，予抗感染治疗（具体不详）12天无效。2009-9-2患者再次行胸部CT示占位性病变无明显变化。患者自发病以来，精神、睡眠良好，饮食正常，大小便可，体重无明显减轻。既往"慢性胃炎"30年，口服吉法酯（商品名：惠加强）2片tid，"冠心病"10余年，无明显胸闷、胸痛症状，曾因阵发性房颤伴心室率低约30次/分，于2008年行起搏器植入，现口服阿替洛尔0.25片qd，尼麦角林胶囊（商品名：凯尔）1粒qd，辛伐他汀（商品名：辛可）0.25片qn，稳心颗粒1粒bid，善存1片qd，维生素E 1粒qd，未服用抗凝药。青光眼10余年，白内障10余年，否认高血压、

病例 68　安置永久性起搏器患者行肺叶切除术

> 糖尿病史，否认肝炎病史及其密切接触史，否认结核病史及其密切接触史，1964年曾行"阑尾切除术"，1968年行"绝育术"，1983年因外伤致右侧髌骨骨折行"右侧髌骨切除术"，1998年行"肠梗阻粘连分解术"，2007年行"痔切除手术"，2008年行"起搏器植入术"，2009年行"右眼白内障晶状体摘除假体置入术"。无血制品输注史，青霉素、链霉素、红霉素过敏。入室BP 149/68 mmHg，HR 80次/分（术前调整起搏心率为80次/分），开放外周静脉，静脉注射咪达唑仑1 mg，桡动脉穿刺置管监测血压，咪达唑仑0.03 mg/kg、依托咪酯0.3 mg/kg、舒芬太尼0.3 μg/kg和罗库溴铵0.6 mg/kg顺次诱导，经口插入35F左双腔气管导管，右侧卧位，术中单肺通气1.5 h，期间SpO_2 100%，循环稳定，术毕带管回麻醉后恢复室（PACU）。

病理生理特点

人工心脏起搏器可经静脉（心内导联）或通过肋下（心包或心肌内导联）置入。经静脉插入的部位包括颈内静脉、颈外静脉、股静脉和肘前静脉。脉冲发生器可产生电冲动，并将其传导至心内或心脏表面，导致心脏的机械性收缩。使用五字母编码描述人工心脏起搏器的起搏模式（表1），常用前三个字母表示，后两个字母省略（如DDD、VVI等）。DDD双腔起搏器的最大益处是能够维持房室同步，而且起搏器综合征的发生率最低。心房活动，无论是否会感知起搏，均能启动或触发房室间期，因此房室同步可以在更宽的窦性心律范围内得到维持。起搏器综合征：其表现为与心室起搏有关的综合征群，包括晕厥、无力、端坐呼吸、阵发性夜间呼吸暂停和肺水肿。起搏器综合征的病理生理特征表现为心排血量降低和低血压，它是由于心房对心室充盈作用的丧失所致。放置人工心脏起搏器的指征包括窦房结功能障碍（病态窦房结综合征）、房室传导阻滞、双束支和三束支传导阻滞、神经性晕厥和心肌病。在体外循环后发生的短暂性心脏阻滞也可以放置临时起搏器。

表 1 起搏器分类

起搏心腔	感知心腔	感知后反应方式	程序控制	抗快速心律失常功能
O=无	O=无	O=无	O=无	O=无
A=心房	A=心房	T=触发	P=简单	P=起搏
V=心室	V=心室	I=抑制	M=多程序控制	S=休克
D=双腔（心房和心室）	D=双腔（心房和心室）	D=两种方式（触发和抑制）	C=应答	D=两种功能（起搏或休克）
			R=频率调节	

麻醉管理特点及经验教训

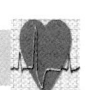

1. 术前评估：对安置永久性心脏起搏器的患者要做到充分的术前评估，了解安置起搏器的原因、起搏器的模式及评价其现在的功能。如果术前存在眩晕和晕厥，则可能反映人工心脏起搏器存在功能异常，心房或心室非同步心脏起搏器的放电频率是判断脉冲发生器功能的重要指征。

2. 连续监测 ECG，并证实脉冲发生器在持续发挥作用。

3. 进行有创动脉血压和 SpO_2 的监测，在 ECG 受到干扰时通过动脉血压和 SpO_2 的波形判断起搏器是否正常工作。

4. 备好除颤器等设备及药物（阿托品和异丙肾上腺素）。

5. 准备外转换磁铁。

麻醉管理重点小结

1. 功能正常的人工心脏起搏器不影响麻醉药物的选择，到目前为止，没有证据显示围术期使用的麻醉药或事件会改变人工心脏起搏器的刺激阈值。

2. 避免围术期的高钾血症和低钾血症。

3. 尽可能避免使用琥珀酰胆碱，因其增加血浆钾离子浓度抑制起搏器的功能，其肌颤作用影响脉冲发生器的功能。

4. 使用双极电刀，而且将电流降到最低限度，每次电切和电凝的时间要短。

5. 麻醉中使用的肌松监测仪最好放置在脉冲发生器的同侧，以避免其电刺激影响起搏器的功能。

参 考 文 献

[1] Levine PA. Differential diagnosis, evaluation, and management of pacing system malfunction // Ellenbogen KA ed. Cardiac Pacing. Massachusetts: Blackwell Science, 1996: 333-428.

[2] Lloyd MA, Hayes DL, Friedman PA. Cardiac Pacing and Defibrillation: A Clinical Approach. Armonk NY: Futura Publishing Company, 2000: 347-451.

[3] Kenny T. Troubleshooting and diagnosis. Massachusetts: Blackwell Futura, 2005: 129-134.

十二部分

无痛检查手术

病例 69

无痛胃肠镜患者的麻醉

周燕艳

病例介绍

病例一：门诊患者，男性，55岁，87 kg，170 cm，主因"间断进食后嗳气反酸10年"欲行胃镜检查。既往高血压病5年，血压最高160/100 mmHg，不规律服用降压药，血压控制在140/95 mmHg左右。查体：颈短、粗，心肺（一）。ECG示左心室高电压。X线胸片、血常规及生化检查未见异常。患者口服利多卡因胶浆后，取左侧卧位，外周静脉置入20号套管针，输注乳酸钠林格液，鼻导管吸氧，氧流量为5 L/min，常规监测ECG，HR 80次/分，BP 150/100 mmHg，SpO_2 100%。患者咬合口器后，静脉小壶给予咪达唑仑1 mg、芬太尼0.05 mg，然后静脉推注丙泊酚1 mg/kg，呼患者未应，随即出现舌根后坠，SpO_2下降至92%，BP 100/60 mmHg。令头后仰，托起下颌后SpO_2升至98%。遂插入胃镜，过咽喉部时患者出现呛咳、体动，BP 170/100 mmHg，继续静脉推注丙泊酚0.5 mg/kg后，SpO_2持续下降至80%，呼吸频率减慢，抬高下颌未见明显改善，撤出胃镜，面罩加压给氧1 min后氧合好转。待自主呼吸恢复正常，静脉间断注射丙泊酚30 mg，顺利完成胃镜检查。

病例二：住院患者，女性，76岁，45 kg，159 cm，主因"间歇性腹痛、呕吐、进行性消瘦 7 年"入院拟行纤维结肠镜检查。既往 3 年前体检发现多发性腔隙性脑梗死，发现心律不齐 10 年。ECG 示一度房室传导阻滞，偶发室性早搏。生化示总蛋白 60 g/L，余化验未见异常。患者入室后取下假牙，取左侧卧位，建立外周静脉通路，输注乳酸钠林格液，鼻导管吸氧，常规监测，静脉小壶给予咪达唑仑 1 mg，静脉推注丙泊酚 40 mg 后，BP 降至 80/40 mmHg，静脉推注麻黄碱 10 mg 后好转。之后静脉持续泵入丙泊酚 4 mg/（kg·h）维持麻醉，BP 下降超过基础值 20% 追加麻黄碱，肠镜过肝区时 HR 下降至 49 次/分，静脉推注阿托品 0.25 mg 后好转。操作中一度发现患者 SpO_2 降至 90%，呼吸频率减慢，口角有分泌物流出，去枕，吸引器清理后，将头后仰并抬起下颌，同时将丙泊酚降至 3 mg/（kg·h），SpO_2 维持于 95% 以上直至术毕。

病理生理特点

　　胃肠镜检查者一般合并有胃肠系统的病变，例如呕吐、腹泻、便血等，可伴有不同程度的液体丢失。检查前常规要求患者禁食 8h、禁饮 4h，势必造成有效循环容量相对不足。尤其肠镜检查的患者，禁食、禁饮同时对肠道清洁度要求高，机体均伴有不同程度的脱水。胃肠镜检查人群以老年患者居多，多数有高血压、糖尿病、冠心病等合并症，心血管调节能力差。高血压的病理生理改变表现为全身小动脉痉挛，血管平滑肌增生肥厚和水肿，小动脉硬化，容量与阻力血管进行性收缩，外周血管阻力与血压持续增高。在有些患者还会出现不同程度的血容量不足。合并高血压的患者对各种麻醉药的耐受能力要比一般患者差，加之术前禁食、禁饮，如给予麻醉药物前未经补液等适当处理，术中极易出现严重低血压。在面临较强的手术刺激时，由于其自身血管调节能力明显受损，故血流动力学波动比正常人更为剧烈，发生心、脑血管意外的概率大大增加。

咽喉部有大量机械、化学和温度感受器，并密集在喉部组织周围。咽部组织受牵扯后可导致环咽及贲门括约肌功能障碍。当合并有胃排空时间延迟的原因，如幽门梗阻、贲门失弛缓症时，咽喉组织松弛后分泌物及反流液会直接刺激咽喉，兴奋感受器，造成喉痉挛以及误吸。

成人结肠长度约 140 cm，位于盲肠和直肠之间，呈"门"形围绕小肠周围，依其所在位置和形态结构分为 4 部分：升结肠、横结肠、降结肠、乙状结肠，并形成了肝曲和脾曲 2 个生理弯曲，是结肠镜通过的难点。结肠镜操作中，肠管被牵拉、刺激、人为肠袢或肠腔的扩张、痉挛等，可激惹中枢神经系统引发强烈的自主神经反射及骨骼肌痉挛，如心率加快、血压升高、心律失常、恶心呕吐、出汗、便意，强烈疼痛时甚至可引起心搏骤停。

麻醉管理特点及经验教训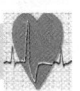

第一例患者体态肥胖，头大颈短粗，麻醉入睡后，易发生舌根后坠，处理上只需将患者头偏向一侧或轻托下颌则可。对于严重鼾症及过度肥胖者必须严格把握无痛技术的安全界限，保障呼吸在麻醉可控范围内。胃镜置入口腔后会刺激咽喉壁，如果麻醉深度不足，患者会出现呛咳、恶心、流涎，甚至躁动不安、咽喉黏膜损伤出血、憋气、喉头痉挛等危险症状。此时宜加深麻醉，但麻醉用药过快或者过量又容易对呼吸造成一过性抑制。胃镜过咽喉部时本例患者一度出现麻醉深度不足，追加药物后又出现呼吸抑制。及时调整药物剂量并控制好气道即可。胃镜检查时占用了口腔，同时也占用了呼吸道的一部分，从而对麻醉中的呼吸管理带来很大困难，术前一定要备好急救物品（呼吸气囊，呼吸机，气管插管用具，吸引器及氧气设备等），术中要密切观察呼吸以及 SpO_2 的变化。据文献报道呼吸抑制与注药速度和剂量相关，推注麻醉药物的速度应控制在每 10 s 不超过 4 ml。本例患者禁食、禁饮，同时高血压控制不满意，容量欠缺，故血流动力学易发生波动。此类患者实施麻醉时，药物宜多次、小量直至麻醉深度足够再行操作。芬太尼的应用主要是减少应激反应，小剂量芬太尼能有效抑制来自咽喉部的刺激，其机制可能是与孤束核及第 9、10 脑神经的阿片受体结合抑制了咽腔的伤害性刺激有关，与丙泊酚合用可以发挥其优点，并减少丙泊酚总用药量，降低副反应的发生。

第二例患者有胃肠道失液史，血的总蛋白低于正常，体型瘦小，术前禁食、禁饮并行肠道清洁，容量严重不足。同时还合并有心脑系统疾病，保持血流动力学相对稳定可有效地减少心脑血管并发症的发生。本例患者麻醉诱导前如果能提前静脉补液（如乳酸钠林格液 12 ml/kg）可有效预防血压下降并减小其下降的程度。肠镜镜身在肠腔内推进时，肠腔反射性痉挛，尤其是通过几个生理弯曲时，心率会反射性减慢，可能与牵拉肠管后迷走神经反射以及丙泊酚等药物对交感神经系统的抑制作用有关，一般只要暂停操作即可恢复，个别可静脉推注阿托品对症处理。第二例患者摘去假牙后，麻醉后上呼吸道失去部分支撑容易梗阻，咽喉松弛，同时胃肠蠕动减慢，肠镜检查时通常间断向肠腔内注入气体，过生理弯曲时按压腹部，这些因素都会促发反流误吸的发生。应提前备好吸引设备以及氧气，做到早发现、早处理。本例患者在出现上述问题后，所幸及时发现并及时处理，结局良好。

麻醉管理重点小结

1. 术前应积极控制高血压、冠心病等合并症，提高麻醉耐受力。麻醉诱导前尽可能纠正因禁食、禁饮、人为腹泻所致的不同程度脱水。

2. 及时去除上呼吸道梗阻，解除气道痉挛，呼吸抑制时辅助呼吸，防治反流误吸，避免机体缺氧。

3. 麻醉药物联合应用、剂量个体化、推药速度适当能减少循环系统的波动，以及对呼吸系统的抑制。新近，采用小剂量瑞芬太尼、依托咪酯、咪达唑仑复合少量丙泊酚联合用于无痛胃肠镜麻醉，效果非常好，呼吸、循环受影响极少。

4. 监测完善。必须备好抢救药品以及麻醉机、呼吸皮囊、氧源、吸引装置方可开始麻醉。

5. 合并有严重高血压、睡眠呼吸暂停综合征等无痛内镜术相对禁忌证的患者，可考虑在清醒状态下适度镇静镇痛麻醉完成手术操作。

参考文献

[1] 方丹青. 全身麻醉用于无痛肠镜检查可行性的临床探讨. 中国医药学刊, 2005, 1: 13-15.

[2] 徐贵森，吴晓玲，刘合年. 无痛内镜术在胃肠道疾病诊治中的应用. 世界华人消化杂志，2008，16：1890-1896.

[3] Vargo JJ, Holub JL, Faigel DO, et al. Risk factors for cardiopulmonary events during propofol-mediated upper endoscopy and colonscopy. Aliment Pharmacol Ther，2006，24：955-963.

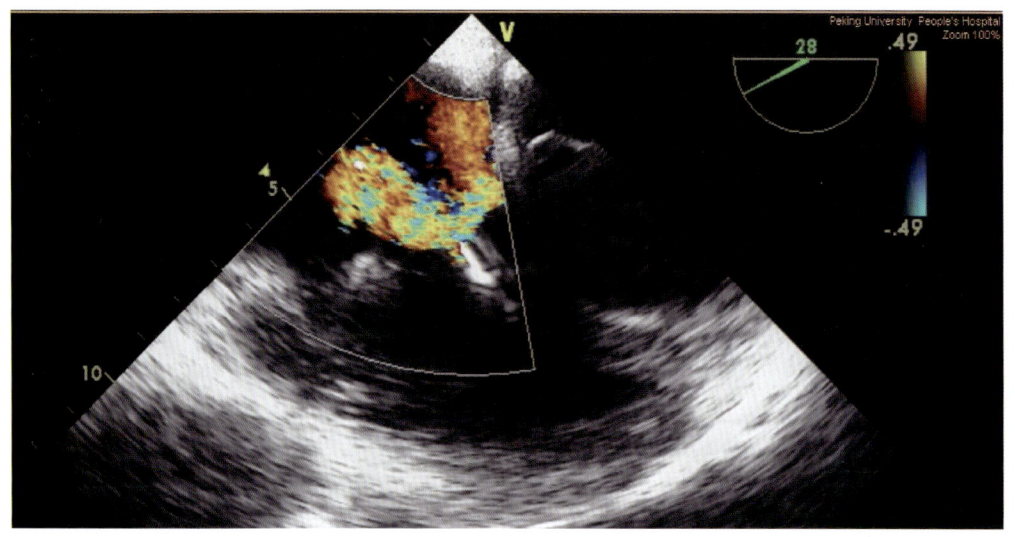

彩图 1　食管中段四腔心切面，彩色多普勒血流图。可见三尖瓣大量反流，反流束内下方右心室内可见高回声的电极导线

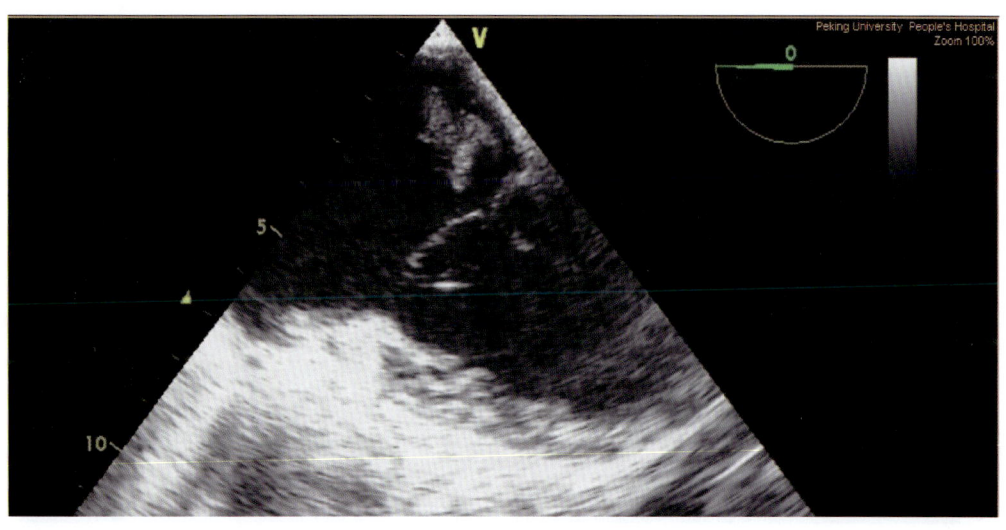

彩图 2　食管中段四腔心切面，可见瓣叶撕脱，在收缩期瓣叶"Flail"，呈挥鞭样进入右心房

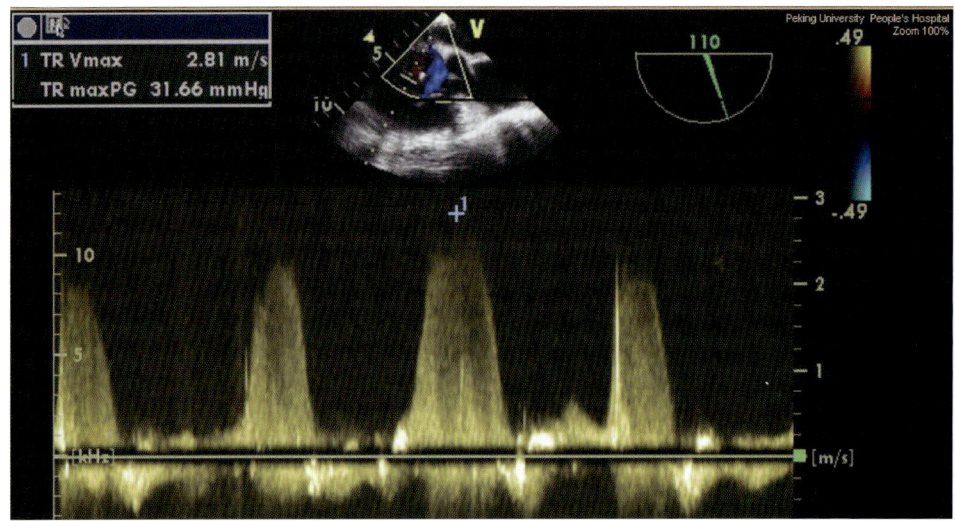

彩图 3 经反流束中心作连续多普勒测定，反流束峰值速度 2.81 m/s，右心房右心室压差（PG）31.66 mmHg，此时 CVP 18 mmHg，因此估算肺动脉收缩压＝PG＋CVP，为 50 mmHg，患者出现急性肺动脉高压

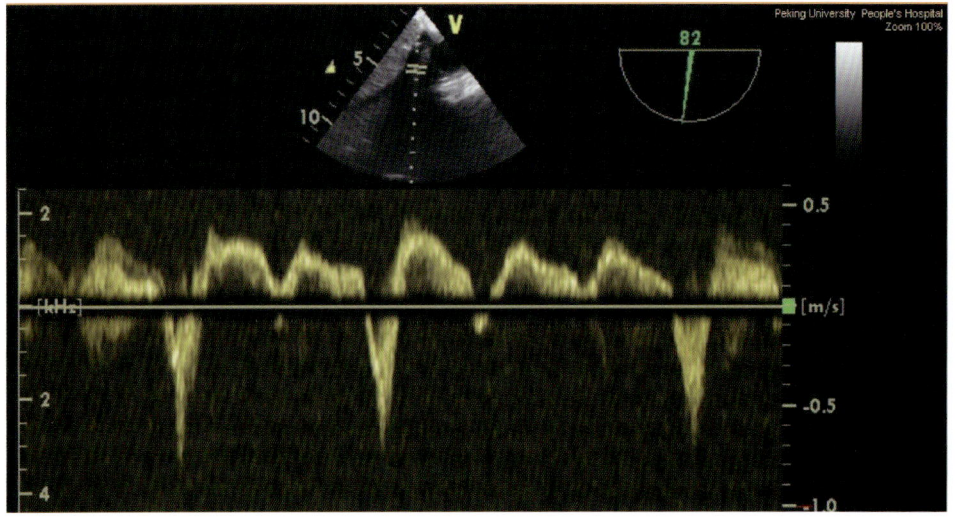

彩图 4 经胃底下腔静脉长轴切面作脉冲多普勒肝静脉血流速度测定，可见收缩期反常逆向血流，可以间接诊断三尖瓣重度反流。同时也解释了 CVP 急性增高和出现巨大收缩期 a-v 波的原因

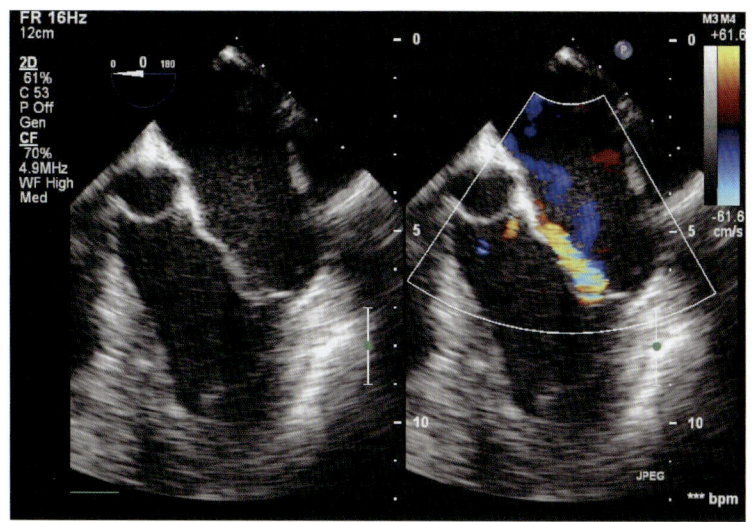

彩图 5　术前食管中段 0°切面显示收缩期 A1 与 P1 之间的偏心反流

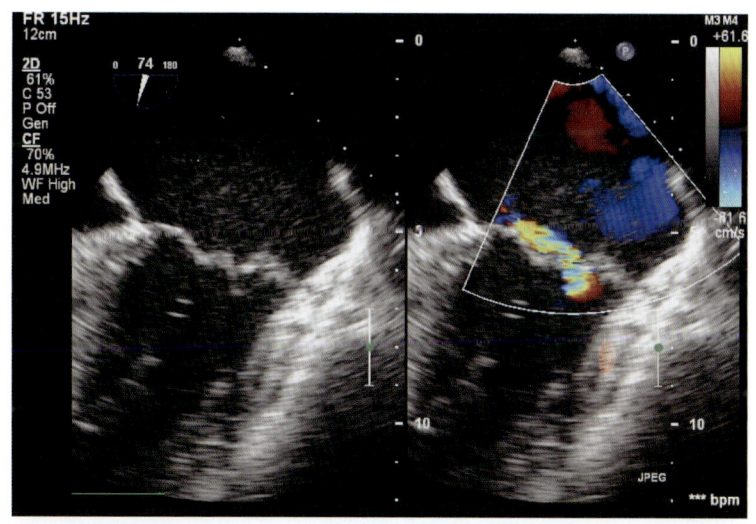

彩图 6　术前食管中段 74°切面显示收缩期二尖瓣前后瓣叶对合不良，A2 与 P1 之间关闭裂隙，P2 脱入左心房。CDFI：A2 与 P1 之间偏心反流

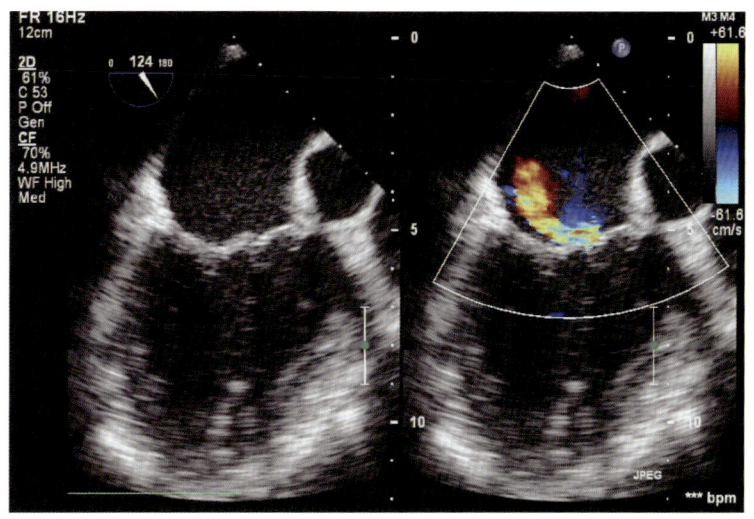

彩图 7 术前食管中段 124°切面显示收缩期二尖瓣前后瓣叶对合不良，A2 与 P2 之间关闭裂隙。CDFI：A2 与 P1 之间偏心反流

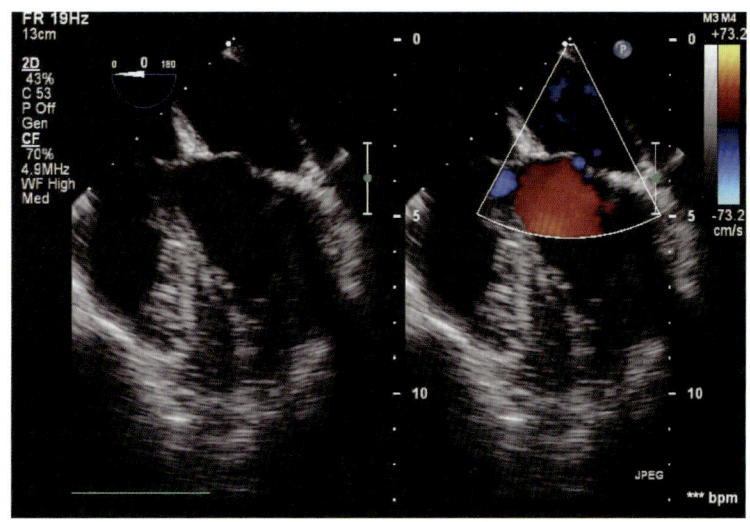

彩图 8 复跳后食管中段 0°切面显示收缩期二尖瓣前后叶对合良好。CDFI：无二尖瓣反流

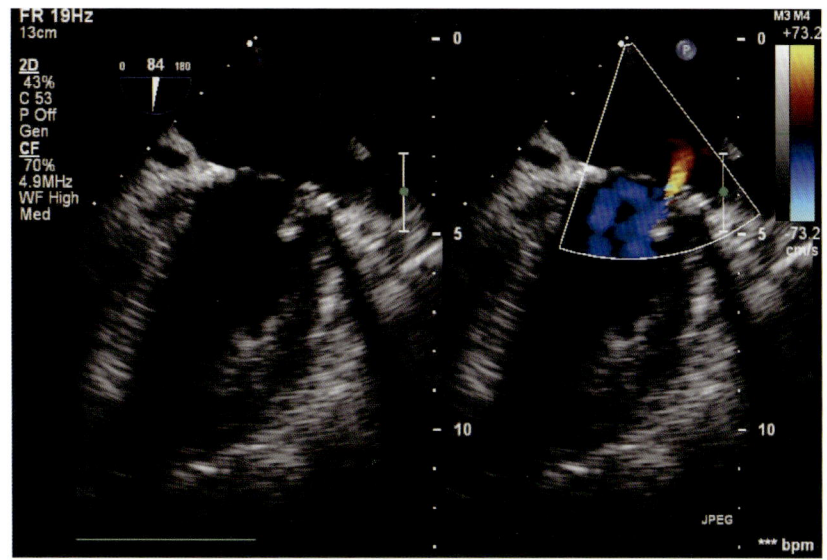

彩图 9　复跳后食管中段 84°切面显示收缩期二尖瓣前后叶对合良好。
　　　　CDFI：二尖瓣微量反流

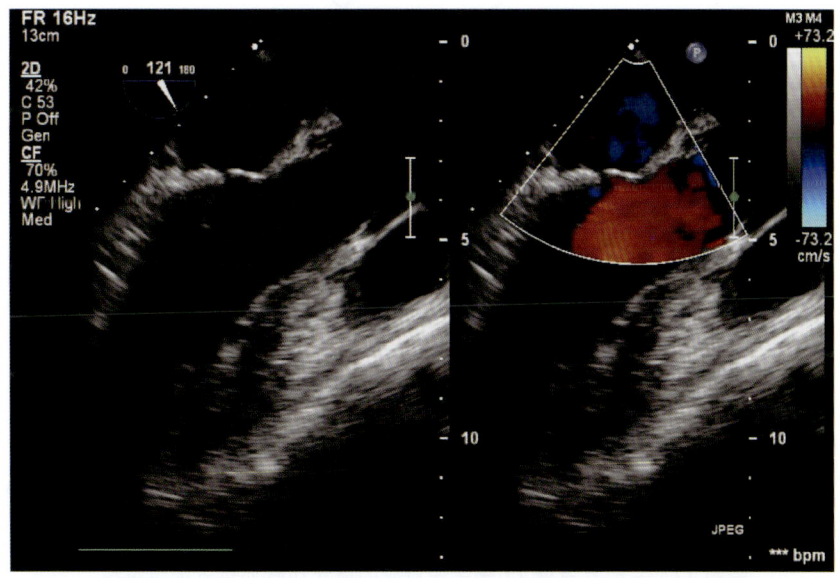

彩图 10　复跳后食管中段 120°切面显示收缩期未见二尖瓣反流

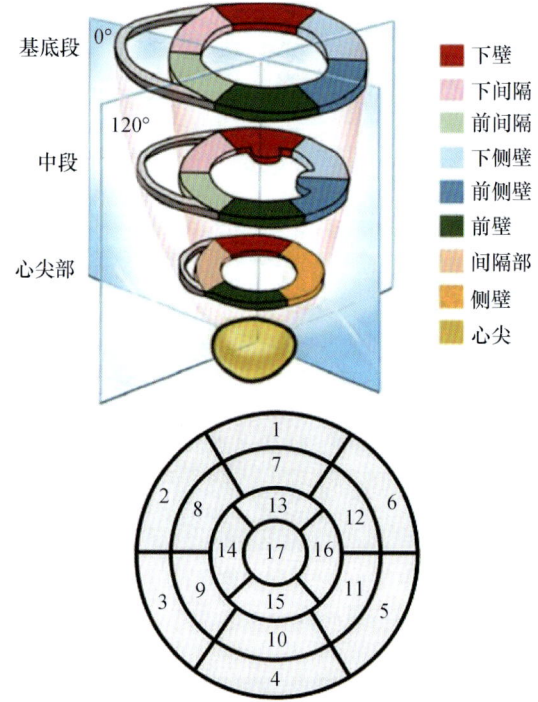

彩图 11　左心室室壁 17 分段法示意图

1. 基底前部，2. 基底前室间隔，3. 基底后室间隔，4. 基底后壁，5. 基底后侧壁，6. 基底前侧壁，7. 中段前壁，8. 中段前室间隔，9. 中段后室间隔，10. 中段后壁，11. 中段后侧壁，12. 中段前侧壁，13. 心尖前壁，14. 心尖室间隔，15. 心尖后壁，16. 心尖侧壁，17. 心尖（心帽）

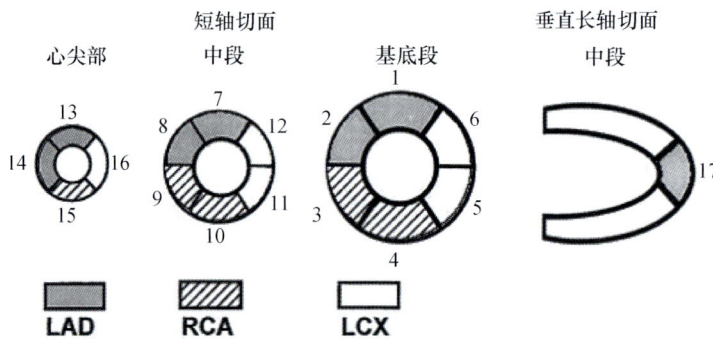

彩图 12　左心室室壁 17 分段法对应的冠状动脉血供支配示意图
（LAD，前降支；RCA，右冠脉；LCX，回旋支）

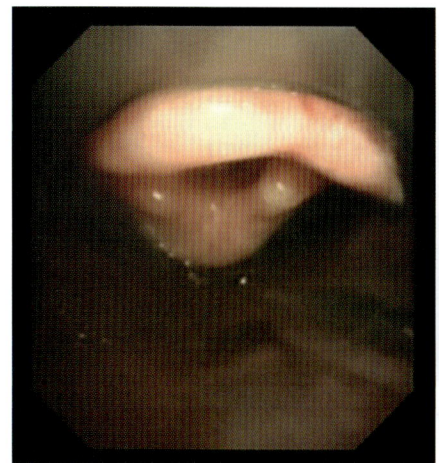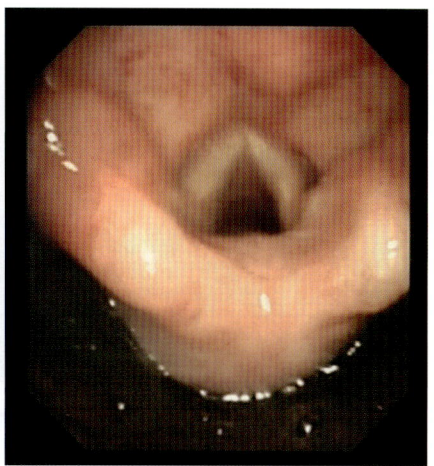

彩图 13　纤维支气管镜通过 i-gel 喉罩

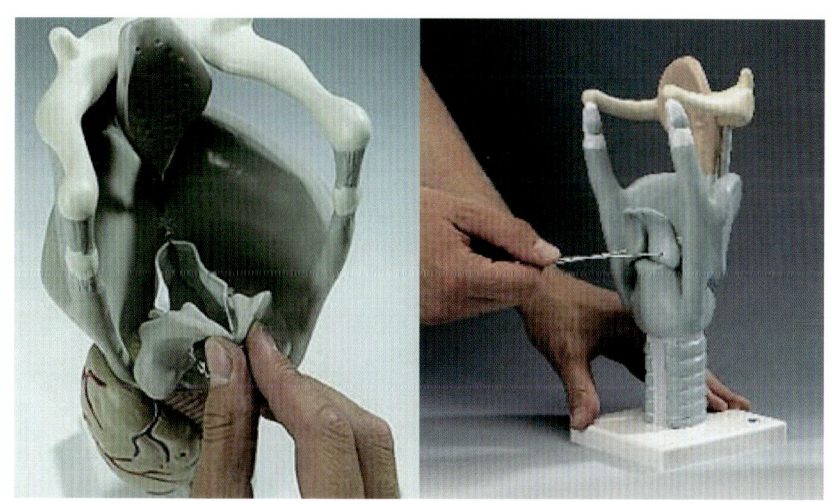

彩图 14　环杓关节解剖示意图

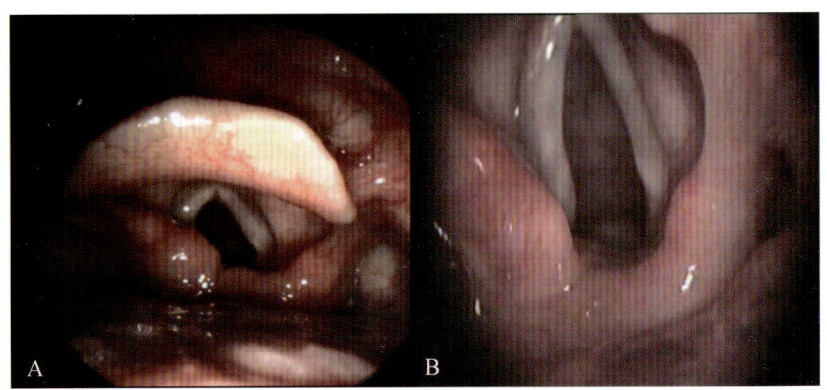

彩图15 A，杓状软骨前脱位；B，杓状软骨后脱位